中医男科学史

主编　樊友平　朱佳卿

U0341078

中医古籍出版社

图书在版编目（CIP）数据

中医男科学史/樊友平，朱佳卿主编．－北京：中医古籍出版社，
2013.12

ISBN 978－7－5152－0477－2

Ⅰ.①中… Ⅱ.①樊…②朱… Ⅲ.①中医学－男科学－医学史
Ⅳ.①R277.57－092

中国版本图书馆 CIP 数据核字（2013）第 217367 号

中医男科学史

樊友平　朱佳卿　主编

责任编辑　张　磊
封面设计　韩博玥
出版发行　中医古籍出版社
社　　址　北京东直门内南小街 16 号（100700）
印　　刷　北京金信诺印刷有限公司
开　　本　880mm×1230mm　1/32
印　　张　12
字　　数　310 千字
版　　次　2013 年 12 月第 1 版　2013 年 12 月第 1 次印刷
印　　数　0001～2000 册
书　　号　ISBN 978－7－5152－0477－2
定　　价　24.00 元

《中医男科学史》编辑委员会

目　录

第一章 绪 论

中医男科学史是关于中医男科学的起源、形成、发展过程与发展规律的一门医学史学的科学。

卡尔·马克思《德意志意识形态》指出："我们只知道一门惟一的科学——历史学。"弗里德里希·恩格斯从历史唯物主义的高度出发，强调了历史学习价值与作用，指出："我们根本没想到怀疑或轻视'历史的启示'。历史就是我们的一切。"中医男科学是随着我国数千年的农耕文明、封建文化尤其是东方传统哲学和中医学的发展而逐步形成、发展起来的。通过对中医学历史的系统考察，我们认为：中医男科学具有近五千年的辉煌过去，但却只有三十余年的学科历史。因此，研究中医男科学史，应该在千百年来中国社会的发展与变迁、经济与文化、生产力，尤其是科学技术的发展状况这一宏观背景下，结合中国医学发展状况，深入研究中医男科学史的科学体系，以及与中医学其它学科的相互关联性，揭示其学科本质与原理，以期促进中医男科学乃至中医学的健康发展。

现代学者王国维认为："古来新学问，大都由于新发现。"那么，让我们发掘中医男科学的宝藏，以促进新学说、新理论的发展吧！

第二章　秦汉及其以远：
中医男科学的起源与体系雏形

中华文化，乃世界文明之晨曦。作为中华文化奇葩的中国医学，发皇商周，滥觞经史，是我国古代劳动人民所创造的极其灿烂的东方文明之一，她有着辉煌的过去、骄人的现在和必将愈彰强大生命力的未来。中医男科学就是在这种社会历史、科学技术背景下产生、发展和日臻完善的。

一、中医学思想肇始、体系雏形的社会文化背景

中医学是中国传统文化的一部分，文化是社会生产力、社会经济发展到一定水平的综合体现。众所周知，中国医学学术思想与学术理论的肇始，源于春秋，且可由此上溯到夏、商、周。夏朝是中国奴隶社会的开始，农业生产以石器为主，且已有量器、蚌器和木质工具，初步进入了青铜器时代期。古代"昆吾制陶"、"仪狄造酒"，与后世出土的陶类酒器和铜质爵类具有较为肯定的内在关联性。随着生产力的发展，社会产品相对盈余，相应的原始文化包括古代医学有了萌芽。尤其是酒类嗜好品的出现，与中医学的"醫"字有了一定的联系。由此可见，中医学的源头，当与量器的出现、酒类的发明有着深厚的关联性。成书于战国时期、四大经典之著的《黄帝内经》设专篇讨论了汤液、醪醴的制法和作用。《素问·汤液醪醴论篇第十四》云："黄帝问曰：为五谷汤液及醪醴奈何？岐伯对曰：必以稻米，饮之稻薪。稻米者完，稻薪者坚。""帝曰：上古圣人作汤液醪醴，为而不用，何也？岐伯曰：自古圣人之作汤液醪醴者，以为备耳。夫上古作汤液，故为而弗服；中古之世，道德稍衰，邪气时至，服之万全。"所谓汤液，用谷物制成；所谓醪醴，属于酒类。

殷商时期，农业生产有了进一步的发展，青铜器的广泛使用，龟甲、兽骨篆刻的卜辞与占卜文字的出现，为文化的记述与传承提供了强有力的载体。在殷墟出土的卜辞中，即有关于中国医学的论述。这里，我们看到了中医学与古代哲学、巫术卜筮有着密切的联系，古"毉"字的出现，就是明证。

广泛流传的"伊尹创制汤液"之说，反映了我国古代的医药临床应用之始；而"毉"、"醫"的出现，恰恰是印证了一个真理：生产方式决定了人类文化的活动状况。阿尔文·托夫勒《未来的战争》认为：人们的生产方式就是打仗的方式。推而广之，人类的生产方式也决定了人类的医疗方式。

殷商之际，人们已经发明以天干地支轮配纪日，为后世中医学和运气学说提供了理论基础。西周时期已是一个农牧业相对发达、手工业也有了相对发展的社会形态，是中国奴隶社会由极盛转入衰的时代。公元前 722 年至公元前 481 年，史称"春秋时期"，进入中国奴隶社会的式微阶段，此时周室衰落，列国兼并，社会动荡，政治格局变化剧烈，使人们对天命与鬼神说的认识发生转变，产生了具有朴素唯物主义与辩证法思想雏形的阴阳五行学说和八卦推演理论。此后，这些内容被引为中国医学的理论基础。

伟大的思想家孔子和老子均诞生于春秋晚期。孔子是儒家学派的创始人，其弟子据其言论整理的《论语》，成为孔子思想和学说的重要载体，被后世视为封建文化的正统思想，对中国乃至世界政治、文化均产生了重大的影响，在中国传统文化中占有重要的地位。所作《诗经》，首列"关雎"，开章乃云："窈窕淑女，君子好逑"，"关雎乐而不淫"；又云："东方未明，颠倒阴阳"等，成为后世中医男科、性医学常常引证的名言。老子是中国道家学派的创始人，其学说由战国时期道家学派整理而成《道德经》（亦名《老子》）。后世中医据其学术思想发展了"房事养生学"，如南北朝时期的陶弘景所著《养性延命录》即有引载："老子曰：还精补脑，可得不老矣。""老子曰：弱入强出，知生之术；强入弱出，良命乃卒。"

　　当历史的车轮迈进战国时期，中国进入了封建社会的初级阶段。此际，新兴的地主阶级代奴隶阶级而勃兴。正是这两个阶级长期而剧烈的矛盾斗争，使社会进入到一个崭新的形态。战国时期，在经济、军事、文化、思想诸领域出现了前所未有的大发展，儒家、墨家、道家、法家、兵家、阴阳家，纷纷著书立说，相互辩论。诸子百家与百家争鸣的影响已远远超出当时的华夏大地，后世认为这一时期是中国古代历史上学术思想最为活跃的时期。其中，战国时期的儒家代表人物孟子及其著作《孟子》，成为继孔子《论语》之后的又一思想文化高峰。《孟子·告子上》云："食、色，性也。"指出了人类的性满足和性活动如同对饮食的需求一样，是人类的基本本能，应该得到满足。此论与《礼记·礼运》所谓"饮食、男女，人之大欲存焉"一样，频频为后世性医学、男科学乃至社会学所引用。当时的人文科学与自然科学，包括中国医学，均取得重大进步。

　　"六国毕，天下一"。当秦始皇一统天下之后，为消除旧贵族思想与文化的影响而"焚书坑儒"，成为后世读书人及其思想活动的魔咒，但无碍其统治基础的天文、历书与医药学典籍则幸免于难，今天我们尚可通过吕不韦所编《吕氏春秋》可知先秦时期的相关学术内容。秦朝在统一文字、度量衡、货币诸多方面为社会的发展做出了重大贡献，但遗憾的是，秦王朝的暴政并没有给生产力的发展作出更大推动，随着陈胜吴广起义和刘邦项羽争霸战，催生了四百余年的汉王朝。

　　西汉王朝建立于公元前 202 年。汉朝初年的统治者们充分总结了秦王朝"夭横"的前因后果，在政治经济方面，基本是汉承秦制；在统治思想方面，提倡黄老思想，如清静无为、恬淡虚无——即所谓的"内法外道"，以及汉武帝时期的"罢黜百家、独尊儒术"——即所谓的"内法外儒"。故汉初政治清明，军事强盛，疆域广大，商业发达，在农业、冶金、纺织、陶瓷等方面取得了重大的成就，史称"文景之治"，是中国封建社会的第一个鼎盛时期。此时，科学技术有了巨大的进步，尤其是天文学的发展，使中医摆脱巫术，并提供了科学技术的支撑，促使哲学、医学有了长足的发展。例如，以道家为主，间附各家学说的《淮南子》之面世，大儒董仲舒"天人合一"学说及刘向"天人感应"理论之流行，以及《黄帝内经》进一步的完善，把阴阳五行学说与天人合一观纳入中医学说，沿用迄今。《大戴礼记》的胎教学说也被后世纳入中医生殖医学理论。

此外，张骞出使西域与丝绸之路的开通，以及"海上丝绸之路"的开辟，使西汉王朝与西域诸国、马来半岛、孟加拉湾沿岸、印度半岛南端和斯里兰卡岛诸国经济交流连成一片，对中外医学和药物的交流无疑起到重大的推动作用。

公元25年，一度参加过农民起义的西汉皇族刘秀称帝，定都洛阳，史称"东汉"。东汉继承和发展了西汉的政治文化，而东汉时期文化与科学技术的成就是具有世界意义的：首先宦官蔡伦总结了西汉以来的造纸经验，以树皮、破布、麻头和旧渔网做原料造纸，改进了造纸术，具有原料易得、价格便宜的优点，且质量也得到较大提高。造纸术的发明与改进，使文化、科学技术普及开来，成为享誉世界的四大发明之一，并在随后传遍世界，造福人类。人们为了纪念蔡伦的贡献，遂将这种纸叫做"蔡侯纸"。中医学正是藉此为载体，得以向纵深发展。

此外，数学专著《九章算术》的问世与张衡地动仪的发明，更是世界性的科学成就。在哲学方面，两汉间桓谭《形神论》和已佚的《新论》，以及其后唯物主义哲学家王充的《论衡》，都具有重大影响，特别是《论衡》首次提出了"气"的一元论。王充指出："天行有常，不为尧存，不为桀亡。"又云："人死血脉竭，竭而精气灭。灭而形体朽，朽而成灰土，何用为鬼？"作者认为，世界上的一切现象都是"气"的运动所致，并提出"无鬼论"和"神灭论"，论述了人的精神与肉体的相互关系，成为影响中医的重要哲学思想。

同一时期，源于古印度的佛教沿着丝绸之路于西汉末年传到中国。到东汉汉明帝时，各地已是佛寺高耸，僧侣云集。佛教的传人，对我国文化具有深远的影响。与佛教兴盛大致相当的时期，中国土生土长的宗教——道教，兴起于民间。道教创始人之一的张陵尊老子为教主，称之为"太上老君"。道教主张修身养性，炼制丹药，以求得道成仙，白日升飞，很多修炼法术都是为了长生不老，御女延生，极大地迎合了统治者的穷奢极欲，并以之统治人民，以致各地道观如林，香烟氤氲。道教对中国乃至东亚各国文化亦具有深远的影响。佛教、道教的修炼法术，尤其是后者，对中国医学特别是男科学、性医学的学术思想具有更加直接的影响，甚至有些男科学、性医学著作的篇章就是用道家的房中修炼术语写成的。

由于汉武帝大一统的政治、军事、外交的巨大成功，特别是丝绸之路的开辟，到东汉时期，大量的外域药物传入中国，如胡荽、羚羊角、薏苡仁、苏合香等，悉为《神农本草经》所载录。

东汉末年，帝王昏庸无道，宦官肆虐，军阀割据，战乱频仍，更兼瘟疫流行，国家多有垒卵之危，人民累有倒悬之忧。被后世誉为医圣的张仲景所著《伤寒杂病论·序》对此有明确记述："余宗族素多，向余二百。建安纪年以来，犹未十稔，其死亡者，三分有二，伤寒十居其七。"于是，"勤求古训，博采众方，撰用《素问》、《九卷》、《八十一难》、《阴阳大论》、《胎胪药录》，并平脉辨证，为《伤寒杂病论》，合十六卷"。后经方家析为《伤寒论》和《金匮要略》。该书成为中国第一部临床学著作，其处方被后世誉为"祖方"。与张仲景同时代的著名医家还有华佗，他擅长外科手术，创制世界最早的麻醉药——"麻沸散"，并模仿虎、鹿、熊、猿、鸟五种禽兽的活动姿势，编出一套医学体操——五禽戏，谓可强身健体，祛病延年。

由于先秦与两汉时期社会生产力的发展、科学技术的进步、哲学思想和传统文化的繁荣，中国医学在东汉时期已具较为完备的科学形态，而被称之四大经典的《内经》《难经》《神农本草经》和《伤寒杂病论》至此已臻中医药之化境。

二、中医男科学形成的传统医学背景

作为我国朴素唯物主义与辩证法相结合的结晶，以思辨哲学高度影响自然科学并由此产生的中国古代医学，将阴阳五行学说、精气神学说等哲学范畴运用于中医理论建构，并由此形成了中医学的基本概念、原则、方法等重要内涵。在此基础上，逐步影响并产生了中医学的各门学科。中医男科学的形成，正是在此密切相关的背景下而逐渐实现的。

（一）阴阳五行学说

阴阳五行，是阴阳学说和五行学说之合称。它是中国古代传统文化的重要范畴，是古代人们以之认识自然、解释自然的世界观及改造自然的方法论。阴阳学说认为，世界是物质的，它由阴阳二气所构成，并在阴阳二气的交互作用下发生、发展与变化着；五行学说认为，世界由木、火、土、金、水这五种物质构成其基本元素，此五种物质是这个世界必不可少的，由于它们的互生互动而构成了世界的基本运动形式。

对于阴阳产生的认识，在我国由来已久。《春秋内事》云："伏羲氏定天地，分阴阳。"在中国传统文化中，阴阳是一对哲学范畴。《老子》云："万物负阴而抱阳。"《易传》云："一阴一阳之谓道。"说明在我国古代已经认识到自然界两种相互依存、相互消长的物质和相互对立、相互统一的宇宙基本规律。

五行观在我国建立很早，《史记·历书》即载有"黄帝建五行，起五部"。古代初始称为"五材"。《左传》云："天生五材，民并用之，废一不可。"《尚书》明确指出了五行的性质与作用："水火者，百姓之所饮食也；金木者，百姓之所兴作也；土者，万物之所资生，是为人用。"木火土金水，既相互滋生，又相互制约。《尚书·洪范》"九畴"指出："五行：一曰水，二曰火，三曰木，四曰金，五曰土。水曰润下，火曰炎上，木曰曲直，金曰从革，土爰稼穑。润下作咸，炎上作苦，曲直作酸，从革作辛，稼穑

作甘。"另外，《左传》提出了五行的相胜之理，云："火胜金，故
弗克"，"水胜火"。

五行学说把木、火、土、金、水的这种特性与五脏相配，用以
说明五脏的生理功能与特点。肝如木性之可曲可直，故云肝喜条达
而恶抑郁，有疏泄之功，乃以肝与木相配，故云"肝属木"；水性
润下，有寒润、下行、闭藏之特性，而肾有藏精、主水之能，乃以
水与肾相配，故云"肾属水"。因为木火土金水既是相互滋生，亦
是相互制约的，如木生火、火生土、土生金，或者木克土、土克水
等，以之运用于中医学，即肝木生心火、肾水生肝木。肾为母脏，
肝为子脏；肾病及肝，乃母病及子，反之，即为子病犯母。男科临
床常见肾水不足，肾精亏虚，损及所血，乙癸匮乏等证。

形成于战国时期的阴阳学派，首次演绎《周易》，对后世哲学
与中医学的影响甚大。郭沫若先生《十批判书》指出："在神权动
摇的时代，学者不满足于万物为神所创造的那种沉腐的观念，故有
无神论出现，有太乙阴阳等新观念产生。对这种新的观念，犹嫌其
笼统，还要分析入微，更具体一点，于是便有原始原子说的金、
木、水、火、土的五行出现。万物的构成，求之于这些实质的五大
元素，这种思想应该是一大进步。"

随着我国哲学尤其是阴阳五行学说研究的日趋成熟，古代医家
将其成功地运用于中医学之中，在标志着中医科学形态形成的
《黄帝内经》中，已经把阴阳五行学说广泛运用于生理学、病理
学、心理学、诊断学、治疗学、预防医学、养生学之中。

中医学将阴阳五行学说广泛运用于其理论建构，《素问·宝命
全形论》云："人生有形，不离阴阳。"而阴阳五行学说对男科学
最重要的影响，莫过于把人类以阴阳属性划分男女。《易经》《黄
帝内经》皆云：男为阳，女为阴。在男女阴阳划分的基础上，又
进一步认识到，男根为阳，女器为阴；《黄帝内经》等典籍将男女
性器官称为"阴器""前阴"；男女交媾，云"合阴阳""接阴"
"阴阳和合""颠倒阴阳"；男子精液为阳精，女子月经为阴血。

《素问》以较大的篇幅将阴阳学说引入男科学，而将阴阳学说

运用于男科学的预防与治疗，是中医学的一大特色。《素问·生气通天论》曰："凡阴阳之要，阳密乃固。两者不和，若春无秋，若冬无夏。因而和之，是谓圣度。"此处所言"阴阳之要"，当代中医学家龙伯坚、龙式昭先生据唐代医家孙思邈《备急千金要方·卷二十七》之"房中补益·第八"所云"御女之道"、王冰所注"阴阳交会之要"，认为该篇所云乃特指男女性交与房室养生之事。王冰注云："阴阳交会之要者，正在于阳气密闭而不妄泄尔。密不妄泄，乃生气强固而能久长，此圣人之道也。"

《素问·阴阳应象大论》云："帝曰：调此二者奈何？岐伯曰：能知七损八益，则二者可调；不知用此，则早衰之节也。"关于文中"二者"，学术界均指"阴阳"。然而，关于七损八益的理解，自《内经》以降，历代皆有阐发者，歧见纷争，各逞己说。但随着马王堆汉墓帛书、竹简的出土，千年疑难冰释，尤其是《天下至道谈》对七损八益的详细描述，使得自汉代以来的纷讼圆满地画上了句号。

《素问·阴阳应象大论》指出："黄帝曰：阴阳者，天地之道也，万物之纲纪，变化之父母，生杀之本始，神明之府也。治病必求于本。"关于治病必求于本，张志聪说："本者，本于阴阳也。人之藏府、血气、表里、上下，皆本乎阴阳，而外淫之风寒、暑湿、四时、五行，亦总属阴阳之二气。至于治病之气味，用针之左右，诊别色脉，引越高下，皆不出乎阴阳之理，故曰治病必求其本。"《素问·至真要大论》更明确地指出了中医治疗学的根本目的在于"谨察阴阳所在而调之，以平为期"。因此，调整阴阳，补偏救弊，恢复阴阳的动态平衡，阴平阳秘，乃是临床治疗的根本法则和目标。

中医男科学临床常用名方金匮肾气丸的组方依据，就是燮理阴阳、滋阴壮阳，阳中求阴、阳中求阴，如《景岳全书·新方八阵》所说："此又阴阳相济之妙用也。故善补阳者，必于阴中求阳，则阳得阴助而生化无穷；善补阴者，必于阳中求阴，则阴得阳升而泉源不竭"。

（二）精气神学说

精、气、神，是中国古代哲学的重要命题。哲学家们认为，精与气二者是物质的，并相互转化，乃万物之源；神，是精、气所共有的表现，亦指事物的变化之玄妙。中医学特别是中医男科学在较大程度上都接受了精气神学说的重要思想。

1. 气

现代中医学认为，气是人体中具有很强活力且不断运动着的精微物质。

古代哲学认为，气是一种无形的存在，一切固体皆由气的凝结而生；万物由气所化，故气充满于形体。《易经·系辞》："天地氤氲，万物化醇"，乃言天地之间的气，是世间一切变化的本源性物质。《庄子·至乐》云："察其始而本无生，非徒无生也，而本无形；非徒无形也，而本无气。杂乎芒芴之间，变而有气，气变而有形，形变而有生。"《易纬·乾凿度》亦云："夫有形者生于无形，故太易者未见气也，太初者气之始也，太始者形之始也，太素者质之始也。气、形、质具而未分离，故曰浑沦。"《列子》所论，亦与之相似。《易经》《庄子》《列子》所云"气"，在《鹖冠子·秦录》中首次以"元气"相称，说明有形之质皆生于气。在此基础上，哲学家们将气的概念与"阴阳"相结合，《道德经》所云"道生一，一生二"，即认识到由元气分为阴阳。《淮南子·天文训》所说"一而不生，故分而为阴阳，阴阳合和而万物生"，《庄子·知北游》所说"人之生也，气之聚也；聚则为生，散则为死"，以及著名唯物主义哲学家王充所谓"人，物也，察天地阴阳之气以生"，并形象地喻为"气之生人，犹水之为冰也。水凝为冰，气凝为人"。此外，《礼记·祭义注》已认识到人体气乃"嘘吸出入者也"，说明了战国秦汉时期对自然之气和人的呼吸之气与元气的认识，一直影响并指导着中医学的基本理论。

《黄帝内经》对气的认识与上述诸家观点并无不同，《素问·

宝命全形论》指出："天地合气，别为九野，分为四时……万物并
至，不可胜量"，"人以天地之气生，四时之法成……天地合气，
命之曰人。"然而，就中医学而言，《内经》关于"气"的研究，
可谓至大至精。除阴阳之气外，《内经》有关于自然界的"六气"，
即风寒暑湿燥火；就人体而言，有先天之气、后天之气，有营气、
卫气，有脏腑之气、经络之气，有正气、邪气，有呼吸之气、水谷
之气，不一而足。且气在人体是不断运动变化的，如《素问·六
微旨大论》云："出入废，则神机化灭；升降息，则气立孤危。故
非出入，则无以生长壮老已；非升降，则无以生长化收藏。"

中医学认为，男属阳，女属阴。男以阳气为用，女以阴血为
用。纵观男子一身，随肾气之虚实盈亏之变而发生生理或病理的改
变。《素问·上古天真论》指出："丈夫八岁，肾气实，发长齿更；
二八，肾气盛，天癸至，精气溢泻，阴阳和，故能有子；三八，肾
气平均，筋骨劲强，故真牙生而长极；四八，筋骨隆盛，肌肉满
壮；五八，肾气衰，发堕齿槁；六八，阳气衰竭于上，面焦，发鬓
白；七八，肝气衰，筋不能动，天癸竭，精少，肾藏衰，形体皆
极；八八，则齿发去。肾者主水，受五藏六府之精而藏之，故五藏
盛，乃能泻。今五藏皆衰，筋骨解堕，天癸尽矣，故发鬓颁白，身
体重，行步不正，而无子耳。帝曰：有其年已老而有子者，何也？
岐伯曰：此其天寿过度，气脉常通，而肾气有余也。此虽有子，男
不过尽八八，女不过尽七七，而天地之精气皆竭矣。"可见，男子
肾中之精气强弱直接决定其生长、生殖、性能力以及健壮与衰老过
程。后世中医男科学，在此基础上进一步发掘肾气学说，提出了一
系列的补肾气、益精气的理法方药。

不过，中医男科学之论气，通常与肾精相提并论，如《素
问·阴阳应象大论》云："气归精"，"精化为气"，气能生精，精
能化气，此即中医学精气神理论关于"精气"的认识。

2. 精

关于"精"的研究，中医学认为它与"气"一样，是人体之

本。《灵枢·经脉》云："人始生，先成精。"《素问·金匮真言论》说："夫精者，身之本也。"《灵枢·本神》认为"故生之来，谓之精"，这就是后人所称的"先天之精"。而来自五脏六腑之精，如《素问·上古天真论》所谓"肾者主水，受五藏六府之精而藏之"，就是后人所谓"后天之精"，即《黄帝内经》所云"藏精于肝"、"藏精于心"、"藏精于脾"、"藏精于肺"、"藏精于肾"。

至于生殖之精，即是《易经·系辞》所云"男女媾精，万物化生"。《内经》认为，生殖之精，藏于肾，并得后天之精源源不断地滋养，待二八之期，肾气盛，天癸至，精气溢泄，阴阳和合，乃能有子。此外，春秋战国乃至秦汉时期对生殖之精作用的认识，又将其与养生长寿联系在一起。成书于南北朝时期的《养性延命录》广泛引用秦汉及其以远的《老子》《仙经》《道林》及彭祖、素女、玄女之论，对性、精与养生延年、防病祛病的关系进行了研究，如"御女损益篇第六"指出："道以精为宝，施之则生人，留之则生身。生身则求度在仙位，生人则功遂而身退……采女问彭祖曰：人年六十，当闭精守一，为可尔否？……凡精少则病，精尽则死。不可不忍，不可不慎……老子曰：还精补脑，可得不老矣。"

由此可见，在中医男科学理论与临床实践中，对精的研究，是在充分接受秦汉时期中医学成就基础上的发展与创新。

3. 神

对于神的认识，秦汉及其以远的哲学观是唯物主义的。在中国古代哲学史上，早有形、神不可分割的认识，如《荀子·天论》说："形具而神成"；《史记·太史公自序》："神者，生之本也。"《汉书·司马迁传》也有对于形神关系的重要评论，认为"凡人之所生者神也，所托者形也"，"神者，生之本；形者，生之具"。

《黄帝内经》对于"神"的认识，当然来自于先哲的理论与实践，并将其引入于中医学领域。据今人张登本、武长春《内经词典》统计，"神"在《黄帝内经》之中，共计出现190次，涵盖11个方面的不同内容：①神灵。②自然规律。《荀子·天论》："不见其形，而见其动，夫是之谓神。"③生命活动的总称。④指精神、思维活动及情感变化。⑤指针刺气至的玄妙变化。⑥指人体正气。⑦指人体的血气。⑧指水谷精气。⑨指经气。⑩指心所藏之神。⑪指具有高超医疗技术的人。然而，中医男科学所言之"神"，通常是与生殖相联系的，如《灵枢·本神第八》云："两精相搏谓之神，随神往来者谓之魂。"《灵枢·决气第三十》云："两神相搏，合而成形，常先身生，是谓精。"需要说明的是，《黄帝内经》已经认识到伤神可引起男科病变，如《灵枢·本神第八》："是故怵惕思虑者则伤神，神伤则恐惧，流淫而不止。"所谓流淫不止，即今之男科学所谓遗精滑泄之证。《素问·痿论》云："悲哀太甚，则胞络绝。胞络绝，则阳气内动，发则心下崩，数溲血也。……思想无穷，所愿不得，意淫于外，入房太甚，宗筋弛纵，发为筋痿，及为白淫。故《下经》曰：筋痿者，生于肝，使内也。"文中所言"悲哀太甚"、"思想无穷，所愿不得，意淫于外"，作为尿血、阳痿的发病原因，是由于戕害"五脏之神"所致。

《马王堆汉墓帛书》之中，尤其是"天下至道谈""合阴阳"等篇章所论七损八益、合阴阳之方，大多是通过房室气功、行为矫治、心理修炼而使之形神统一、心身协调的，如《合阴阳》篇指出："凡将合阴阳之方，……上常山，入玄门，御交筋，上合精神，乃能久视而与天地牟存。"后世日人丹波康赖《医心方·卷廿八·房内》专设"和志"一篇（所谓"和志"，即是调和心神、神智），引用我国古代房事秘笈《素女经》《玄女经》《洞玄子》《玉房秘诀》《玉房指要》等，论述了男女交合前应以性爱语言、性爱行为方式以充分调整双方心神，以期达到双方性和谐，盖源于此。

三、性观念与性养生对男科学的影响

与中医学其他学科的发生、发展和成熟迥异的一个重要缘由是，中医男科学的发展受到传统性观念的重大影响。

夏商周时期，人们对于性的认识从神秘与崇拜中走出，与其说

此时在伦理上对性有许多限制，倒不如说是对性的诸多恐惧而产生了"性禁忌"。此际，初民们婚配观念尚为原始，如奔者不禁、桑间濮上等观念就突出地表现了神学内容，足见当时人们对性的宽容程度远远超出今人的想象。战国至秦汉时期，人们对性的态度依然是宽容的，性行为是较为自由的。因此，人们对男科学、性医学的研究也就处于一个宽松、自由的氛围之中。尤其是战国时期，齐楚燕赵韩魏秦七国纷纷称雄，政权的分离，为人们思想、学术自由创造了巨大的空间。在此背景下，诸子蜂起，百家争鸣，以至成为我国历史上唯一的无学术禁区的时期，也是我国文化发展的辉煌时代。儒家、道家、墨家、法家、名辩家、阴阳家们活跃的思想与学术争论，奠定了我国思想史之基础。

夏商周至秦汉时期的性观念在很大程度上影响乃至决定了中医男科学的学术水平与学术成就。古人的性神秘、性崇拜、性禁忌不仅对人民生产、生活产生重大影响，并影响了人们的性生活、生育与保健方式。《国语·晋语》记载有"娶妻避其同姓，畏乱灾也。"《左传·僖公二十三年》云："男女同姓，其生不蕃。"这些就是我国古代对近亲结婚不利于子孙后代、不利于社会的最早记述。我们认为，最能反映秦汉及其以远性观念的当是儒、道、法家的代表性人物及其学说，他们的性观念在极大的程度上影响了当时乃至后代的男科学甚至性医学的发生和发展水平。

（一）孔孟学说

孔孟学说认为：性，是人类自然属性和生理需求的集中体现，不能禁锢。被誉为"至圣先师"的孔夫子很直白地指出："吾未见好德如好色者也"，说明"好色（即性的满足）"是人们的基本追求，大众对"色"的需求超过对"德"的追求。《孟子·告子》云："食、色，性也。"《礼记·礼运》云："饮食、男女，人之大欲存焉。"既然性欲是人的一种生理的、心理的需求，就应当予以满足。而性欲的满足，不仅仅只属于统治者，天下百姓亦应享有。《孟子·梁惠王下》曰："昔者太王好色，爱厥妃。"《诗》云：

"古公亶甫，来朝走马，率西水浒，至于岐下。爰及姜女，聿来胥宇。当是时也，内无怨女，外无旷夫。王如好色，与百姓同之，于王何有？"《礼记·内则》甚至记述了对妾的性生活次数的规定，云："故妾虽老，年未满五十，必与五日之御。"这种统治者与被统治者乃至妾婢均得到性满足的观点，正是儒家性观念的具体体现。

（二）老庄学说

老子、庄子等提出"归真返朴"、"清静无为"的养生理论，秉持"静以养生"的修生观点。"自然"、"无为"是老子的重要思想，他们主张一切事物都需顺应自然，"淡然无为，神气自满，以此将为不死之药"。为了达到健康长寿、长生久视的境界，老子认为必须履行一个"啬"字。老子说："治人事天莫如啬……可以长久，是谓深根固柢，长生久视之道。"从性养生学来看，其"啬学观"实寓爱惜精、气、神的意思。啬神、啬精、啬气，可令神完、精充、气足。精气神乃人生三宝，三者充盛不衰，即能固其本源，得其根本，安享天年。庄子独尊老子，其学说与老子之说一脉相承，在性养生方面，主张"循天之理"，遵循自然规律，力主"虚无恬憺"，认为："夫恬淡寂寞，虚无无为，此天地之平而道德之质也……平易恬淡，则忧患不能入，邪气不能袭，故其德全而神不亏。"庄子将养生具体分为"养神"和"全形"。所谓养神，乃指摄养精神情志；全形，乃指保全形体身躯。老庄性养生学说成为后世房中术忍精不泄、还精补脑的理论源头，也直接影响到《黄帝内经》的生殖学说与性养身观，观《素问·上古天真论》所论，思过半矣！

（三）韩非子学说

韩非，战国末期哲学家，法家的代表人物，出身于韩国贵族。其代表性著作为《韩非子》，该书性养生观重点在于"啬神"、"少欲"。《解老》篇："众人用神也躁，躁则多费，多费之谓侈；圣人之用神也静，静则少费，少费谓啬"，其实这是对老子"治人事天，莫若啬"的发展，它进一步阐明了养生当清心寡欲，保全精神之理。少欲、啬神则可避免病祸的侵害，"民少欲则血气治……夫内无痤疽瘅痔之害。"又云："是以圣人不引五色，不淫于声……以肠胃为根本。"在学派上，韩非子属法家，但其养生学说显然与老子一脉相承。

（四）管子学说

管子，春秋初期政治家，名夷吾，字仲，安徽颍上（颍水之滨）人。《管子》（有学者考证该书系后人托名之作）认为，"精"是气的物质基础。《管子·内篇》云："精也者，气之精者也。"认为精是气中更加精微的部分，而且精气两者密不可分，是人体生命的源泉，故主张存精以养生。《管子·心术》提出"虚其欲"，以存其精，进而提出存精的具体方法："爱欲静之，遇乱正止，勿引勿摧，福将自归"，如此则"精存自生，其外安荣，内藏以为泉原"。要做到存精，必须要心静，与孟子所言"养心莫过于寡欲"如出一辙。

（五）《吕氏春秋》

《吕氏春秋》为战国末期秦相吕不韦集合门客所共同编写，为杂家代表性著作，是先秦时期的重要典籍，对研究先秦的历史和文化具有重大价值。有关性观念及性养生，《吕氏春秋》可谓为当时之集大成者。它保存了先秦及其以远诸家论性与性养生的丰富资料，在养生学史上具有深远的影响。该书以儒、道思想为主，兼及名、法、墨、农及阴阳家之言，广引各家学说，融汇各家思想，强调顺应自然，节制欲望，治欲胜理，以归朴存性。《吕氏春秋·情欲》指出："靡曼皓齿，郑卫之音，务以自乐，命之曰伐性之斧"，认为若纵情极欲，则可危害生命。枚乘脍炙人口的汉赋《七发》的重要养生思想，恐源自于此。

与老、庄"静以养神"的性养生观念相反，吕不韦主张"动以养形"。《吕氏春秋·尽数》认为，欲尽天年，当重视养生，而运动可使精气顺畅，疾病可除，乃得天年。《达郁》篇指出："精气欲其行也，……病之留，恶之生也，精气郁。故水郁则为污，树郁则为蠹，草郁则为蕡。"郁，滞而不通也；蕡，枯也。吕氏强调疾病产生的关键是"精气郁"，解决的办法就是运动，包括性活动。由此可知，《吕氏春秋》重视运动之于生命的意义与价值。《黄帝内经》承继并发展了《吕氏春秋》的性养生学观，共同奠定了中医性养生学的基础。无独有偶，当代男科专家华良才在二十世纪八十年首次提出了"精瘀"学说，开创了活血化瘀治疗精瘀证的先河。

（六）《淮南子》

《淮南子》为西汉淮南王刘安集其门客苏非、李尚、伍被等著，亦称《淮南鸿烈》。《汉书·艺文志》著录内二十一篇，外三十三篇，内篇论道，外篇杂说，现仅流传内二十一篇。《汉书·艺文志》将其列为杂家。它以道家自然天道观为中心，综合先秦道家、法家、阴阳家等各派学术思想，倾向于"以道绌儒"。《淮南子》具有比较丰富的养生内容，主张静默恬淡以养性，《人间训》篇云："静清恬愉，人之性也。""人性欲平，嗜欲害之。""知人之性，其自养不勃。""静默恬淡，所以养性也；和愉虚无，所以养德也。外不滑内，则性得其宜；性不动和，则德安其位。养性以经世，抱德以终年，可谓能体道矣！"主张"不以欲伤生，不以利累形"，并重于"法天顺情"，反对儒者"迫性违情"。

由于性环境的宽松，性观念的相对开放，人们性活动的方式、方法所受羁绊甚少，故男科疾病的发生就相应增多。同时，对于男科学理论、临床、药学，乃至房中术的研究，大为兴盛，甚至可谓盛极一时。我们今日尚可从《左传》知晓当时的男科发病情况与诊疗水平："昭公元年，晋侯求医于秦，秦伯使医和视之。曰：疾不可为也。是谓近女室，疾如蛊。非鬼非食，惑以丧志。良臣将死，天命不佑。公曰：女不可近乎？对曰：节之。先王之乐，所以节百事也，故有五节。迟速本末以相及，中声以降。五降之后，不容弹矣。于是有烦手淫声，慆堙心耳，乃忘平和。君子勿听也，物亦如之。至于烦，乃舍也已，无以生疾。君子之近琴瑟，以仪节也，非以慆心也。天有六气，降生五味，发为五色，徵为五声。淫生六疾，六气曰阴、阳、风、雨、晦、明也。分为四时、序为五节，过则为菑：阴淫寒疾，阳淫热疾，风淫末疾，雨淫腹疾，晦淫惑疾，明淫心疾。女，阴物而晦时，淫则生内热惑蛊之疾。今君不节不时，能无及此乎？"此时，人们已经认识到纵欲危害，并提出警示性的告诫，如《论语·季氏》云："君子有三戒：少之时，血气未定，戒之在色；及其壮也，血气方刚，戒之在斗；及其老也，血气既衰，戒之在得。"

春秋战国时期的"思想解放"和"百家争鸣"共同催生了中国传统文化的四个重要思想，即如北京大学金开诚教授所言："一、作为基本哲理的阴阳五行思想。二、解释大自然与人类社会关系的天人统一思想。三、指导解决社会问题的中和中庸思想。四、指导如何对待自身的修身克己思想。"它们集中反映到中医学领域，就是阴阳五行学说、天人合一学说、扶正祛邪学说和修身养性学说，共同构成了中医学的基本理论。

先秦诸子及其以远的性观念与性养生实践，直至《黄帝内经》的问世，才完成了一个全面总结。而《黄帝内经》作为先秦诸子及其以远的性养生学之集大成者，不仅是对历史的承继与发展，在更大的意义上，对后世男科学的发展产生了更加直接的影响。

四、性教育与婚姻制度对男科学的影响

据目前可考资料表明，男子性教育早在汉代即已开始，《白虎通》载有相关内容。西汉政府规定：大凡贵族男子 10 岁～20 岁，必须进入"辟雍"（专门为贵族子弟开辟的学府），学习文化及贵族所需技艺，其中亦包括父母不便传授之性知识。"父所以不自教子何？为其渫渎也。又，授受之道，当极说阴阳夫妇变化之事，不可父子相教也。"（《白虎通·辟雍》）。

现在，我们没有足够的研究资料说明秦汉及其以远的婚姻制度、男女婚配年龄情况。不过，我们依然可以从相关的文献中，窥见当时反对早婚、早育的科学的生殖与性学观。在婚配方面，认为男女岁数不能相距太大，切忌老夫娶少妻，或老妇适少夫。《易·大过·九五》爻辞："枯杨生华，何可久也？老妇得其士夫，无咎无誉。……《象》曰：枯杨生华，何可久也？老妇士夫，亦可丑也。"至于结婚年龄，当然不宜过早。《孔子家语·本命解》："公曰：男子十六通精，女子十四而化，是则可以生人矣。而《礼》男子三十而有室，女子二十而有夫也，岂不晚哉？孔子曰：夫《礼》言其极不是过也。男子二十而冠，有为人父之端；女子十五而嫁，有适人之道，于此而往，则自婚矣。"认为男子16岁始排精，女子14岁始月事，男女于此际始能生育，但此时脏腑柔弱，气血未充，加之社会知识、心智发育亦不足，故应提倡晚婚。

中国古代流行一夫一妻与一夫多妻制，当代性学家刘达临认为，由于这种婚姻制度的阶级属性所决定：一夫一妻制，主要是社会地位低下、经济状况不佳的贫苦下层劳动人民；一夫多妻制，主要是在奴隶主、贵族、官僚中实行，他们当然可以随心所欲地多占女子、玩弄女奴，但她们与婚姻无关，女奴连妾也算不上，只是供男子发泄性欲、榨取性的工具而已。

多妻的情况在民间少有，主要是据其生育情况而定，即使有妾，也不会多。相比之下，帝王、贵族、官僚的多妻多妾，是以官制的形式规定。《礼记·昏义》云："古者天子后立六宫，三夫人，九嫔，二十七世妇，八十一御妻。"《周礼》云："内宰以阴礼教六宫。"郑司农注云："阴礼，妇人之礼。六宫后五，前一。王之妃百二十人：后一人，夫人三人，嫔九人，世妇二十七人，女御八十一人。"

我国自周代始建礼制，规定了天子、诸侯、大夫妻妾的数目，以及同房的时间和顺序。当时，人们以天体、阴阳、干支来决定事情的顺序，而帝王贵族同房的顺序也依照月亮阴晴圆缺来决定。

刘达临《中国古代性文化》认为：古代一夫多妻的一个突出

表现是媵、妾制。媵制的起源很早，它是原始社会的族外婚向对偶婚演变中的某种过渡形式。《尸子》推测圣君唐尧嫁娥皇、女英二女于舜就是媵制。此际出现一夫多妻制的原因：第一是母系制的彻底崩溃与男权的伸张，男子以女子为私有财产，既然是私有财产，自当多多益善；第二，是部落战争和大量奴隶的出现的结果；第三，统治者阶级的纵欲无度，视女子为玩物，并以拥有女子多少作为其权势的象征；第四，由于社会动荡、战争、劳动及疾病的高死亡率，人们对男丁数量需求的大增，子嗣观念根深蒂固，深入人心，多妻多妾，方能人丁兴旺。

自从周代的宗法家族组织确立之后，多妻多妾、多子多福的观念逾加浓厚。《诗经·螽斯》即以螽斯来比喻妇女的美德："螽斯羽，诜诜兮；宜尔子孙，振振兮。螽斯羽，薨薨兮；宜尔子孙，绳绳兮。螽斯羽，揖揖兮；宜尔子孙，蛰蛰兮。"螽斯，昆虫名。传说螽斯一生能生九十九子，传统用作祝颂子孙众多之词，如螽斯衍庆。明代徐春甫《古今医统大全》卷之八十四专设"螽斯广育"，以探讨男女不孕不育证的因机证治，并满足传统多子多福的价值观。

又，《桃夭》所云与之基本相当：

"桃之夭夭，灼灼其华，之子于归，宜其室家；

桃之夭夭，有蕡其实，之子于归，宜其室家；

桃之夭夭，其叶蓁蓁，之子于归，宜其家人。"

《孟子》提出了"不孝有三，无后为大"的生育观念，今天视"七出"为恶法的广泛推行（亦即"七去"，古时休弃妻子的七种理由，是宗法制度对妇女的残酷迫害。《仪礼·丧服》云："出妻之子为母。"贾公彦疏："七出者：无子，一也；淫泆，二也；不事舅姑，三也；口舌，四也；盗窃，五也；妒忌，六也；恶疾，七也。"丈夫可以用其中的任何一条为法律借口，命妻子离去。《大戴礼记·本命》云："七去：不顺父母，去；无子，去；淫，去；妒，去；有恶疾，去；多言，去；窃盗，去。"），使得贵族们把性能力的提高与性问题的解决，以及全体公民把多生多育问题，放在了重要位置。不过，古人们没有想到的是，在另一层面，这种"泛性与生殖"的观念，作为一种社会所必须的医疗手段，大大地促使中医男科学对性与生殖功能障碍尤其是肾虚阳痿、肾虚不育的研究，一直走在世界的前列，形成了一种独特的中国中医学界的"补肾文化"。

五、男科学成就

（一）医师

随着医学的发展，临床分科走向细化，"男科学医生"早已走进我们的生活。夏商周及秦汉时期，当然没有专门男科学医师。但是，据可考文献，我们依然可以了解当时涉猎男科学领域的知名医师。

1. 托名者

在传统文献中，托他人之名以撰文的现象，屡见不鲜，如《内经》即是依托"黄帝"之名。在长沙马王堆汉墓出土的文献中，假托黄帝、天师、大成、曹熬、容成、尧与舜、王子巧父与彭祖、盘庚与耈老、禹与师癸、文执与齐威王、王期与秦昭王等人讨论了男科学、性医学内容；在《素女经》《玄女经》《洞玄子》《玉房指要》《玉房秘诀》中，则假借素女、玄女、采女与彭祖、黄帝之名讨论了同类内容。可惜，迄今我们无从知道这些熟知男女性生理、性疾病防治、性心理与性治疗专家们的真实生平情况。不过，从传统古籍对此三位女性的记载中，也可窥豹一斑。

素女，是房中秘术的守护者之一，通常被视为是黄帝时代的女神，擅长音乐。黄帝听她弹奏一种有五十弦的瑟，感到心旌摇动，从而认为该乐器对男子太危险，让人把瑟一分为二，各为二十五弦。有文献表明，最早提到素女者，可上溯到公元前一世纪诗人王褒的《九怀》，诗中称素女善歌。素女之名，亦见于《山海经》卷十八注："盖天下之中，素女所出也。"以素女题名的房中书《素女经》曾见于汉代刘向《列仙传》第六十三篇"女几传",记载了女几研习素女之书(《列仙传》中称《素书》)而成仙。战国时代,传说素女擅长于阴阳交合之道,对男女性事深有研究,如《吴越春秋·勾践伐吴外传》云:"越王迁于吴,当归,而问于范蠡曰:何子言之,其合于天?范蠡曰:此素女之道,一言即合大王之事。"汉代依然认为素女是一个熟悉男女性交之神,王充《论衡·命义》云:"素女对黄帝陈五女之法,非徒伤父母之心,而又贼男女之性。"由此可见,素女成为性爱女神,主要出现并流传于战国至两汉之间。

又,有文献记载玄女是黄帝之师。黄帝欲灭蚩尤,玄女为黄帝作神鼓,《全上古三代秦汉三国六朝文》记载她是三部兵书的作者,即《玄女战经》一卷、《黄帝问玄女兵法》四卷、《玄女经要法》一卷。该书都是兵书,而不是借用军事术语写成的房中书籍。但《后汉书·边让传》注云:"黄帝轩辕氏得房中之术于玄女,握固吸气,还精补脑,可以长生。"

至于采女,在传统文献中也是一个语焉不详的人物。后世房中书把她说成是黄帝时代的女神,精通男女生殖保健与性养生之道,并为黄帝之师。

2. 医和

医和,春秋时期秦国人。据《左传》《国语·晋语》记载,鲁昭公元年(公元前541年),晋平公姬彪患病,求医于秦国。景公派遣医和往诊。医和为之诊断为"女惑男"的"蛊病",发病原因为"女阴物而晦时,淫则生内热惑蛊之疾。令君不节不时,能无及此乎?"可以认为,这是我们迄今可见的最早男科医师的治病记载。

3. 郭玉

郭玉,约生于公元1~2世纪,东汉广汉郡雒县(今四川新都县,一说广汉县)人,汉代著名医家。汉和帝时(公元89—105

年）为太医丞，皇帝曾为测试郭玉的脉诊水平，让一位手腕肌肤白皙柔润似女性的男子，与女子杂处帷帐中，令郭玉诊脉。郭玉诊出其中有诈，"左阴右阳，脉有男女，状若异人，疑其故。"可见，郭玉对男科与女科病变之脉象掌握得十分准确。

4. 张机（张仲景）

张机，字仲景，南郡涅阳（今河南省邓州市穰东镇张寨村）人。生于东汉桓帝元嘉、永兴年间（约公元150—154年），殁于建安末年（约公元215—219年）。相传曾举孝廉，官至长沙太守，故有"张长沙"之称。

张仲景幼嗜医学，"博通群书，潜乐道术"。据《何颙别传》记载：仲景自幼聪颖异常，勤学苦读，乡梓何颙赏识其才智和特长，曾言："君用思精而韵不高，后将为良医。"曾随同郡名家张伯祖研习岐轩奥旨，尽得真传。经过多年的刻苦钻研和临床实践，医名大振，最终成为中国医学史上杰出的医学大家，元明以后补奉为"医圣"。

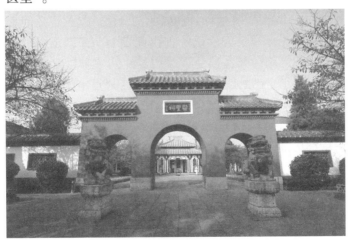

张机传世巨著《伤寒杂病论》，后世析为《伤寒论》《金匮要略》，其所确立的辨证论治，已成为中医临床的基本原则，是中医

临床灵魂之所在。在方剂学方面，《伤寒杂病论》也作出了巨大贡献，创制318方（有名无药者1首），被后世医家称为"祖方"。其热病思想、内科杂病思想自东汉以来，代有不乏探颐索隐、格致钩沉者，而其男科医学思想则因历史原因，研究甚少。

张仲景认为，"房室损肾、阴精乏竭"是男科发病主因之一。《内经》以较大篇幅论述了房劳致病的发病学思想。在论及人类早衰和疾病发生与发展的机理时，《素问·上古天真论》指出："以酒为浆，以妄为常，醉以入房，以欲竭精，以耗散其真，不知持满。"《素问·调经论》则明确阐述了房事不节致病的主要机理，指出："夫邪之生也，或生于阴，或生于阳。其生于阳者，得之风雨寒暑；其生于阴者，得之饮食居处，阴阳喜怒。"张仲景继承并发展了《内经》男科学发病学思想，《金匮要略》开章即指明了内伤杂病的病因病机，"房室伤"乃为发病学的一项重要途径，这一重要思想影响了历代医家。张机指出："千般疢难，不越三条：一者，经络受邪，入脏腑，为内所因也；二者，四肢九窍，血脉相传，壅塞不通，为外皮肤所中也；三者，房室、金刃、虫兽所伤。以此详之，病由都尽。"这种对病因的三分法，起到了提纲挈领的作用，后世陈无择"三因学说"即由此发展而来，至今仍具有重要的指导作用。张仲景在接受了《内经》房室养生学思想的基础上，明确提出了自己的性养生学说，指出："房室无令竭乏……不遗形体肾衰，病则无由入其腠理"。在这种节制房事，勿令太过，葆全肾精，免伤元真之气的思想指导下，提出了一系列房室补益剂，对后世房室养生学产生了重大影响，如《千金要方》《医心方》《景岳全书》等皆承继《内经》、张仲景思想，并提出了一系列养生保健的理法方药。

张仲景对男科脉学亦有研究，《金匮要略·血痹虚劳病篇》云："脉弦而大，弦则为减，大则为芤，减则为寒，芤则为虚，虚寒相搏，此名为革。妇人则半产漏下，男子则亡血失精。"又云："男子脉浮弱而涩，为无子，精气清冷。"男子以精为用，以脉法诊断精病，当为仲景之首创。

　　张仲景对男科疾病的诊治，如五劳、七伤、六极、狐惑、阴寒、阴头寒、精自出、失精、梦交、肾虚腰痛、房室伤、囊肿、阴下湿、女劳疸、不育、前阴病等疾病的论治，体现出补肾益精、健脾益气、异病同治、同病异治、因势利导、扶正祛邪和治未病等原则，迄今仍是男科学必须遵守的圭臬。

（二）男科学文献

　　在秦汉及其以远的悠久历史中，并没有现代意义上的中医男科学著作，但是，散在于此际的经史子集乃至于房事养生文献中的男科学篇章，却是十分丰富的，如《五十二病方》《合阴阳》《天下至道谈》《养生方》《杂疗方》《内经》《伤寒论》《金匮要略》《素女经》《神农本草经》等。至于已散佚的男科学、性医学著作，更是不胜枚举。据班固《汉书·艺文志·方技略》所载，此际有房中八家、一百六十二种卷，即：

　　《容成阴道》二十六卷；

　　《务成子阴道》三十六卷；

　　《尧舜阴道》二十三卷；

　　《汤盘庚阴道》二十卷；

　　《天老杂子阴道》二十五卷；

　　《天一阴道》二十四卷；

　　《黄帝三王养阳方》二十卷；

　　《三家内房有子方》十七卷。

　　遗憾的是，这八种书籍现已亡佚。从著作名称来看，多为假托古人之作，创作时间应在秦、汉时期乃至更为久远的时期。对照20世纪70年代马王堆汉墓出土的相关文献，我们发现《汉书·艺文志》所载与马王堆出土的性医学男科学著作在名称上全无相同之处，现代性学家刘达临《中国古代性文化》认为有两种可能：一是班固编撰《汉书·艺文志》时还没有见到过马王堆所收的那些著作；二是《汉书·艺文志》所录著作与马王堆所收的那些著作内容相同而名不相同，而后一种可能性稍大。

1.《汉书·艺文志·方技略》所载文献

（1）《容成阴道》

传说为容成所著。所谓阴道，非现代女性医学所言之解剖器官之谓，特指接阴之道，即男女房事与养生技术，也就是通常意义上的房中术。关于容成生平，难以考据。传说其为黄帝时的史官，《列仙传》云：“容成公自称黄帝师，见于周穆王，能善补道之事，取精于玄牝，其要谷（欲）神不死，发白复黑，齿落复生。”

（2）《务成子阴道》

相传为务成子所著。务成子，亦作务成昭，传说为舜之师，为古代房中养生家。其真实生平无从考证。其学术思想可见于《十问》所引。《十问》中记述彭祖在论述守护精气、长生不死之法时，曾举务成昭之例，云：“明大道者，亓（其）行陵云，上自麇摇（瑶），水溜（流）能远，龑（龙）登能高，疾不力倦，□□□□□□□巫成招（即昭）□□□不死。”务成子的养生法，是“以四时为辅，天地为经”，是据四季变化而采四时之精气；遵守天地阴阳之规律，与天地阴阳合而为一，“阴阳皆生，阴阳不死”，乃得长寿。

（3）《尧舜阴道》

作者不详。文中假托尧、舜问答，以阐述房中养生之道。本书内容要点为“生最贵”，即生命最为重要，认为纵欲会损害健康。本书提出了一个重要生理问题——“何故而阴与人具（俱）生而先身去？”此处所言之“阴”，即是指性能力。作者发现人体有五脏六腑诸多器官，但性器官与其它器官不同，其功能总是比其它器官早衰。那么，性器官为何早衰呢？只因“亓（其）使甚多，而无宽礼”，过于频繁的性行为而不加以节制，过用而致早衰。因此提出要爱护性器官，即应通过教育以认识之，通过饮食以滋养之，通过节制性行为以保护之，如必欲性交，应“必乐矣而勿写

（泻）"，即让双方都产生快感，身心和悦，不应轻易泻精，因此提出了蓄精储气，以"行年百岁"的观点。后世所言"忍精不泄"以图祛病延年之观，与该书是一致的。

（4）《汤盘庚阴道》

作者不详，为托名汤盘庚之作的古代房中养生著作。其性养生观是将食疗与气功导引相结合，"贫者使多量（糧）"，十分重视营养的摄入；节制性行为，提出五种功法，即按摩腰背臀部、活动前阴及肛门、闭目养神不为声音所乱、咽下唾津以品五味、收敛全身阳气。此外，提出"群精皆上"，即让精气皆上聚于脑，与后世"还精补脑"之说相一致。

（5）其他

《天老杂子阴道》，相传为黄帝之臣天老所著；

《天一阴道》，相传为成汤（天乙）所著；

《黄帝三王养阳方》，相传为夏禹王、商汤王、周文王所著；

《三家内房有子方》，著者佚名。

此外，《后汉书·艺文志》尚载有《甘始容成阴道》十卷。《后汉书·方术传》言及冷寿光行容成御妇人法，指出："甘始、东郭延年、封君达三人者，皆方士也，率能行容成御妇人术，或饮小便，或自倒悬，爱啬精气，不极视大言，皆为曹操所录，问其术而行之。"据《纬书》所载，远在 2500 多年前，孔子著有《闭房记》一书，也已失传，但由此可知中国的性医学、男科学源远流长，中国可以说是研究男女性知识、性卫生最古老的国家之一。

"方技略"云："房中者，情性之极，至道之际，是以圣王制外乐以禁内情，而为之节文。"情欲乃人之本能，但需按房中养生之至道进行，古圣王制音乐以陶冶情操，并以此来节制房中之情欲，而著上述八家之"节文"。所以上述八家之著作意在节制性行为，而使人达到"和平寿考"，若斫丧太过，精元亏损，则"生疾而陨性命"。

上述书籍内容已难以确切考证，但从后世文献引载来看，应属于房中术、性障碍防治及不孕不育证的研究等学术专著。

2. 马王堆汉墓医书中的男科学文献

1973 年至 1974 年初，中国考古工作者从长沙马王堆三号汉墓中出土了一批帛书和竹简、木笺。经整理发现，写在绢帛上的帛书有 20 多种，约 12 万字左右；另有竹木简书 4 种，约 4 千余字。这批古籍为公元前 168 年入葬，至今已有两千多年。计有医学专著 15 种，其中有 5 种为泌尿男科（含性医学）文献。这些珍贵文献的发掘，不但填补了我国秦汉及其以远时期医学文献上的空缺，亦为我国泌尿男科学、性医学的研究提供了极为宝贵的资料。文献整理小组将竹简编号后，定名为《十问》《合阴阳》《天下至道谈》，以及帛书《养生方》《杂疗方》。这些宝贵的文献详论了男女性活动中的生理与心理反应、行为表达方式，尤其重要的是，对两性活动的施行方法，以及如何顺应天地、阴阳、四时变化和房中养生保健诸方面，均提出了精辟的阐述，而《养生方》《杂疗方》不但介绍了房中补益用药（内服、外敷）和按摩方法，且首创治疗男性性功能障碍的方剂，极具学术价值和实践意义，值得深入研究。

（1）《十问》

本篇出土时，原与另一部竹简书《合阴阳》合为一卷，本卷在内，《合阴阳》在外。整理小组编为 1 至 101 简。全文假托黄帝、尧舜、官医、术士等人的问答，讨论了十个有关养生保健，尤其有关房中养生的问题，整理小组遂以《十问》为书名。该书基本内容与学术观念如下：

①顺从天地阴阳变化，以养阴扶阳。《十问》第一问："黄帝问于天师曰：万勿（物）何得而行？草木何得而长？日月何得而明？天师曰：尔一察天之情，阴阳为正，万物失之而不鬘（继），得之则而赢。食阴揆阳，稽于神明。"按："食阴揆阳"，即培育阴阳之谓也。

②滋阴壮阳，巩固精关，交而不泻。《十问》云："长生之稽，

伺用玉闭，玉闭时辟，神明来积。积必见章，玉闭坚精，必使玉泉毋倾，则百疾弗婴，故能长生。梭阴之道，必心塞葆，刑（形）气相葆。故曰：壹至勿星，耳目葱（聪）明；再至勿星，音气高扬；三至勿星，皮革有光；四至勿星，脊脉不伤；五至勿星，尻髀能方；六至勿星，百脉通行；七至勿星，终身失殃；八至勿星，可以寿长；九至勿星，通于神明。曹熬之接阴治神气之道。"按：所谓"勿星"，即是交合而不射精。

③房中行气功导引，节制房室生活，爱惜阴精。《十问》曰："卜（其）事壹虚壹实，治之有节：一曰垂肢，直脊，桡尻；二曰疏股，动阴綰州；三曰合疌（睫）毋听，翕气以充膪；四曰含卜五味，饮夫泉英；五曰群精皆上，翕卜大明。至五而止，精神日抬。者老接阴食神气之道。"

④服食滋阴壮阳药及食物，交合宜忌，以求得健康长寿。《十问》曰："君必食阴以为当，助以柏盛良，饮走兽泉英，可以却老复壮，曼泽有光。梭阴将众，醴以蜇虫，春酣员骀，兴彼鸣雄，鸣雄有精，诚能服此，玉筴复生。大上埶遇，靡彼玉窦，盛乃从之，员骀送之；若不埶遇，置之以裻。诚能服此，可以起死。大成之起死食鸟精之道。"按：所谓"起死"，谓可使阴茎勃起。"死"，指阴茎疲软。阴茎不能勃起，犹人物亡故。

此外，书中对性器官的名称有较多记述，对男女性生理与性行为方式的描述，对男性性功能障碍治疗的记载，对男性性保健与性养生的研究，以及最早提倡性教育等，都值得现代中医男科学、性医学深入研究。

(2)《合阴阳》

本篇与前卷《十问》合为一卷，本文在外。全书内容在32片竹简上，整理小组编为102～133简。因简首有"凡将合阴阳之方"一语，遂以之定其书名。篇中十分详细地讨论了阴阳交合之事，诸如十动、十节、十倄、八动、十已等交合方式，并以仿生学来拟喻交合术。文中特别强调了将房中术与气功导引相结合的养生保健之道。由于它是在细微观察的基础上产生的，故在书中提出性交中男女全身与阴部可出现的心身反应现象。这些观点，与现代性医学十分近似，值得深入研究。

①强调对阴蒂与其它性敏感带的刺激

文中提出了较为完整的性交前戏（戏道）的操作过程，且刺激所及部位，与今人研究结果基本一致。"入玄门，御交筋。""交筋"，现代医学称为阴蒂。"交筋者，玄门中交脉也。"玄门，即女性外阴部，并提出刺激"交筋"可以使女性性兴奋增加，"为得操揾之，使體（体）皆乐养（痒），说（悦）泽（怿）以好"。

最为难能可贵的是，《合阴阳》对性爱抚过程的由低性敏感带向高带性敏感的顺序刺激，这与玛斯特斯 - 约翰逊夫妇创造的"人类性感集中训练疗法"的相关过程是一致的："凡将合阴阳之方，握手，土揎阳，揾村（肘）房，抵夜（腋）旁，上灶纲，抵颈乡，揾拯匡，覆周环，下缺盆，过醴津，陵勃海，上常山……上欲精神，乃能久视而与天地牟（侔）存。虽欲勿为，相响相抱，以次（恣）戏道。戏道：一曰气上面执，徐响；二曰乳坚鼻汗，徐抱；三曰舌溥而滑，徐屯；四曰下沴股湿，徐操；五曰嗌干咽唾，徐撼（撼）。此胃（谓）五欲之征。征备乃上。"

②重视爱抚过程中的精气调理

《合阴阳》认为性交前的爱抚、戏道，不仅可以激发性兴奋，更重要的是对精气的调理和准备过程，以便性交时采补。"上欲（合）精神，乃能久视，与天地牟（侔）存。"因为戏道可以激发人体精气，吸天之精气，聚气于头部，醒脑提神，乃至长生不老。

③总结出多种性交姿势

《合阴阳》强调在性交过程中，动而不泄，并借助仿生学（模仿动物活动姿势）进行性交，计有虎游、蝉附、尺蠖缘木、獐鹿角触、蝗虫或凤凰展翅、猿猴攀引、蟾蜍、兔骛、蜻蛉、鱼嘬等十种动作，谓之"十节"。男子阴茎的抽送动作有"十脩"，即"一曰上之，二曰下之，三曰左之，四曰右之，五曰疾之，六曰徐之，七曰希之，八曰数之，九曰浅之，十曰深之"。同时，作者还认为性交时阴茎的不同运动方式，促使皮肤气血的运行，所以能"发闭通塞"。此外，《合阴阳》对阴茎抽送方式"十脩"以及性活动中女性性反应周期外部表现的"八动""十已"等皆有细致的描述。

（3）《天下至道谈》

本卷为竹简，出土时与木简《杂禁方》合为一卷。本书简在内，《杂禁方》在外。整理小组编为 12～67 简，因 17 简上有"天下至道谈"一语，故将属于古代房中养生内容的竹简单独成篇，并以之命名。"天下至道谈"，意即所论为天下最为高深的理论，即谓房中保健、养生之道。本书内容丰富，不但首次提出十动、十脩、八动、八道、十势、十已等交合姿态，特别强调了房中术与气功导引相结合。本篇对女方性欲反应描述十分科学，曾有美籍华裔学者将其与现代性治疗学相比较，发现中国古代性治疗学更完备、更系统。该文献的发现，也为《黄帝内经》以来关于"七损八益"的纷讼划上句号。因此，本书的出土具有极其重要的男科学、性医学文献和学术价值。

①对男女性解剖的认识

如笭光、封纪、涧瓠、鼠妇（臭鼠）、谷实、劳实、麦齿、婴女、反去、何寓、赤系数、赤豉九、磩石等性器官之名的提出，尽管现代中医男科学已经废用，但不影响其作为科学的存在价值。

②对阳痿的认识

本篇所云男子阴茎怒而不大、大而不坚与坚而不热，符合现代医学所云勃起功能障碍（阳痿）的基本临床表现。书中发现本病为肌气、筋气、神气三者不至所引起，即"怒而不大者，肌不至也；大而不坚者，筋不至也；坚而不热者，气不至也"。病位在"肌"，脾主肌肉，故当属脾病；在"筋"，肝主筋，故当属肝病；在"神"，心主神明，当属心病。故心、肝、脾三脏气机病变可致阳痿不举。

　　③去七损、用八益

　　《内经》以降，七损八益是历代争讼的一大焦点。《天下至道谈》出土后，人们才弄清所谓七损八益的真面目。"七损"是对健康有害的性行为方式，"八益"则是对健康有益的性行为方式。"不能用八益去七孙（损），则行年卅而阴气自半也，五十而起居衰，六十而耳目不葱（聪）明，七十下枯上涗（脱），阴气不用，溠泣留（流）出。令之复壮有道，去七孙（损）以振其病，用八益以贰其气，是故老者复壮，壮〔者〕不衰。"

　　七损，亦作"七孙"，即闭、泄、渴（竭）、勿、烦、绝、费。性交时阴茎疼痛、阴道疼痛，"为之而疾痛"即为"闭"；性交时大汗淋漓不止，"为之出汗"，阳气外泄即为"泄"；性交无节制，"为之不已"，耗绝精气，即为"竭"；有性交意愿，却因阳痿而不能进行，"秦（臻）欲之而不能"，即为"勿"；性交时心慌意乱，"为之楋（喘）息中乱"，即为"烦"；女方无性兴奋，"弗欲强之"，男方强行性交，汗泄气少，心热目瞑，如陷入绝境，即为"绝"；性交过于急速，"为之秦（臻）疾"，既不愉悦情志，又无益身体，徒损精力，即为"费"。此七损说明了不当的性行为方式与不良的性心理反应对健康的危害。

　　八益，即治气、致沫、智（知）时、蓄气、和沫、窃气（或积气）、寺（待）赢（或作侍赢）、定顷（倾）。八益是八种有益身体健康的性行为方式。修炼八益，应该"旦起起坐，直脊，开尻，翕州，印（抑）下之"，晨起打坐，直脊背，放松臀部，提肛导气，运气下行者，即为"治气"；"饮食，垂尻，直脊，翕周（州），通气焉"，漱咽口中津液，垂直臀部端坐运气，竖直脊骨，提肛导气，使气通至前阴，即为"致沫"；"先戏两乐，交欲为之"，性交前男女方应该充分的爱抚、前戏，等到情和意感，性交欲望强烈时，才能交合，即为"智（知）时"；"为而耎（音义同"软"）脊，翕周（州），呴（抑）下之"，性交时应放松脊背，提肛敛气，导气下行，即为"蓄气"；"为而物（勿）亟勿数，出入和治"，性交时不宜急躁，不要图快，阴茎抽送出入轻松柔和，即为"和沫"；"出卧，令人起之，怒择（释）之"，即卧位性交而精液射出，让人起身，在阴茎尚能勃起而未疲软时，即将阴茎抽出，终止性交，即为"积气"；"几已，内脊，毋瞳（动），翕气，印（抑）下之，静身须之"，在性交将近结束时纳气运于脊背，不再抽动，吸气，导气下行，使身体静静地待着，即为"侍（待）赢"；"已而洒之，怒而舍之"，性交结束将余精洒尽，在阴茎尚能勃起之时就抽出，清洗阴部，即为"定顷"。后世《玉房秘诀》所言"七损八益"，盖源于此，并发展其学术思想。

④闭固精关与养生长寿

文中对精关固闭、阳精施泄与养生长寿的关系做了深刻的研究，指出："神明之事，在于所闭。审操玉闭，神明将至。凡彼治身，务在积精。精赢（赢）必舍，精缺必布（补）。布（补）舍之时，精夬（缺）为之……虏（虚）实有常，慎用勿忘，勿困勿穷，筋骨凌强，瞳以玉泉，食以粉（芬）放（芳）。微出微入，侍（待）盈是常。三种气至，坚劲以强。"所谓"玉闭"，即是闭精不泄。此外，对闭精不泄的十种功效也作了细致的描述。

（4）《养生方》

本卷为马王堆三号汉墓出土的医书中之一种。因该书单独抄录在一卷帛上，且主要记载了有关房中补益即性养生之方药，故整理小组将其定名为《养生方》。帛书《养生方》残缺甚多，且与《天下至道谈》有重复之处。

①性养生方药

性养生方药是本篇的主要内容，包括治疗阳痿专方、一般壮阳方、一般补益方、增强筋力方、治疗阴肿方、女子用药方、房中补益方。书中称阳痿为"老不起""不起"，提倡多途径综合治疗阳痿，并载有残缺的三个方剂。一方用天门冬、芦根、秫米制成酸浆，"使人即起"。该方益阴养胃，适于治疗阴虚阳痿。一方用黍米、稻米制酒饮之。一方强调食疗，配合"气钩口仰"的气功治疗，以洁净甘甜的水煮粥食。书中还提到有关性卫生的内容，如"若已旋，以寒水溅"，谓此法可预防外阴疾病的发生。

提出了多种男科临床用药：赤蚁（红蚂蚁）、秫米、黍米、稻米、菜、蔺、松脂、柳絮、蒐黄、雄鸡、黄蜂骀（蛹）、黄蜂百（露蜂房）、赢中虫、鸡卵、蒐纗实（菟丝子）、牡鸟卵、梓实、黑雄狗心肺肝、蟊螱（斑蝥）、谷、杨思、牡鼠肾、潘石、弟选（蜗牛）、天牡、赣皮。

②首创以酒剂助阳

该篇所载促进性能力方药，多以酒送服，如松脂、茯苓、雄鸡、黄蜂蜜、露蜂房、蜗牛肉、鸡卵、鸟卵、菟丝子等。此外，还用醋剂、汤剂治疗男科病。

③首创"药巾"壮阳

本篇介绍了把药物涂在布巾上或以布巾浸渍药汁以按摩外阴及其周围组织，促进性功能的方法。这种从皮肤给药的方法，对后世（特别是明代）外用"春药"的发展具有一定的影响。这种方法，与今人所用"药巾"有异曲同工之妙。

④强调房中术的重要性

本篇认为，性交方式不当或纵欲均会戕伐身体，倡导有规则的性生活，强调房中术的重要性，"益产者食也，损产者色也，是以圣人必有法则"。性交时男子必须"三气俱至"，阴茎应该达到怒、大、热的程度之后，方才行事。"怒而不大者，肌不至也；大而不坚者，筋不至也；坚而不热者，气不至也。肌不至而用则垂，筋不至而用则避，气不至而用则惰。"此外，本篇还总结出仿生动作的六种性交姿式以及性交时男子阴茎的七种抽送方式："一曰高之，二曰下之，三曰左之，四曰右之，五曰深之，六曰浅之，七曰兔骛。"其房中术思想，直接影响了《素女经》《洞玄子》《玉房秘诀》《玉房指要》，并在后世医家中得到丰富与发展。

（5）《杂疗方》

本篇为马王堆三号汉墓出土医书之一种，单独抄在一卷帛书上。现存文字约79行，残脱严重，已难窥全貌。该卷前39行，主要记载了能增强男女性机能的药物与使用方法。既有内服方药，也有外用及坐药之类，可视为补肾壮阳与阴道用药之祖方。书中凡言"内加"者，常为补益男性之方；凡有"约"字者，多用于补益女性之方。

篇中记载了用药酒以增益男子精液，惜所用何药已无可考。又用鸡蛋入酒中搅拌内服，益体强身，促进男子性功能，指出："益内利中，取醇酒半杯，温之勿热。毁鸡卵，注汁酒中，挠，饮之。恒以旦未食时饮之。始饮，饮一卵，明日饮二卵，明日饮三卵；其明日复饮二卵，明日饮一卵。恒到三卵而却，却到一卵复益。"此外，还记载了外用药促进阴茎勃起的二种方法：一者，以药丸外敷脐孔（即现代所谓"脐疗"）；二者，以药布外擦法助阳。药布制法，乃将布渍药汁中，然后阴干保存备用。用法分揉摩和缠绕两种，皆以阴茎勃起坚硬为度。所用药物主要有白松脂、杜虞、赤脂、蓬藁、桃毛、桂、姜、椒、蕉（皂）荚、蜂螫之、犬肝、谷汁等。文中大凡可考之药，皆为辛香温热之品，功能益精延年，补肾壮阳。对阳强不倒者，用淘米水或冷流水洗涤。这是已知最早记载阴茎异常勃起的治疗方法。

需要说明的是，马王堆汉墓医书中除了上述五种与男科学密切相关的篇章之外，《五十二病方》也记载了为数不少的男科学内容。该篇记述了治疗52类疾病的283个处方，用药多达247种。所载的男科病有癃闭、淋证、阴肿、疝气。对于癃闭的治疗，有外敷、内服、灸、熨诸多方法，如：干葱与盐熨脐和臀部，"久（灸）左足中指"等；所用药物，如冬葵子、枣核、石苇、牡荆、蜗牛、薤白、陈年豆叶等。其中，使用频率最高者是冬葵子，《神农本草经》云其"主五脏六腑寒热、羸瘦、五癃，利小便"，为后世治疗癃闭之要药。颓疝的治疗方法：药物治疗，如鸡子、蜂子、蚕卵、蜘蛛、牛胆等；砭、灸、祝由治疗和瓠壶、布托疝等外治法，外加叩击，使疝回复。其治法奇特，设计巧妙，实开疝托、疝罩之先河。

3.《黄帝内经》

《黄帝内经》，简称《内经》，为医经类著作。相传为黄帝所撰。文中以黄帝、岐伯等问答形式写成。原书十八卷，包括《素问》《灵枢》各九卷，共 162 篇，约 14 万字。目前，学术界多认为本书非一时一人之作，初作于春秋、战国时期，主要部分完成于秦汉时期，完善于隋唐时期的一部跨越千秋历史的重要著作。书中广泛讨论了解剖、生理、病理、诊断、症候、治疗、针灸、预防以及养生等内容，并注重人与自然环境的协调与和谐，以唯物论与辩证法为指导，运用阴阳五行学说和脏腑经络学说，强调躯体与精神、社会的相互作用，从而奠定了中医学的理论基础，成为中医学四大经典之首。她不仅是中医理论之基石，也开创临床各科之先河，对中医男科学更具有深远的影响。

（1）对男性解剖学的认识

《内经》中涉及男性生殖器官的解剖名词散见各篇。其中，对男性生殖器官的记载有睾、睾系、茎垂、卵、茎、前阴、毛际、阴卵、阴器、尾闾等。

《素问·厥论》指出："前阴者，宗筋之所聚，太阴阳明之所合也。"《素问·气府论》认为，男性阴器的营养供给之路为"急脉"。指出："厥阴毛中急脉各一。"张景岳注："急脉在阴毛中……厥阴脉气所发也。"孙思邈在《千金要方》进一步发挥《内经》男科解剖学思想，提出"阴茎""阴头""阴茎头""阴囊"等概念，沿用至今。

《内经》所创"尾闾"一词，与现代医学所谓"精囊"有相似之处。明代医家李梴《医学入门》云："尾闾，附广肠之右，通二阴之间，前与膀胱下口于泄溺之处相并而出，乃是精气所泄之道也。"

（2）对男科生理学与病理学的认识

《内经》对于男科学的生理与病理学的认识有其独到之处。在生理特点上，男子为阳，女子为阴。男者，阳也，气有余而血不足；女者，阴也，血有余而气不足。男女阴阳有别，故在性生理上有第二性征及生殖发育的明显差异，如《素问·上古天真论》中对男女生、长、壮、老、已的叙述："女子七岁，……丈夫八岁，肾气实，发长齿更；二八，肾气盛，天癸至，精气溢写，阴阳和，故能有子；三八，肾气平均，筋骨劲强，故真牙生而长极；四八，筋骨隆盛，肌肉满壮；五八，肾气衰，发堕齿槁；六八，阳气衰竭于上，面焦，发鬓颁白；七八，肝气衰，筋不能动，天癸竭，精少，肾藏衰，形体皆极；八八，则齿发去。"后世学者根据本篇思想总结出肾—天癸—冲任与下丘脑—垂体—睾丸性腺轴的对应关系，并据此形成补肾益精、调补奇经的治疗原则。同时，《内经》已经认识到生理性（老年性）阳痿的年龄界限，云："年六十，阴痿，气大衰，九窍不利。"

现代性心理学认为：性活动的基础存在于生理、心理、社会三维度之中。中医男性医学研究发现，"肾藏精，精舍志"，人的精神意识活动受肾精的影响，性行为是由心神通过性意识去支配的，《灵枢·本神》曰："故生之来谓之精，两精相搏谓之神，随神往来者谓之魂，并精而出入者谓之魄，所以任物者谓之心，心有所忆谓之意，意之所存谓之志，因志而存变谓之思，因思而远慕谓之虑，因虑而处物谓之智。"

《素问·六节脏象论》认为："肾者，主蛰；封藏之本，精之处也。"肾对阴精具有固摄作用，故在遗精、早泄治疗中，古今俱视补肾固精为男科治疗学之重要法则。

（3）对病因病机的研究

《内经》对男科学病因病机等方面的论述较多，较为系统。病因方面，《内经》十分重视情志，尤其是心理与行为方式不当的发病因素。《素问·举痛论》认为："百病生于气也，怒则气上，喜则气缓，悲则气消，恐则气下，寒则气收，炅则气泄，惊则气乱，劳则气耗，思则气结。"房事不节，以及热、寒、湿诸邪，与男科发病有着密切关系。《素问·疏五过论》云："离绝菀结，忧恐喜怒，五脏空虚，血气离守。"《灵枢·本神》指出："怵惕思虑则伤神，神伤则恐惧，流淫而不止。恐惧而不解则伤精，精伤则骨酸痿厥，精时自下。"《素问·痿论》认为："思想无穷，所愿不得，意淫于外，入房太甚，宗筋弛纵，发为筋痿，及为白淫。"此处所言之阳痿、白浊等证，发病因机乃思想无穷、意淫于外为主因。至于男科病因学的行为因素，《内经》认为房事不节如纵欲、醉后行房等，会给人体造成危害，诱发男科病。《素问·生气通天论》云："因而强力，肾气乃伤，高骨乃坏。"所谓"强力"，就是勉力入房，即可损伤肾气。

在《内经》记述中，情志因素可导致肾虚精亏，引起阳痿、白浊、遗精、早泄等病。现代性医学流行病学研究发现，以男性勃起功能障碍为主的性障碍症的心理、行为因素占发病率的80%，而躯体性因素仅占20%。由此可见，《内经》重视心理、行为因素的病因学观的科学性。

寒、湿、热三邪，是男科发病的主要外因。《灵枢·经筋》指出："足厥阴之经，伤于寒则阴缩入。"寒为阴邪，其形凝滞，寒主收引，寒邪经脉，易致阴缩、阳痿。又，热邪易致男科病变："足厥阴之筋，伤于热，则纵挺不收。……经筋之病，热则筋弛纵不收，阴痿不用。"（《灵枢·经筋》）湿邪亦可致阳痿、阴肿，《素问·五常政大论》云："太阴司天，湿气下临，肾气上从，胸中不利，阴痿气大衰，而不起不用。"男性性器官居人体至阴之部，湿性属阴，两阴相感，最易侵袭下焦，"清湿袭虚，则病起于下。"（《灵枢·百病始生》）"伤于湿者，下先受之。"（《灵枢·邪气脏腑病形》）

风为百病之长，风邪既可与寒湿热合而致病，亦可单独致病。《灵枢·百病始生》云："醉以入房，汗出当风伤脾。"杨上善注云："因醉入房，汗出当风，则脾汗得风，故伤脾也。"马莳注云："方醉之时，乃入于房，以致汗出，而复当于风，则风又从而入之，则伤脾。"《内经》认为，房事内耗其精，腠理开张，不慎风邪，乃成房事之病。《素问·风论》指出："入房汗出中风，则为内风。"就是指房事后耗精汗出，风邪由毛孔直中于内而发病。张景岳云："内耗其精，外开腠理，风邪乘虚入之，故曰内风。"后世在此基础上，提出"夹阴伤寒""阴毒伤寒"，当与"内风"学说有一定的关系。

病机方面，中医学认为肾藏精，肝藏血，肝肾同居下焦，精血互生，乙癸同源，肾主骨，肝主筋。肾司前后二阴，主生殖。先天禀赋不足，或后天戕伐太过，极意房帏，肾气为之耗伤，阴精为之乏竭，则令阳痿、鸡精、虚劳、早衰、不育。《素问·上古天真论》指出："今时之人不然也，以酒为浆，以妄为常，醉以入房，以欲竭其精，以耗散其真；不知持满，不时御神，务快其心，逆于生乐，起居无节，故半百而衰也。"前阴者，宗筋之所聚，故前阴乃足厥阴肝经之所主也。"足厥阴肝经，循阴股，入毛中，过阴器，抵少腹。"（《灵枢·经脉》）"肝者，筋之合也，筋者，聚于阴器。"（《灵枢·经筋》）如肝气郁结、肝血不足，或肝经受邪、肝经湿热，便会导致男科病的发生。《内经》所言"阴缩""筋痿""㿉疝""狐疝""睾肿卒疝""纵挺不收""卵上缩""闭癃"等病，大多是肝经受邪的结果。根据《内经》的理论，现代王琦、石志超等提出并坚持"阳痿从肝论治"的观点，得到学术界的验证与广泛认同。

又，心藏神，主神明，心神受戕，亦为男科发病机理之一。《内经》之"六节藏象论""痿论""本神"等篇俱有详论，宜深入发掘。

（4）对病证的研究

《内经》对男科病证的研究很广泛，对病证、证候描述精当，诸多病名、病证以及诊法沿用至今，如阴痿、筋痿、无子、胞痹、内风、癃、七疝、遗溺、闭癃、阴缩、控睾痛、精时自下、卵缩、阴器纽痛、阴器不用、阴股痛、阴不用、天宦、纵挺不收、狐疝、睾肿卒疝、遗溺等。

①阳痿（勃起功能障碍）

阳痿，《内经》称阴痿、筋痿、阴器不用、不起等。《素问·阴阳应象大论》对其发病机理进行了细致的研究，认为本病是不知七损八益，房帏过度，以及年老阴阳不足所致。"能知七损八益，则二者可调；不知用此，则早衰之节也。""年六十，阴痿。"《素问·痿论》所论筋痿，明确提出思想无穷、所愿不得、意淫于外、房事太甚，是本病的主要原因。《灵枢·经筋篇》云："足厥阴之筋，其病……阴器不用，伤于内则不起。"可见其病因乃足厥阴肝经之变。

②疝

《内经》论疝，涵义甚广。其一，指睾丸肿胀疼痛，或痛引少腹。《素问·长刺节论》云："病在少腹，腹痛，不得大小便，病名曰疝。"其二，指七疝。《素问·骨空论》云："任脉为病，男子内结七疝。"即心疝、脾疝、肺疝、肝疝、肾疝、狐疝、㿉疝。其三，指心腹气积作痛之病。《汉书·艺文志》云："五藏六府疝。"注："疝，心腹气病。"《素问·大奇论》云："三阳急为瘕，三阴急为疝。"王冰注云："太阳受寒，血凝为瘕；太阴受寒，气聚为疝。"

③阳缩

阳缩，《内经》称阴缩、阴缩入、卵缩等，为男性性器官向腹内缩入。后来学者们亦将女性乳房及外性器官内缩称之为"缩阴症"，把男子阴茎、睾丸和阴囊内缩称为"缩阳症"。《素问·至真要大论》谓："诸寒收引，皆属于肾。"《灵枢·经筋篇》谓："足厥阴之筋，其病……伤于寒则阴缩入。"《素问·厥论篇》中也提出："厥阴之厥，则少腹肿痛……阴缩肿……盛则泻之，虚则补之，不盛不虚，以经取之。"明确指出了本病是因足厥阴肝脉受寒所致，并提出"泻之"、"补之"及"以经取之"等治疗原则。

④小便频数、遗尿

《内经》对于小便频数、遗尿等病证的记述较多，有的是作为病证，亦有作为症状进行研究和描述者。《素问·痹论》云："肝痹者，夜卧则惊，多饮，数小便。"《素问·腹中论》亦云："其气溢于大肠而著于肓……不可动之，动之为水溺涩之病。"《素问·咳论》指出："膀胱咳状，咳而遗溺。"《素问·宣明五气篇》云："膀胱不利为癃，不约为遗溺。"明确指出了此类病证的病位在膀胱。

由此可见，《内经》认为，小便数与肝痹相关，应该包含现代医学所言慢性前列腺炎、前列腺增生等男科疾病。"咳而遗溺"，是男性前列腺增生、张力性尿失禁与尿道综合征的症状之一。

⑤阳强不倒

阳强不倒，包括现代医学所言之阴茎异常勃起。《灵枢·经筋》云："足厥阴之筋……上循阴股，结于阴器络诸筋，其病……伤于热则纵挺不收……实则挺长。"文中"挺长""挺纵不收"之论，就是阴茎持续勃起不倒。又，湿热为患，亦致来病，如《素问·生气通天论》有云："湿热不攘，大筋软短，小筋驰长。软短为拘，驰长为痿。"

⑥蛊、白淫、精自下

《素问·痿论》中："思想无穷，所愿不得，意淫于外，入房太甚……及为白淫。"王冰注："白淫，谓白物淫衍如精之状，男子因溲而下，女子阴器中绵绵而下也。"马莳说："在男子为精滑，在女子为白带。"吴昆云："白淫，今之浊带也。"日本医家丹波元简根据《本神篇》"精伤则骨痠痿厥，精时自下"和《玉机真藏论》之"脾传之肾，病名曰疝瘕，少腹冤热而痛，出白，一名曰蛊"之旨，认为《内经》所谓蛊、白淫、精自下三证，其义一也，皆为男子滑精、女子带下之病。

⑦天宦

《灵枢·五音五味》云："黄帝曰：士人有伤于阴，阴气绝而不起，阴不用，然其须不去，其故何也？宦者独去，何也？愿闻其故。岐伯曰：宦者，去其宗筋，伤其冲脉，血泻不复，皮肤内结，唇口不荣，故须不生。黄帝曰：其有天宦者，未尝被伤，不脱于血，然其须不生，其故何也？岐伯曰：此天之所不足也，其任冲不盛，宗筋不成，有气无血，唇口不荣，故须不生。"张景岳注云："天宦，谓身为男子，而终身无须，若天生之宦官然，故曰天宦。"张志聪则明确指出："天宦者，谓天阉不生，前阴即有而小缩，不挺不长，不能与阴交而生子，此先天所生不足也。"从《内经》及其后世注家之见，我们可知所谓天宦，就是男性先天性性发育不全，究其缘故，在于其先天冲任、宗筋不足。后世唐代王冰等提出五不男之说，殆源于此，《玄珠密语·卷十》："五不男：天、犍、漏、怯、变也。"《本草纲目·人部》注云："天者，阳痿不用，古云天宦是也；犍者，阳势阉去，寺人是也；漏者，精寒不固，常自遗泄也；怯者，举而不强，或见敌不兴也；变者，体兼男女，俗名二形，《晋书》以为乱气所生，谓之人痾。其类有三：有值男即女，值女即男者；有半月阴、半月阳者；有可妻不可夫者；此皆具体而无用者也。"明代医家万密斋《广嗣纪要·择配》亦提出了五不男的概念，云："男子亦有五种病：一曰生，原身细小，曾不举发；二曰犍，外肾只有一只，或全无者；三曰变，未至十六，其精自行，或中年多有白浊；四曰半，二窍俱有，俗谓二仪子也；五曰妒，妒者忌也，阴毒不良。男有此五病，不能配合太阴，令其乏嗣也。"清代陈士铎《外经微言》不言"天宦"而言"天厌"，指出："容成问曰：世有天生男子音声如女子，外势如婴儿，此何故软？岐伯曰：天厌之也。……天厌之人，乃先天之火微也。"自《洞玄子》《千金要方》始，提出了治疗本病的方药，如长阳方（亦有文献称为长阴方）、长龟方和驴肾长龟丸（亦称长春广嗣丹）等。

由此可见，《内经》所谓"天宦"对后世男科学关于男性先天性性器官异常的研究，有着巨大的影响，而后世医家对《内经》天宦理论的研究有所发展，形成了较为完备的理法方药。

（5）对治则治法的研究

《内经》对治则治法的研究，奠定了中医治疗学的基础。其治则治法内容，多见于《阴阳应象大论》《五常政大论》《至真要大论》诸篇。而对男科学治则的研究，主要体现在温补肾阳，养阴益精，对后世的影响巨大。

《难经》指出："损其肾者益其精"，精气夺则虚，虚则补之，即所谓补法，是中医临床常用治法之一。温肾补肾之法，是《内经》男科学的重要治则。《素问·至真要大论》认为"损者益之"，即是男科虚损之证的治疗大法。肾藏真阴而寓真阳，阴病及阳，阳病及阴，治以滋阴壮阳，俾阴平阳秘，精气乃治。《至真要大论》所言"寒之而热者取之阴"之法，即是虚热之证，不以清热之方，以滋阴填精之品而热自消，即后世王冰所云"壮水之主，以制阳光"，代表方——知柏地黄丸是也；"热之而寒者取之阳"之法，即是虚热之证，不以辛热散寒之方，以温肾壮阳之品而寒自除，即是王冰所言"益火之源，以消阴翳"，代表方——金匮肾气丸是也。

《阴阳应象大论》云："形不足者，温之以气；精不足者，补之以味。"张介宾注云："此正言彰之以法，而在于药食之气味也。以形精言，则形为阳，精为阴；以气味言，则气为阳，味为阴。阳者，卫外而为固也；阴者，藏阴而起亟也。故形不足者，阳之衰也，非气不足以达表而温之；精不足者，阴之衰，非味不足以实中而补之。阳气暖，故曰温；阴性静，故曰补。"就男科临床影响而言，后世"温气"之方，右归丸是也；"补味"之方，左归丸是也。

（6）房事养生

《内经》论养生，主要体现在《上古天真论》《阴阳应象大论》《四气调神大论》《邪气脏腑病形篇》等，在这些篇章中，形成了较为完备的养生学特别是房事养生学理论。

我们应该看到，《内经》科学地提出了人类生、长、壮、老、已，是不可抵抗的客观规律。《灵枢·天年》以十年为一个周期，具体描述了人类生命过程，云："人生十岁，五脏始定，血气已通，其气在下，故好走；二十岁，血气始盛，肌肉方长，故好趋；

三十岁，五脏大定，肌肉坚固，血脉盛满，故好步；四十岁，五藏六府十二经脉，皆大盛以平定，腠理始疏，荣华颓落，发颇斑白，平盛不摇，故好坐；五十岁，肝气始衰，肝叶始薄，胆汁始减，目始不明；六十岁，心气始衰，善忧悲，血气懈惰，故好卧；七十岁，脾气虚，皮肤始枯，故四肢不举；八十岁，肺气衰，魄离，故言善误；九十岁，肾气焦，四藏经脉空虚；百岁，五藏皆虚，神气皆去，形骸独居而终矣。"认为人类自然寿命极限约在百岁左右。然而，影响人类自然寿限的因素很多，且十分复杂，归纳起来不外有先天和后天两大方面，先天即禀赋于父母，即所谓"以母为基，以父为楯"（《灵枢·天年》），在这一点上，只能顺其自然；但是，人们可以根据后天因素，诸如环境气候、饮食起居、精神状态，尤其是房事养生活动等，以延长寿命期限。故《素问·阴阳应象大论篇》指出："能知七损八益，则二者可调；不知用此，则早衰之节也……故曰：知之则强，不知则老。故同出而名异耳。智者察同，愚者察异。愚者不足，智者有余。有余则耳目聪明，身体轻强，老者复壮，壮者益治。是以圣人为无为之事，乐恬淡之能，从欲快志于虚无之守，故寿命无穷，与天地终，此圣人之治身也。"

《内经》房事养生学理论十分注重保形全神，有许多关于性与养生的论述，即不正常的性行为方式可以影响人的健康。首先是强调性活动要有节制，"嗜欲不能夺其目，淫邪不能惑其心"，不能一味追求性的快乐、性的享受而失去对性行为的节制。《素问·上古天真论》云："今时之人不然也，以酒为浆，以妄为常，醉以入房，以欲竭其精，以耗散其真，不知持满，不时御神，务快其心，逆于生乐，起居无节，故半百而衰也。"

同时，《内经》已经观察到醉酒滥行房事对身体、寿命的危害，故多处提出酒后行房的发病机理与病症情况，提出了房事饮酒禁忌。"风论"、"百病始生"、"邪气藏府病形"等篇论述了男性醉以入房，汗出中风则伤脾，或强力举重则伤肾，乃使精气衰竭，元阴元阳耗损，久之气血虚衰，加之恣情纵欲，必损寿命，年不及半百而形体衰极，甚则殒命。进一步告诫人们，在性养生方面，应该做到循八益而去七损，俾阴阳精气调和，长生久视。

值得指出的是，《内经》的节欲、宝精思想，与《老子》《淮南子》是一脉相承的。更为重要的是，《上古天真论》提出的饮食与房事等养生活动，应当"适嗜欲于世俗之间……行不欲离于世"之观，与离世绝俗的养生者截然有异。

4. 《神农本草经》

《神农本草经》，简称《本草经》《本经》。为本草类著作，三卷。约成书于秦汉时期（一说战国时期）。我国现存最早药物学专著，为集秦汉及其以远药物学之大成者。首为序例，总论药物理论和配伍规律，次载药365种。其中植物药252种，动物药67种，矿物药46种。根据药物效能、使用目的之异，分为上、中、下三品。上品和中品各120种，下品125种。首创君臣佐使、七情合和、五味四气等药物学理论，为后世所遵循。

《神农本草经》载治疗男科病药物多达百余种：

（1）茎中痛：肉松容（肉苁蓉）、淫羊霍；

（2）男子阴疡：白僵蚕；

（3）不孕不育证：紫石英（本条首次提出"子宫"的概念）、卷柏、芎䓖、肉松容、五味子、白胶、桑蜱蛸、蓬藟、阳起石、当归、马先蒿、乌贼鱼骨、樗鸡、䗪廉、粉锡、桃核仁；

（4）阴痿、阴不起：白石英、石斛、巴戟天、肉松容、五味子、蛇床子、樗鸡、桑蜱蛸、蓬藟、阳起石、淫羊霍、白马茎、牡狗阴茎、羊角、陆英、腐婢；

（5）尿余沥：杜仲、苦参；

（6）淋证：石胆、石龙刍、桑蜱蛸、白鲜、石龙子、马刀、石蚕；

（7）精气虚弱（益精气）：云母、石钟乳、滑石、充蔚子、茈胡、赤芝、肉松容、地肤子、杜若、杜仲、蓬藟、鸡头实、理石、翘根、水靳；

（8）癃闭：滑石、防葵、车前子、蒲黄、天名精、旋华、豚卵、地肤子、石龙刍、茯苓、榆皮、发髲、桑螵蛸、冬葵子、瞿麦、石韦、燕屎、石龙子、贝子、石蚕、鼠妇；

（9）疝痛：防葵、独活、五加皮、桑螵蛸、芍药、贝母、藁木、芫华、莽草、衣鱼。

尽管是药物学专著，《神农本草经》对男科学的贡献也是巨大的，除上述药物功效主治之外，该书还提出了较多的病名、病证名以及治则术语，如：

①蓬蘽　味酸辛，主安五藏，益精气，长阴令坚，强志倍力，有子。……一名覆盆子。

所谓"长阴令坚"，即是促使阴茎发育、坚挺，后世有"长阴方"，可参。

②阳起石　味咸微温，主……无子，阴痿不起（《御览引》作"阴阳不合"）。

③防葵　味辛寒，主……膀光热结，溺不下。

④白僵蚕　味咸，主……男子阴疡病。

应该指出的是，成书于《神农本草经》之前的《山海经》，尽管不是药物学著作，但依然记述了动物、植物、矿物品名 772 种。其中，有 139 种内容涉及药用功能，占所载物品的 18%；有 44 种名称与《神农本草经》药物相近、相同。其中还记载了某些药物具有避孕与促进生育功能的作用，如"菁蓉，食之使人无子"，"鹕，食之宜子。"

5.《素女经》

以素女题名的房中书《素女经》，曾见于《列仙传》。据后人考证，《素女经》大约成书于战国至两汉之间，魏晋六朝时在民间流传并得以增修。清末藏书家叶德辉在其辑录的《双梅景闇丛书》中说："《隋书·经籍志·子部·医家类》有《素女秘道经》一卷，注云：'并《玄女经》又有《素女方》一卷'。新旧《唐志》均不著录，惟日本宽平中见在书目有《素女经》一卷，而无《玄女经》《素女方》，疑其时合为一书，不复分列也。宽平当中国唐昭宗时，其时彼国赍书之使，络绎于道途，故五代乱后亡书，彼国皆有传者，此经虽未有刊本，而载在彼国永观二年丹波康赖所撰《医心方》廿八卷中，首尾贯通，似是完帙。永观二年为宋太宗雍熙元年，去唐未远，其中所采《玉房秘诀》《玉房指要》《洞玄子》并此经皆言房中之事；又载《养阴》《养阳》诸篇，大抵汉、隋两志中，故书旧文，十得八九。"

作为一部对中国乃至东亚诸国性医学、男科学影响巨大的房事养身类著作，《素女经》已被学术界视为重要的文化宝藏，是性医学、男科学乃至中医文献学研究者的必读之书。其主要学术思想有：

（1）交合有道，成败于斯

《素女经》认为：男女交合，泄精有道，顺之者延年益寿，去病健身；违之者，耗精伤气，促命招灾。《素女经》明确指出："交接之道，故有形状，男致不衰，女除百病，心意娱乐，气力强然。不知行者，渐以衰损，欲知其道，在于定气、安心、和志，三气皆至，神明统归，不寒不热，不饥不饱，亭身定体，性必舒迟，浅内徐动，出入欲希，女快意，男盛不衰，以此为节。"在这一点上，与七损八益的思想是一致的。"定气、安心、和志"体现了《素女经》对性心理与性行为和谐的重视。

（2）房中求嗣，当知禁忌

难能可贵的是，《素女经》提出了男女交合与优生的关系，阐述了初步的优生原理，强调"爱乐"是两性交合的目的，也是为了生育"贤良而长寿"的子女。通过对"九殃"的论述，提出第九种禁忌为酗酒之后不宜性交，否则生子多残病，这是有科学道理的，而其他"八殃"则反映出古人对性交禁忌的风俗观。

篇中提出了如何易于怀孕的方法，指出："素女曰：求子法，自有常体：清心远虑，安定其衿袍，垂虚斋戒，以妇人月经后三日，夜半之后，鸡鸣之前，嬉戏令女盛动，乃往从之，适其道理，同其快乐，却身施泻，勿过远，至麦齿，远则过子门，不入子户。

若依道术，有子贤良而老寿也。"

此外，《素女经》"房中禁忌"载有"新远行，疲倦，大喜怒，皆不可合阴阳；至丈夫衰忌之年，不可妄施精"，与现代性学观一致，具有有一定的科学道理。

（3）动而不泄，莫数泻精

《素女经》云："黄帝问：'愿问动而不施，其效何如？'素女曰：'一动不泻，则气力强；再动不泻，耳目聪明；三动不泻，众病消已；四动不泻，五神咸安；五动不泻，血脉充长；六动不泻，腰背坚强；七动不泻，尻股益力；八动不泻，身体生光；九动不泻，寿命未失；十动不泻，通于神明。"这里，《素女经》强调了男子性交而不射精的诸多益处，甚至提出十动不泻可"通于神明"。由此我们可以看出，《素女经》"动而不泄"学说与《合阴阳》《天下至道谈》的思想是一致的；后世道家大力倡导的巩固精关、"莫数泻精"的房中养生法当源于此。

此外，《素女经》针对男子不同的身体状况、年龄大小详细地提出了性交频率："黄帝问素女曰：'道要不欲失精，宜爱液者也，即欲求子，何可不泻？素女曰：'人有强弱，年有老壮，各随其气力，不欲强快，强快即有所损，故男子十五，盛者可一日再施，瘦者可一日一施；年二十，盛者日再施，赢者可一日一施；年三十，盛者可一日一施，劣者二日一施；四十，盛者三日一施，虚者四日一施；五十，盛者可五日一施，虚者可十日一施；六十，盛者十日一施，虚者二十日一施；七十，盛者可三十日一施，虚者不泻。"作为对本篇的补充，又曰："素女法：人年二十者，四日一泄；年卅者，八日一泄；年四十者，十六日一泄；年五十者，廿一日一泄；年六十者，即闭精，勿复更泄也。若体力犹壮者，一月一泄。凡人气力，自相有强盛过人，亦不可抑忍，久而不泄，致生痈疽；若年过六十，而有数旬不得交接，意中平平者，可闭精勿泄也。"文中提出了男女交合的大致时限与频率，也提出了具体状况下的差异化，非一成不变矣。后世对此每有阐发，如孙思邈《千金要方》、丹波康赖《医心方》等。

（4）临御戏道，重视五欲十动九法

《素女经》重视男女交媾前戏，以激发双方的情欲，消除焦虑，同享快乐，共同受益，以期"男欲求女，女欲求男，情意合同，俱有悦心"。否则，"阳不得阴则不喜，阴不得阳则不起"，"男欲接而女不乐，女欲接而男不欲，二心不和，精气不感。"具体的办法："临御女时，先令妇女放手安身，屈两脚，男入其间，衔其口、吮其舌，拊抟其玉茎，击其门户东西两旁，如是食顷，徐徐内入玉茎，肥大者内寸半，弱小者入二寸，勿摇动之，徐徐更入，除百病，勿令四旁泄出。玉茎入玉门，自然生热且急，妇人身当自动摇，上与男相得，然后深之。男女百病消灭，浅刺琴弦，入三寸半，当闭口刺之，一、二、三、四、五、六、七、八、九，因深之至昆石旁往来，口当妇人口而吸气，行九九之道迄，乃如此。"同时，《素女经》强调性交时要保持良好的心理状态，如"御敌家，当视敌如瓦石，自视若如金玉，若其精动，当疾去其乡。御女当如朽索御奔马，如临深坑下有刃，恐堕其中，若能爱精，命亦不穷也。"提出男子在"爱精"的同时，应有一股强悍之气，要有"视敌如瓦石"、"保存自己，消灭敌人"和"征服敌人，而不被敌人所征服"的"英勇气概"，从而消除性焦虑、性恐惧。这种性心理治疗学思想在现代临床上是有重大价值。

《素女经》的另一性学成就即是提出了"五欲""十动"观。关于五欲，《素女经》指出："五欲者，以知其应。一曰意欲得之，则并息并气；二曰阴欲得之，则鼻口两张；三曰精欲烦者，振掉而抱男；四曰心欲满者，则汗流湿衣裳；五曰其快欲之甚者，身直目眠。"此即指通过观察五欲，以推知女子的性反应和欲求：当女子平心静气，呼吸减慢时，表示已有性欲要求；当鼻翼展动，口唇开张时，提示女阴已有兴奋感动而扩张；如女体颤动，自抱男方时，表示女子快美将近，阴液将泄；如粉汗微出，浸湿衣裳，暗示女心惬意；如见女体软趄挺直，瞑目如醉眠，则提示其飘然若仙，性欲已达高潮。此论与《天下至道谈》"五欲"所载有异曲同工之妙。

关于"十动"，素女曰："十动之效，一曰两手抱人者，欲体相薄，阴相当也；二曰伸云其两髀者，切磨其上方也；三曰张腹者，欲其浅也；四曰尻动者，快善也；五曰举两脚拘人者，欲其深也；六曰交其两股者，内痒淫淫也；七曰侧摇者，欲深切左右也；八曰举身迫人，淫乐甚也；九曰身布纵者，肢体快也；十曰阴液滑者，精已泄也。见其效，以知女之快也"。此即对性活动中女性性反应的深刻观察，它与《合阴阳》《玉房秘诀》所言"十动"有别。

关于"九法"，是《素女经》模仿动物的姿势与动作而定名的九种性交姿势，认为采取这九种姿势，可以有效地使男女"精力百倍"，"百病不生"，"七伤自愈"。具体为龙翻、虎步、猿搏、蝉附、龟腾、凤翔、兔吮毫、鱼接鳞、鹤交颈，对于提高性能力，防治性障碍症有一定作用。

6.《难经》

《难经》，亦称《黄帝八十一难经》，3卷。原题秦越人撰。成书时间待考。所谓"难"者，乃"问难"之义，或作"疑难"理解。"经"即指《内经》，即问难《内经》。

该书当为一部托名之作，约成书于东汉以前（一说在秦汉之际）。该书以问难的形式，即以假设问答，解释疑难的体例予以编纂，故名为《难经》。全书内容简扼，辨析精微，在中医学典籍中常与《内经》并提，被认为是最重要的古典医籍之一。

全书对人体腑脏功能形态、诊法脉象、经脉针法等诸多问题进行了探讨。内容包括脉诊、经络、脏腑、阴阳、病因、病理、营卫、俞穴、针刺等基础理论，同时也列述了一些病证。以基础理论研究为主，结合部分临床医学。基础理论以脉诊、脏腑、经脉、俞穴为重点。其中，1～22难论脉，23～29难论经络，30～47难论脏腑，48～61难论病，62～68难论俞穴，69～81难论针法。书中对命门和三焦的学术见解以及所论七冲门和八会（脏、腑、筋、髓、血、骨、脉、气等精气汇聚之处）等内容，极大地丰富和发展了中医学的理论体系。该书明确提出"伤寒有五"（包括中风、伤寒、湿温、热病、温病），为中医学认识此五种疾病之肇始。对五脏之积、泄痢等病，亦多有阐发，为后世医家所重视。

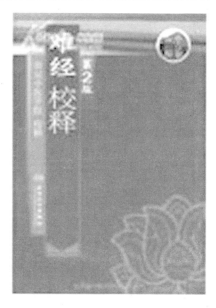

《难经》书影

《难经》创立了"左肾右命门"学说，首论命门功能，是其对男科学的重大贡献。《难经·三十六难》云："肾两者，非皆肾也，其左者为肾，右者为命门。命门者，诸神精之所舍，原气之所系也；男子以藏精，女子以系胞。"《难经·三十九难》说："五脏亦有六脏者，谓肾有两脏也，其左为肾，右为命门。命门者，精神之所舍也，男子以藏精，女子以系胞，其气与肾通。"指出男子命门有藏精作用，对男子精室与精液病变的发生与发展至关重要。这种观点对中医治疗学具有指导意义。

在男科学脉诊方面，《难经》亦有一定的成就。《难经·十九难》说："经言脉有逆顺，男女有常，而反者，何谓也？然：男子生于寅，寅为木，阳也；女子生于申，申为金，阴也。故男脉在关上，女脉在关下。是以男子尺脉恒弱，女子尺脉恒盛，是其常也。反者，男得女脉，女得男脉也。其为病何如？然：男得女脉为不足，病在内，左得之病则在左，右得之病则在右，随脉言之也；女得男脉为太过，病在四肢，左得之病则在左，右得之病则在右，随脉言之，此之谓也。"宋代崔嘉言在《四言举要》中说："男女脉同，惟尺则异，阳弱阴盛，反此病至。"又曰："左大顺男，右大

顺女，本命扶命，男左女右。"由于男女阴阳属性不同，在生理上
会出现不同的脉象，当属正常现象，反此者，则属病脉。故男子属
阳，两寸常旺于两尺，左手旺于右手；女子属阴，两尺常旺于两
寸，右手旺于左手。这些论述，对男科脉诊学说具有重要意义。

由上述可知，我国古代男科学、性医学研究成果丰富，《长沙
马王堆汉墓医书》《黄帝内经》《素女经》等典籍中所包含的朴素
而宝贵的男科学、性医学科学理论，是我国秦汉及其以远时期科学
的系统的总结，它们产生在两千多年前，对后世乃至国外学术影响
巨大，特别是自《素女经》面世后，形成了结婚时夫妇共读《素
女经》的风俗，似乎已成为婚前性教科书。故清季叶德辉在《双
梅景闇丛书》的《新刊素女经序》中不无自豪地说："今远西言卫
生学者，皆于饮食男女之故，推究隐微，译出新书，如生殖器、男
女交合、新论婚姻卫生学，无知之夫，诧为鸿宝，殊不知中国圣帝
神君之胄，此学已讲求于四千年以前！"

第三章　三国至隋唐时期：
中医男科学理论创新与临床发展

自公元 220 年魏国的成立，继之蜀、吴建国，直至公元 907 年唐代终结，历经近七百年的漫长岁月；从三国两晋的江南开发、北方融合，经过魏晋南北朝承上启下以及其无可比拟、大放异彩的风雅文化，再到封建鼎盛时期的隋唐社会，此际，虽然战火兵燹，社会动荡，但我国社会生产力、生产关系以与以之相适应的社会意识形态、文化艺术、科学技术等都出现了巨大的发展与进步。置之于这种社会状况下的中医学及其学科分野的中医男科学，毫无疑问，在其理论、临床上也取得了进一步的成就。

第一节　中医学—中医男科学发展
与进步的社会与文化背景

一、三国至唐朝的社会背景

东汉中后期，皇室逐渐暗弱，外戚与宦官交替专权，政治黑暗，加之灾荒连年，大量农民无衣无食，流离失所。至建安时代，军阀割据，长期混战，社会生产遭受极大破坏。此时，瘟疫流行，人民病无所医，十室九空。曹操有诗云："白骨露于野，千里无鸡鸣"；张仲景《伤寒杂病论·序》云："余宗族素多，向余二百，建安纪年以来，犹未十稔，其死亡者三分有二，伤寒十居其七。"社会衰败，由此可见一斑。在此背景下，人民起义与军阀枭雄并起，并逐渐形成了曹操、孙权、刘备三大势力，分别占据了我国黄河流域、长江中下游和以成都为中心的西南地区。

　　经过几十年的征战，公元 220 年，曹操之子曹丕废黜汉献帝，自称皇帝，国号魏，定都洛阳，东汉结束；第二年，刘备在成都称帝，国号汉，史称蜀；公元 222 年，孙权称帝，定都建业，国号吴。至此，三国鼎立的局面正式形成。

　　长期的社会动荡与战争破坏，迫使三国的统治者都注意发展社会生产力和人口的再生产。北方的魏国修建了很多的水利工程，社会生产得以迅速的恢复和发展；经过丞相诸葛亮对西南少数民族的怀柔政策，蜀国生产得以提高，丝织业尤其发达，蜀锦行销三国；吴国以造船业发达闻名，促进了海上交通的发展，其船队曾经抵达古夷洲，加强了大陆与台湾地区的联系。同时，三个国家的人口也有了明显的增长。

　　建立在战争废墟上的魏国经过不足五十年的发展，曹丕死后，大臣司马懿控制了国家的大权。在三国中，国力最弱的蜀汉最先被魏国灭亡。公元 266 年，司马懿的孙子司马炎夺取皇位，建立了晋朝（史称西晋），定都洛阳；至公元 280 年，西晋军队打败东吴孙皓，灭掉吴国，结束了三分天下的局面，即"降孙皓三分归一统"。

　　然而，西晋的统一、国家的安定，并没有长期的延续下去，统治阶级在结束了分裂局面之后，迅即腐败下去，皇族们见晋惠帝智力残障，无力治国，纷纷起兵，以夺取皇位，经历近二十年的战争，史称"八王之乱"。"八王之乱"耗竭了国家财政，而贵族们极尽奢靡，争相斗富，石崇与王恺的财富较量，金谷园的创建，即是最具代表性的，他们不仅欺压内地汉民族百姓，并残酷的压迫自东汉末年以来逐步从北方迁徙而来的匈奴、鲜卑、羯、氐、羌等族和从西方内迁而来的少数民族，迫使他们借西晋内乱之机，起兵反抗。公元 316 年，内迁的匈奴人在石勒的领导下，消灭了西晋。次年，皇族司马睿重建晋朝，定都建邺，史称"东晋"。直至公元 420 年，大将刘裕称帝，东晋宣告结束。在近百年的时间里，中国处于严重的割据混战状态；然而，与之相对应的是，江南地区得到了较为充分的开发。

由于江南地区的相对和平，社会秩序尚较安定，加之自东汉末期以来，北方人民为躲避战乱南迁，带来了大量的劳动力和先进的生产技术，修建了许多水利工程，大片的荒地被开垦为良田，经过南北方劳动人民的辛勤努力，江南经济得以迅猛发展。长江中下游一带的农业和手工业发展十分迅速。作为冶金技术的一大进步——灌钢法的采用，为我国兵器制造、农具制造业的发展，起到了重大的推动作用。江南地区的开发对我国经济产生了深远的影响，以至于为中国经济重心南移奠定了基础。

就在刘裕自拥为帝，建立"宋"后，我国南方又经历了四个王朝——宋、齐、梁、陈，史称"南朝"；而北方在鲜卑族一支强大后，建立北魏，并迅速扫荡割据政权，于公元439年统一了黄河流域。黄河流域的各族人民相互生活在一起，长期的接触与频繁的交往，使之在生产技术和生活习俗上相互影响，民族融合已经成为大趋势。经过北魏孝文帝的迁都，以及政治、经济改革，并且规定在朝廷中官员必须使用汉语，禁用鲜卑语；官员及家属必须穿戴汉族服饰；将鲜卑族的姓氏改为汉族姓氏，把皇族由姓拓跋改为姓元；鼓励鲜卑贵族与汉族贵族联姻；采用汉族的官制、律令；学习汉族的礼法，尊孔读经，以孝治国，提倡尊老养老的社会风气等，这些措施促进了中华民族的民族融合。后来，北魏分裂，我国北方先后出现了四个王朝，即东魏、西魏、北齐、北周，史学家将北魏与继之的四个王朝称为北朝，并将此北朝与江南的南朝，史称为"南北朝"。

北周末年，隋国公杨忠之子杨坚袭位，掌握大权。公元581年，迫静帝退位，自立为帝，国号"隋"，定都于长安。八年后，隋朝大军挥师南下，灭掉南朝最后一个朝代——陈，南北重归统一，从而结束了近三百年的分裂局面，实现了继秦汉之后的第二次大统一局面。我国南北政权的统一，促进了全国经济的发展和文化交流，为盛唐的出现，打下了基础。

杨坚（即隋文帝）崇尚节俭，励精图治。他在位二十四年（589—604），改革旧有体制，大力发展生产，注重吏治，废除酷刑，轻徭薄役，遂使经济繁荣、社会快速发展，人口也有大幅度增长。据载，隋朝在长安、洛阳一带修建了许多大仓库，储积的粮食、布匹可供政府五、六十年之用。

公元 604 年，隋文帝次子杨广（即隋炀帝）即位，年号大业，在位 13 年。《隋书·世祖本纪》载隋炀帝："上美姿仪，少敏慧。"隋炀帝政绩和暴政都很突出，有人拿商纣王、秦始皇等与之相比，并称暴君。然而，炀帝执政，则是"丰功伟绩"的，其主要业绩是：登基前，一统江山；登基后，修建大运河、长城和东都洛阳城，开拓疆土，畅通丝绸之路，开创了科举制度等。

1. 开通大运河

为加强南北交通，巩固王朝对全国的统治，隋炀帝征发数百万人，从公元 605 年起，开通纵贯南北的大运河。大运河以洛阳为中心，北达涿郡，南至余杭，全长两千多公里，是古代世界最长的运河。大运河的开通，大大促进了我国南北经济、文化的交流和社会的发展。唐代皮日休《汴河怀古》对此赞赏有加："尽道隋亡为此河，至今千里赖通波。若无水殿龙舟事，共禹论功不较多。"但是，开通大运河耗损了国家大量的资助，唐胡曾诗云："千里长河一旦开，亡隋波涛九天来。"

2. 开疆拓土、畅通丝绸之路（西巡张掖）、开发西域

公元 605 年（大业元年），隋将韦云起率突厥兵大败契丹，韦云起扬言借道去柳城（今辽宁朝阳南）与高丽交易，率军入境，契丹人未加防备。韦云起率军进至距契丹大营 50 里处，突然发起进攻，大败契丹军，俘虏其男女 4 万余人。隋朝阻止拖延了契丹的崛起强大。大业四年，隋炀帝派兵消灭了吐谷浑，开拓疆域数千里，使我国扩大到东起青海湖东岸，西至塔里木盆地，北起库鲁克塔格山脉，南至昆仑山脉的广大区域，并实行郡县制度管理，远远超乎历代正式行政区范围。

大业五年，隋炀帝亲率大军，自京都长安抵甘肃陇西，西上青

海横穿祁连山，经大斗拔谷北上，到达河西走廊的张掖郡。在此大漠边关，隋炀帝及其部属历尽艰辛，士兵冻死大半，随行官员大都失散。作为西巡历时半年之久，远涉青海和河西走廊的中华第一帝，隋炀帝在西巡过程中置西海、河源、鄯善、且末四郡，进一步促成了甘肃、青海、新疆等大西北成为中国不可分割的一部分。隋炀帝到达张掖之后，西域二十七国君主与史臣纷纷前来朝见，表示臣服。各国商人云集张掖，各色物质堆积如山。隋炀帝亲自打通了丝绸之路，这是千古名君才能有的功绩。为炫耀中华盛世，隋炀帝在古丝绸之路举行了盛大的万国博览会。此次西巡，实现了开疆拓土、安定西域、大显武威、威震各国、开展贸易、扬我国威、畅通丝绸之路的目标。

就在向西北开拓疆土之际，隋朝大军还向东南进行了一系列拓展疆域的战争，这些战争的胜利，使隋王朝东南的领土疆域扩大到印度支那的安南、占婆（今越南地区）和台湾等地。此外，隋朝还将势力强大的突厥分裂成东突厥与西突厥两部，并在对东突厥的战斗中取得重大胜利，为唐太宗取得一系列的胜利打下了坚实的基础。

3. 开创科举

随着士族门阀的衰落和庶族地主的兴起，魏晋以来选官注重门第的九品中正制已无法继续下去。隋文帝即位次年，即废除九品中正制，开始采用分科考试的方式选拔官员，正式设立进士科，影响我国封建社会一千余年的中国科举制度由此正式诞生，并沿用到清末。科举制的创立是封建选官制度的一大进步，冲破了魏晋以降世家大族垄断仕途的局面，起到抑制门阀的作用；扩大了高素质官吏的来源，为大批门第不高的庶族地主知识分子参政提供了机会，"大者登台阁，小者任郡县"，科举制把读书、考试和做官紧密联系起来，提高了官员的文化素质；科举取士把选拔人才和任命官吏的权力，集中于中央政府，极大地加强了中央集权，有利于政局的稳定。故科举制为历朝所沿用，不惟如此，近代西方文官制度也充分汲取了中国自炀帝以来的科举制。

由于隋朝对外扩张（包括两次征日、三打高丽），不仅消耗了大量主力部队，使得兵员不足，兵役过重；修建大运河，耗材过多，损伤国体；一系列开疆拓土的战争，也同样消耗了大量的人力物力，并陷入战争泥潭，致使怨怒的士兵发动哗变，加之隋炀帝统治后期，暴虐无道，终于导致隋末农民大起义。在起义军的打击下，隋王朝陷于瓦解。

大业十三年（617年）五月，太原留守、唐国公李渊在晋阳起兵，十一月占领长安，拥立隋炀帝孙子杨侑为帝，改元义宁，即隋恭帝。李渊任大丞相，进封唐王。义宁二年（618年）三月，隋炀帝在江都被大臣宇文化及缢死。同年五月，李渊废隋称帝，定国号为唐，仍定都长安。唐朝建立后，李渊（唐高祖）派李世民征讨四方，剿灭群雄。武德九年六月，征战有功的李世民发动玄武门之变，杀其兄弟李建成和李元吉，李渊退位，为太上皇。李世民（唐太宗）即位，次年改元贞观（627—649）。

唐太宗从波澜壮阔的农民战争中认识到人民群众力量的伟大，充分吸取隋亡的教训，要求各级政府不可过分压榨农民，要轻徭薄赋，发展生产，同时勤于政事，善听正确意见，要求官员们廉洁奉公，以巩固其政权。唐太宗在位期间，十分重视发展生产，减轻农民的赋税劳役；同时注意"戒奢从简"，节制享受欲望。颁布命令合并州县，革除弊政，消除"民少吏多"，以减轻人民负担。而获得一定土地的农民，因为赋役负担减轻，以及安定的生产和生活环境，大量荒地被开垦出来，社会经济出现繁荣景象。此时，政治清明，经济发展，国力增强，史称"贞观之治"。

太宗之后，武则天作为我国历史上唯一女皇帝而君临天下。武氏当政期间，继续实行唐太宗发展农业生产、选拔贤才之策，使唐朝社会、经济、文化进一步发展，国力不断增强，后世史学家称誉其"政启开元，治宏贞观"。武则天之后，唐朝政局动荡，直至唐玄宗即位，方稳定国家。玄宗任用"励精为治"的姚崇等人辅佐治国，并将中央优秀官吏下放地方，担任职务，亲自考核县令的政绩，还命人烧毁宫内一批珠玉锦绣，以示其不再用奢侈物品之决心。这些改革措施，使开元年间的政局为之一新，社会经济出现一派生机勃勃的繁荣景象：农业方面，共修建了四十多处大型水利工程；农耕技术也有很大发展，南方水稻广泛采用育秧移植栽培，产量大大增加，江南地区成为重要的粮食产地；从西域传入许多新品种蔬菜，茶叶生产在江南农业中占有重要地位，饮茶习俗风靡全国；耕地用犁得以改造，农民们将其制成曲辕犁，并创制新的灌溉工具筒车。此际，手工业相当发达，丝织品的花色品种繁多，丝织技术高超；传统的陶瓷业也得以重大发展，越窑青瓷、邢窑白瓷和唐三彩闻名于世；商业繁荣，大都市有长安、洛阳、扬州和成都，闻名于世。长安城宏伟富丽，全市人口上百万，还云集着边疆各族和来自世界各国的"外宾"，成为一座国际性的大都市，唐朝进入全盛时期，史称"开元盛世"，中国成为世界政治、经济、文化的典范和中心。

二、三国至唐朝的大文化背景

从三国至隋唐时期，是我国乱治交替、由乱到治，再由治转乱的反复的、上升进步的封建社会阶段，尤其是唐朝，为我国封建社会政治、经济、文化、科技、外交乃至中医中药高度发达的黄金时期。

魏晋时期的著名算学家祖冲之，第一个把圆周率的准确数值算到小数点后七位数 3.1415926 和 3.1415927 之间。他利用其创制的"大明历"，精确地测出一回归年的日数是 365.24281481 日，与现代科学计算的日数相比，只差约 50 秒。北魏郦道元出版了我国最早的一部地理专著《水经注》，计 40 卷。东魏贾思勰出版了我国最早、最完整的农书《齐民要术》，计 10 卷。唐代诗人层出不穷，李白、杜甫、白居易等，闻名遐迩，争放异彩。雕版印刷的发明为文化的交流、交融、发展与流传创造了极大地方便，为世界文化作出了重大贡献。

隋唐对外交流非常活跃，与亚洲乃至非洲、欧洲的一些国家，都有着频繁的往来。陈寅恪先生指出："则李唐一族之所以崛兴，盖取塞外野蛮情悍之血，注入中原文化颓废之躯，旧染既除，新机重启，扩大恢张，遂能别创空前之世局"（《李唐氏族之推测后记》）。中国历史上曾发生过多次的民族融合，魏晋南北朝时期是一次规模较大的一次，而唐代是一个善于继承，又能兼收并蓄的时期。民族做大融合并善于汲取其他民族文化营养的唐朝实现了胡汉合一，形成了农耕文化与北方游牧文化者混成的新文化，且表现出极大的对外文化的开放性——对西方和印度等地区文化的吸收与开放。李世民不无自豪地说："自古皆贵中华，贱夷狄，朕独爱之如一，故其种落皆依朕如父母……朕所以成今日之功也。"故唐代终于出现了政治清明，文化繁荣，科技发达，社会稳定的鼎盛时期。

唐玄奘于贞观初年从长安出发，历经艰险，前往天竺，而后遍访佛教寺院，游学佛学最高学府那烂陀寺，成为世界知名的佛学大师，并在各地讲学，受到天竺佛学界的广泛尊敬。并于贞观后期，携带大量佛经回到长安，并潜心翻译佛经，以亲身见闻写成《大唐西域记》，成为研究中亚、印度半岛以及我国新疆地区历史与佛学的重要典籍。借助于中国与天竺的交流，尤其是玄奘的西游，印度佛教和佛典的传入，对我国哲学、宗教、文化和艺术和中医药学产生了巨大的影响。此际，我国传统的儒教依然独大于世，而道教亦趁势勃兴。于是，儒、佛、道三教合流与斗争，加之玄学的大流行，似有重现战国时期"百花齐放""百家争鸣"之势，丰富了我国的宗教事业和宗教文化，破除了两汉时期以来"独尊儒术"的局面，也推动了中国医学的发展，如：儒家重生不重死，注重礼乐制度的构建和伦理道德的修为，对中医医德的形成有积极的影响，但封建纲常礼教对医学发展又起着束缚作用；道教追求长生不老，提倡无欲无为，推崇炼丹，提倡房事养身，为倡导中医养生康复的思想和方法，构建传统预防保健医学特别是中医男科学的发展起到重大作用（炼丹过程中的发现，为古代化学、药物学的发展积累了不少有价值的科学资料）；佛教禅宗宣传的"因果报应""灵魂不灭""转世轮回"对人们的行为方式和医学发展方向产生了一定影响。同时，由于佛经的传入，它所带来的外来文化和医药知识促进了中外文化与医药的交流，甚至有印度朝鲜半岛古医籍流入中国，并被中医中药典籍收录（可参考《医心方》卷第廿八"房内"）。

作为我国四大发明的印刷术，在隋唐时期有了进一步的发展。当时，已有雕版印刷的佛经、日历和诗集等，如唐朝印制的《金刚经》，是世界上现存最早的、标有确切日期的雕版印刷品；得益于印刷术的提高，中医药的传承得到进一步的发展。

隋唐书法，名家辈出。隋唐时期，我国书法艺术步入又一个高峰。隋朝书法融合南朝的秀美和北朝的雄健，为唐代书法创新奠定了基础。绘画艺术高度发展，而宗教画的生活气息越来越浓厚，人物画、山水画、花鸟画大量出现，出现一批对后世影响较大的画家，如唐朝的阎立本、吴道子等名家的涌现，说明了唐代文化艺术达到了一个新的高峰。绘画与书法艺术的勃兴，为中医文献的传播提供了极大的帮助。

唐朝继承并完善了源于隋文帝的人才选拔制度——科举制。唐太宗、武则天、唐玄宗是完善科举制的关键人物，尤其是唐太宗，十分重视人才的培养和选拔。他在位期间，扩大了国学的规模，扩建学舍，增加学员。贞观年间，参加进士科考试的每年达千人以上，人才辈出，唐太宗赞云："天下英雄，入吾彀中矣"；武则天时期，科举应试者多达万人，读书做官，蔚然成风；唐玄宗时，诗赋成为进士科主要的考试内容，他曾在长安、洛阳宫殿八次亲自面试科举应试者，录用了很多有才学的人。科举制改善了用人制度，使得有才识的读书人有机会进入各级政府担任职务，从而提高了政府官员的执政能力。据统计，唐玄宗开元年间，科举出身的宰相达到三分之二。科举制促进了教育事业的发展，士人用功读书之风盛行。同时，科举制也促进了文学艺术的繁荣，尤其因为进士科重视考诗赋，有力地促进了唐诗的兴盛。

由此可见，作为文化领域重要载体的印刷、书法、美术、诗词等，我国唐朝时期已经达到了一个高峰。

毫无疑问，科举制对于中医学而言，确实起到了极大的推动作用。这倒不是科举制对中医学直接作用，而是当大量的读书人无法实现自己通过考试进入官场的意愿，改习岐黄，"不为良相，便为良医"即是无缘做官时，则选择当医生的真实写照。甚至还有一部分医家曾经就是举人、进士者。总之，科举制不仅改变了行政官员的文化结构，更提高了中医学研究者、临床医师的文化素养，有益于他们对中医学传统文献的整理、临床的人文思考和对临床经验的总结。而印刷、文学艺术（绘画亦进入中医药学领域）、哲学、宗教的盛况必然对中医药学产生重大的推动作用。

必须看到，自魏晋以来，尤其是隋炀帝、唐高宗时期，门阀与奢靡之风盛行，正史野史对上述人物、时代的淫乱史料记述极为丰富，世有绿珠进石崇延寿补益汤、隋炀帝幸群女遍宫春、太平公主万声娇、武三思进韦后快女丸、安禄山彻夜恣情散、杨妃小浴盆等，虽有可能是后之好事者托名所作，但此际性放纵则是无可争辩的史实。作为为帝王将相、达官贵人甚至小有财富者提供性乐、房事养身、房中术和为平民祛病除疾的中医药学，尤其是男科学理论与补益方药，则自当大行其道了。

三、三国至唐朝的中医药发展状况

受三国至隋唐时期社会状况，尤其是政治、经济、文化发展的影响，中医学理论取得到较大的进步。首先，中医经典作家们系统整理了传统医药文献；第二，方药著作大量涌现；第三，病因学和证候学研究有了较大发展。其中，对中医学发展影响较大者如全元起、杨上善、王冰分别对《黄帝内经》进行了整理、编次和注释；王叔和对《伤寒论》编次与校注，并编撰了奠定我国脉学理论基础的《脉经》一书；皇甫谧首次对针灸理论进行系统总结，撰著了《针灸甲乙经》；巢元方探索中医病源证候理论并撰著《诸病源候论》。对这些经典文献的整理与发掘、医经理论的创新和临床经验的总结，是中医学达到一个高峰的标志，从而使之对临床医学的指导也进入到一个新的层面。

中药学也于此际得到较大的发展，如陶弘景《本草经集注》、雷敩《雷公炮炙论》和苏敬《新修本草》等，就是这一时期的重要成果。以记述经方、经验方为主要内容并注重实用的方书大批出现，朝廷、王府和豪门巨族竞相搜藏秘方和编撰实用方书，葛洪《肘后救卒方》、陈延之《小品方》、范汪《范东阳方》、姚僧垣《集验方》、孙思邈《备急千金要方》及《千金翼方》、王焘《外台秘要》等，代表了当时临床医学和药学发展水平。尤其是唐朝，作为我国封建社会的一个鼎盛时期，其中医中药的发展对后世中医中药学乃至日本、韩国、越南等周边国家产生了极大影响。

唐朝政府高度重视医药卫生事业，在太医署中进行了明确的分科。自隋朝开始，唐朝继之，由政府开始组织专家编集医药学专著，以《诸病源候论》和《新修本草》最负盛名，且《新修本草》作为我国最早的国家药典颁行于全国。

中医学的学校式教育肇始于南朝刘宋年间，隋唐则设置太医署，具有较大的规模。至唐朝，已经形成了从中央到地方较为完善的医学教育体系，而民间医学的世家传授方式，此时亦颇为兴盛。随着丝绸之路的开通和对东亚、东南亚海路的利用，中外医学交流日趋频繁。

从三国至隋唐时期还产生了一大批中医临床大家，如孙思邈、王焘等，以及房事养生专家，如葛洪、陶弘景等。值得指出的是，作为病理学巨著的《诸病源候论》及作为方书的《千金要方》《外台秘要》诸典籍内蕴藏了大量的男科学内容，对后世男科学的发展具有重要的意义。

四、三国至隋唐时期的男科学

从三国至隋唐时期，我国尚未出现专门的男科学分科、著作和专职医生。但是，源自秦汉时期的房中养生理论与实践，经过魏晋、南北朝，直至唐末，不仅没有停止，反而得到进一步的发展。同时，随着医经的整理研究、中医学理论的升华和中医临床的发展，间附于内科肾病膀胱病、妇产科求嗣门、外科学、养生学、方剂学，乃至中药学中的男科学理论、文献和临床经验记载，均是十分丰富的。房中理论与实践依然如前几个世纪一样，流行于世。与《汉书·艺文志》不同的是，《隋书·经籍志》并没有将房中术作为专门列出，仅在"医方"类之末列出数部房术书名：

《素女秘道经》，一卷，并《玄女经》；

《素女方》，一卷；

《彭祖养性》一卷；

《序房内秘术》，一卷，葛氏撰；

《玉房秘诀》，八卷；

《新撰玉房秘诀》，八卷；

《徐太山房内秘要》，一卷；

《养生要集》，十卷，张湛撰。

《隋书》卷三十五之"道经"类所列房中术典籍尚有十三种三十八卷，但未列出具体目录，皆已散佚。而其男科学、性医学思想藉日人丹波康赖《医心方》有所存留。

（一）文献

1.《古代真本华佗神方》

《古代真本华佗神方》，亦称《华佗神方》《华佗神医秘传》。原题"汉·谯县华佗元化撰，唐·华原孙思邈编集"。华佗（约145—208?），字元化，一名旉，沛国谯（今安徽亳州谯城区）人。据《后汉书·华佗传》所载：华佗"年且百岁，而犹有壮容，时人以为仙"。据此，学者们认为其所生活于东汉末年至三国初期。当时，军阀混乱，水旱成灾，疫病流行，王粲《七哀诗》云："出门无所见，白骨蔽平原。"华佗不为高官，大发恻隐之心，愿为良医，深入民间，拯救黎元，华佗足迹遍于中原大地和江淮平原，在内、外、妇、儿各科的临证诊治中，曾创造了许多医学奇迹，尤其以创麻沸散行剖腹术闻名于世。后世每以"华佗再世"、"元化重生"称誉医家之高明，足见其影响之深远。作为杰出的医学家，

《后汉书》和《三国志》均为其专门立传。

《后汉书·华佗传》云其"兼通数经，晓养性之术"，尤其"精于方药"。曾把自己丰富的医疗经验整理成册，名《青囊经》，惜已失传。其弟子樊阿、吴普（著《吴普本草》）、李当之（著《本草经》），将其学术经验部分地继承了下来。

《古代真本华佗神方》，与《华氏中藏经》大致相同。有学者从正文、文法诸内容分析，认为乃后人托名之作，或为后人托名而兼收华氏学术思想与临床经验者。该书22卷，论及病理、诊断、炼药、

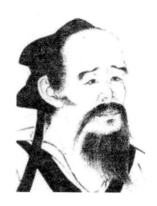

华佗像

养生、内科、外科、妇产科、儿科、五官科、皮肤、性病科等学科证治要诀、方药计1103余首。该书论证简明，用药便廉，切于实用。书中提出了夹阴伤寒、伤寒阴阳易、绣球风、花癫、肾囊风、女疸、鬼神交通、诸疝、老人尿闭（癃闭）、小便频数、小便过多、小便不禁、诸淋、遗精、强中、阴痿、脱精、阳缩、阴肿、阴囊湿痒、囊痈、子痈等病证，涵盖了现代男科学大部分病证。

按：该书从文字、内容等来看，恐为后人托名之作。姑列于此。

2.《玉房秘诀》

《玉房秘诀》，著者佚名，首见于晋代葛洪《抱朴子·内篇·遐览》。此后，《隋书·经籍志》"子部·医家类"亦载有《玉房秘诀》10卷，均未提及作者。《旧唐书·艺籍志》曾著录此书，云其"八卷，冲和子撰"。《新唐书·艺文志》亦云"《冲和子玉房秘诀》10卷，张鼎撰"。然至宋时已不见著录，唯见日本丹波康赖《医心方》卷廿八中"房内"引用《玉房秘诀》之名与冲和子语录。至清末，《医心方》传入我国后，始对《玉房秘诀》进行辑

佚、考证、校注和学术思想研究。

张鼎，号冲和子，亦称冲和先生，为唐代医家，生平里居欠详。史载张鼎曾增补孟诜《食疗本草》，据此可知冲和子之生活时代当晚于孟诜，除著《冲和子玉房秘诀》10卷外，另有《冲和先生中齿论》等，均已亡佚，现有《食疗本草》辑佚本及多种《玉房秘诀》辑佚本行世。

目前，学术界多认为：《抱朴子内篇》所著录《玉房秘诀》当为古本，冲和子所著是异本、传本或为增改本。究竟如何，尚无定论。

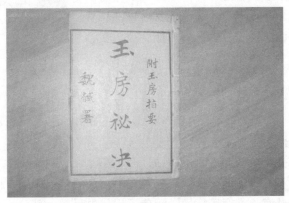

《玉房秘决》书影

《玉房秘诀》所载男科学、性医学内容十分丰富，具有重要的意义：

（1）养阳之道，多御少泄

《玉房秘诀》认为男性应与多个女性性交，方得有益，云："欲行阴阳取气养生之道，不可以一女为之，得三若九若十一，多多益善"，"御女欲一动辄易女"，"数数易女则益多，一夕易十人以上尤佳"。认为与多个女性交合，才能"采取其精液，上鸿泉还精，肌肤悦泽，身轻目明，气力强盛，能服众敌，老人如廿时，若年少，势力百倍"。如仅仅与一位女性交合，虽能采阴补阳，但补益不大，"常御一女，女精气转弱，不能大益人"。反映了魏晋时期人们对性的追求与放纵，甚至有性榨取之嫌；但从另一个方面看，则否定了"惜精如命"的养生观。

（2）养阴之道，调适心理为先

在魏晋淫靡之风盛行时期，《玉房秘诀》首次提出"养阴之道"，即女性通过房事生活以获得健康，即采阳补阴。作者认为，房室养生并不是男性的专利，明确指出："非徒阳可养也，阴亦宜然。""若知养阴之道，使二气和合，则化为子。若不为子，则转成精液，流入百脉，以阳养阴，百病消除，颜色悦泽，延年，常如少童。审得其道，常与男子交，可以绝谷九日而不知饥也。"

《玉房秘诀》提出了女性性养生所必须注意的是"性态度"，即性心理调适，云："与男交，当安心定意"，不可急躁，一定要耐心地等待男性性兴奋后才可积极参与，"有如男子之未成，须气至，乃小收情志，与之相应"，"勿振摇踊跃，使阴精先竭也"。此处所言"小收情志"具有重要的性心理学价值，是现代性学十分重视的"性和谐"的重要思想。否则，"阴精先竭，其处空虚，以受风寒之疾"；亦不可心存嫉妒，若"或闻男子与他人交接，嫉妒烦闷，阴气鼓动，坐起悁恚"，则"精液独出，憔悴暴老"。

（3）慎重择鼎，富含现代美学与妇科学思想

《玉房秘诀》注重交合与损益的女性因素，即后世所谓的"择鼎"——选择哪种女子性交、补益身体。在这一点上，《玉房秘诀》的内容与《素女经》基本相同，但更富有现代美学与妇科学思想，云：

欲御女，须取少年未生乳，多肌肉，丝发小眼，眼精白黑分明者，面体濡滑，言语音声和调；而下者，其四支百节之骨，皆欲令没肉多而骨不大者；其阴及腋下不欲令有毛，有毛当令细滑也。

若恶女之相，蓬头赠面，缒项结喉，麦齿雄声，大口高鼻，目

精浑浊，口及颔有高毛似鬃发者，骨节高大，黄发少肉，阴毛大而且强，文多逆生，与之交会，皆贼损人。

　　女子肌肤粗，不御；身体癯瘦，不御；常从高就下，不御；男声气高，不御；胫股生毛，不御；嫉妒，不御；阴冷，不御；不快善，不御；年过四十，不御；心腹不调，不御；逆毛，不御；身体常冷，不御；骨强健，不御；卷发结喉，不御；腋偏臭，不御；生淫水，不御。

　　对于有益于男性健康的女性，后世房中家称为"好女"。好女的益处有两点，一者"取心悦目"，即世俗所谓"爱美之心，人皆有之"，好女的心理学价值不言而喻；而《玉房秘诀》所言"不惟取心悦目"，则是指其医学价值：好女，不仅仅是外在的美，更是"有诸内，则形诸外"——即是说好女的形体美，还应该包含了健康的美。只有这样，才有益于男性的养生长寿。反之，则为恶女。按照房中家的观点，恶女不惟影响男性的性心理，还可贼损其健康。从现代性医学、妇科学来看，《玉房秘诀》所谓恶女的表现有：一者，蓬头赠面（谓头发粗而且张驰不顺，颜面皮肤粗糙、乌黑而无光泽），缩项结喉（谓颈项粗短如纺缍，喉结或云甲状腺肿大），雄声（谓如男声），口及颔有高毛似鬃发（谓生髭须）者，阴毛大而且强，纹多逆生（谓阴毛粗大坚硬，并且弯曲，向上逆转）。凡此诸症，皆为女性高睾丸酮综合征、多囊卵巢综合征的临床症状。不惟因其不排卵而不孕，且因其性欲偏强，配偶难于满足其性要求。二者，缩项、麦齿（牙齿细小而疏），有一部分是"蹼状颈综合征"的表现，本证不具有生育能力。凡此种种，皆为《大清经》"阴雄"之类。阴者，女性也；雄者，男性也。阴雄，意即女性男性化是也。三者，肌肤粗、癯瘦（多见于恶液质、糖尿病及其他慢性消耗性疾病）、男声气高（上述雄声）、胫股生毛（谓该部生毛粗壮者）、心腹不调、身体常冷、骨强健（谓骨骼粗大似男子者）、逆毛卷发（毛发粗壮逆卷）、腋偏臭（狐臭）、生淫水（带下病）等，皆为妇科甚至是严重的内科疾病，不惟不益于男性，且对女性自身也有严重危害。基于当时的医疗水平，避免"恶女"，应该是一种科学的择偶方法，而非简单视女子为玩物和淫逸取乐的思想，正如《玉房秘诀》所言："婉娩淑慎，妇人之性，美矣。能浓纤得宜，修短合度，非徒取悦心目，抑乃尤益寿延年"。

（4）以人疗人，发展古代性治疗学

根据当时人们纵欲成风，极意房帏，或性交不当，姿势不对，或因侵饱剧饮，或因当溺不溺，忍便入房，损伤肾精，甚者戕及五脏六腑、四肢百骸，《玉房秘诀》提出了"解醒以酒"，"以人疗人"的治疗法则——即以一定性交术式来治疗因性交不当而伤损之疾，现代性学谓之"性治疗学"。这是古代房中家对秦汉《合阴阳》《天下至道谈》等性治疗学理论的继承、发展和实践经验的总结，多与中医学的阴阳五行、气血津液、脏腑经络理论相结合，富含房室气功、按摩导引之法。它是《玉房秘诀》学术思想的重点与精华部分。

冲和子曰：夫极情逞欲，必有损伤之病，斯乃交验之著明者也。既以斯病，亦以斯愈，解醒以酒，足为喻也。

交接取敌人者腹上者，从下举腰应之，则苦腰痛、少腹里急、两脚拘、背曲。治之法：覆体正身，徐戏，愈。

交接开目，相见形体，夜燃火视图书，即病目瞑青盲。治之法：夜闭目而交，愈。

交接侧斯，旁向敌，手举敌尻，病胁痛。治之法：正卧，徐戏，愈。

交接低头延颈，则病头重项强。治之法：以头置敌人额上不低之愈。

交接侵饱，谓夜半饭气未消而以戏，即病创，胸气满，胁下如拔，胸中苦裂，不欲饮食，心下结塞，时呕吐青黄，胃气实，结脉。若衄吐血，若胁下坚痛，面生恶创。治之法：过夜半向晨交，愈。

交接侵酒，谓醉而后交接，戏，用力深极，即病黄疸，黑瘅，胁下痛，有气下，髀里若囊盛水彻齐，上引肩髆；甚者，胸背痛，咳唾血，上气。治之法：勿复乘酒热，向晨交接，戏，徐缓体，愈。

当溺不溺以交接，则病淋，少腹气急，小便难，茎中疼痛，常欲手撮持须臾，乃欲出。治之法：先小便，还卧自定，半半饮之顷，乃徐交接，愈。

当大便不大便而交接，即病痔，大便难，至清移日月，下脓血，孔旁生创如蜂穴状，清上倾倚，便不时出，疼痛痛肿，卧不得息，以道治之，法用：鸡鸣际先起更衣，还卧自定，徐相戏弄，完体缓意，令滑泽而退，病愈神良，并愈妇病。

交接过度，汗如珠子，屈伸转侧，风生被里，精虚气竭，风邪入体，则病缓弱，为跛蹇，手不上头。治之法：爱养精神，服地黄煎。

又云：巫子都曰：令人目明之道，临动欲施时，仰头，闭气大呼，嗔目左右视，缩腹，还精气令入百脉中也。

令人不聋之法：临欲施写，大咽气，合齿闭气，令耳中萧萧声，复缩腹，令气流布，至坚至老不聋。

调五脏消食疗百病之道：临施张腹，以意内气，缩后，精散而还归百脉也。九浅一深至琴弦、麦齿之间，正气还，邪气散去。

令人腰背不痛之法：当壁申腰，勿甚低昂，平腰背所却行，常令流欲补虚，养体治病，欲写勿写，还流流中，流中通热。

夫阴阳之道，精液为珍。即能爱之，性命可保。凡施写之后，当取女气以自补。复建九者，内息九也；厌一者，以左手煞阴下，还精复液也；取气者，九浅一深也。以口当敌口，气呼以口吸，微引二无咽之，致气以意下也。至腹，所以助阴为阴力。如此三反，复浅之，九浅一深，九九八十一，阳数满矣。玉茎坚出之，弱内之，此为弱入强出。阴阳之和，在于琴弦、麦齿之间，阳困昆石之下，阴困麦齿之间，浅则得气，远则气散。一至谷实伤肝，见风泪出，溺有余沥；至臭鼠伤肺，咳逆，腰背痛；至昆石伤脾，腹满，腥臭，时时下利，两股疼，百病生于昆石，故伤。交接合时，不欲及远也。

黄帝曰：犯此禁，疗方奈何？子都曰：当以女复疗之也。其法：令女正卧、偃卧，两股相去九寸，男往从之，先饮玉浆，久久乃弄鸿泉，乃徐内玉茎，以手节之，则截至琴弦、麦齿之间，敌人淫欲心烦，常自坚持，勿施写之。度卅息，令坚强，乃徐内之，令至昆石，当极洪大，大则出之。少息劣弱，复内之，常令弱入强出，不过十日，坚如铁，热如火，百战不殆也。

（5）交合七忌，蕴藏丰富的性美学与优生学原理

《玉房秘诀》认为，男女交合的时间、地点、环境、气象、情绪、身体状况乃至阴茎勃起程度所涉"七忌"（七种性交不宜），均能影响双方的快感、健康和优生优育，并指出：大凡恶劣的环境、情绪、气象等，都是有害心身的，应该避免。至于违反上述七忌，就有可能"生子必刑残"、"子必妖孽"，以今观之，尚缺乏科学依据，恐为臆说，值得注意。

（6）论五常五征，察性生理与心理反应

《玉房秘诀》较为形象、具体地描述了五常、五征（五欲），拓展了自秦汉以来关于性活动反应现象的认识，与现代性学所述"性反应周期"也有较多相同之处。《玉房秘诀》云："黄帝曰：何以知女之快也？素女曰：有五征、五欲，又有十动，以观其变，而知其故。夫五征之候，一曰面赤，则徐徐合之；二曰乳坚鼻汗，则徐徐内之；三曰嗌干咽唾，则徐徐摇之；四曰阴滑，则徐徐深之；五曰尻傅液，徐徐引之。"与《合阴阳》《天下至道谈》相比，此论已经有了相应的发展。

（7）究七损，行八益，再论天下至道

《天下至道谈》首论七损八益，而后湮没不闻；《黄帝内经》偶有言及，语焉不详；后世不识《玉房秘诀》，纷纷自逞己说，其

者指责《玉房秘诀》乃妄自猜度。逮至《天下至道谈》重现，恍然乃谓《玉房秘诀》之说为至论。

八益

《玉房秘诀》云：素女曰：阴阳有七损八益。

一益曰固精。令女侧卧张股，男侧卧其中，行二九数，数卒止，令男固精。又治女子漏血，日再行，十五日愈。

二益曰安气。令女正卧高枕，伸张两髀，男跪其股间刺之，行三九数，数毕止，令人气和。又治女门寒，日三行，廿日愈。

三益曰利脏。令女人侧卧，屈其两股，男横卧却刺之，行四九数，数毕止，令人气和。又治女门寒，日四行，廿日愈。

四益曰强骨。令女人侧卧，屈左膝，伸其右髀，男伏刺之，行五九数，数毕止，令人关节调和。又治女门闭血，日五行，十日愈。

五益曰调脉。令女侧卧，屈其右膝，伸其左髀，男据地刺之，行六九数，毕止，令人脉通利。又治女门辟，日六行，廿日愈。

六益曰畜血。男正偃卧，令女戴尻，跪其上，极纳之，令女行七九数，数毕止。令人力强。又治女子月经不利，日七行，十日愈。

七益曰益液。令女人正伏举后，男上往，行八九数，数毕止。令人骨填。

八益曰道体。令女正卧，屈其髀，足迫尻下，男以髀胁刺之，以行九九数。数毕止，令人骨实。又治女阴臭，日九行，九日愈。

七损

《玉房秘诀》云：素女曰：

一损谓绝气。绝气者，心意不欲，而强用之，则汗泄气少，令心热目冥冥。治之法：令女正卧，男据其两股，深案之，令女自摇，女精出止，男勿得快。日九行，十日愈。

二损谓溢精。溢精者，心意贪爱，阴阳未和而用之，精中道溢。又，醉而交接，喘息气乱，则伤肺，令人咳逆上气，消渴，喜怒或悲惨惨，口干身热而难久立。治之法：令女人正卧，屈其两膝挟男，男浅刺，内玉茎寸半，令女子自摇，女精出止；男勿得快。日九行，十日愈。

三损谓夺脉。夺脉者，阴不坚而强用之，中道强写，精气竭，及饱食讫交接，伤脾，令人食不化，阴痿无精。治之法：令女人正卧，以脚钩男子尻，男侧据席内之，令女自摇，女精出止，男勿快。日九行，十日愈。

四损谓气泄。气泄者，劳倦汗出，未干而交接，令人腹热唇焦。治之法：令男子正伸卧，女自摇，精出止；男子勿快。日九行，十日愈。

五损谓机关厥伤。机关厥伤者，适新大小便，身体未定而强用之，则伤肝，及卒暴交会，迟疾不理，劳疲筋骨，令人目茫茫，痈疽并发，众脉槁绝，久生偏枯，阴痿不起。治之法：令男子正卧，女跨其股，踞前向徐徐案内之，勿令女人自摇，女精出止，男勿快。日九行，十日愈。

六损谓百闭。百闭者，淫佚于女，自用不节，数交失度，竭其精气，用力强写，精尽不出，百病令生，消渴，目冥冥。治之法：令男正卧，女跨其上，前伏据席；令女内玉茎，自摇，精出止，男勿快。日九行，十日愈。

七损谓血竭。血竭者，力作疾行，劳困汗出，因以交合，俱己之时，偃卧推深，没本暴急，剧病因发。连施不止，血枯气竭，令人皮虚肤急，茎痛囊湿，精变为血。治之法：令女正卧，高抗其尻，伸张两股，男跪其间深刺，令女自摇，精出止，日九行之，十日愈。

由此可见，《玉房秘诀》所论七损八益，对男科学、妇科学、性医学乃至性治疗学的发展，作出了重要贡献：

一、提出相关病名及其病因病机，病名如女门寒（阴冷）、女门闭血（闭经）、女门辟（《千金要方》谓之"子门辟"、"子门不正"）、阴臭、精中道溢（早泄）、阴痿无精、阴痿不起、茎痛、囊湿（阴汗）、精变为血（血精）；发病学如"心意贪爱，阴阳未和而用之"，"阴不坚而强用之，中道强写"，"劳倦汗出，未干而交接，新大小便，身体未定而强用之"，"卒暴交会，迟疾不理"，"淫佚于女，自用不节，数交失度，竭其精气，用力强写，精尽不出"，"力作疾行，劳困汗出，因以交合，俱己之时，偃卧推深，没本暴急，剧病因发。"其中，"偃卧推深，没本暴急"之"推深"即阴茎深深插入阴道，"没本"即插入太深，"没"即淹没，"本"即阴茎根部，"暴急"即阴茎快速抽送。凡此种种，皆是男科疾病发生发展的重要因机。

二、阐释了有别于《天下至道谈》"七损八益"的新理论。《玉房秘诀》所言"七损"，即已认识到不当的性交不惟可导致性障碍症，甚者可使身体虚弱，乃至"百病并生"；《玉房秘诀》所言"八益"，提出了性心理—性行为疗法，可以治疗上述疾病，补益身体；此外，纠正"七损"，施行"八益"之房中治疗学，与现代性治疗学理论有异曲同工之妙，故云《玉房秘诀》发展了《天下至道谈》以来的房事治疗学思想。

（8）创制治疗男性疾病名方，扩大男科临床用药范围

《玉房秘诀》十分重视"以人疗人"的非药物疗法，也较注重男科学临床的药物疗法，并创制一些男科名方，从而扩大了男科用药的范围。如"治男子阴痿不起，起而不强，就事如无情，此阳气少，肾源微也。方用：苁蓉、五味各二分，菟丝子、枳实各四分"。"治男子令阴长大方：柏子仁五分、白敛四分、白术七分、桂心三分、附子一分"，"欲令男子阴大方：蜀椒、细辛、肉苁蓉。"

另外，在叶德辉《双梅景闇丛书》中，于《玉房秘书》之末附《玉房指要》，约 700 字。成书年代与作者俱不可考，大致与《玉房秘诀》同一时代。该卷内容与《玉房秘诀》相近，并提出了一首改善男性性功能的处方。

总之，《玉房秘诀》是男科学、性医学的重要文献，应该进一

步研究。

3.《抱朴子》

《抱朴子》，为晋代葛洪（约283—363年）所著。葛洪，字稚川，号抱朴子，丹阳句容（今属江苏）人。为东晋著名医学家、炼丹术家、养生学家和道教理论家。

葛洪少好神仙之术和导引养生法，师从祖父葛玄弟子郑隐，受炼丹术，尽得其传，后赴广州罗浮山炼丹。《晋书·葛洪传》赞其"稚川优洽，贫而乐道"，"束发从师，志而忘倦，细奇册府，总百代之遗编；纪化仙都，穷九丹之秘术，谢浮荣而捐杂艺，贱尺室而贵分阴。游德栖真，超然事外。全生之道，其最优乎！"

葛洪素寡欲好学，质朴讷言，长于著述，所著篇目和卷数如下：《抱朴子内篇》20卷，《抱朴子外篇》50卷，《神仙传》《隐逸传》《良吏传》《集异传》各10卷，《移檄章表》30卷，《碑诔诗赋》100卷，《金匮药方》100卷，《抄经史百家言》310卷，《肘后备急方》4卷，另有《抱朴子养生论》《大丹问答》《葛洪枕中记》《稚川真人较正术》《抱朴子神仙金沟经》《葛稚川金本万灵论》以及托名刘歆撰的《西京杂记》等，惜已大部亡佚。据《隋书·经籍志》《旧唐书·经籍志》记载，葛氏曾撰《玉房秘术》一卷，《新唐书·艺文志》亦载录《葛氏房中秘术》一卷，皆已失传。《正统道藏》和《万历续道藏》共收标名葛洪的著作13种，部分为后人误题或伪托，但大多确为葛洪所撰。现有《抱朴子》《玉函方》《肘后救卒方》存世。

《抱朴子》，今存"内篇"20篇，论述神仙、炼丹、符箓等事；"外篇"50篇，总结了战国以来神仙家的理论，以此确立了道教神仙理论体系；继承了魏伯阳炼丹理论，为集魏晋炼丹术之大成，也是研究我国晋代以前道教史及思想史的宝贵材料。

《抱朴子内篇》主要论述了神仙方药、鬼怪变化、养生延年，禳灾却病等。其内容为：论述宇宙本体、论证神仙的确实存在、论述金丹和仙药的制作方法及应用、讨论各种方术的学习应用、论述

道经的各种书目，说明世人修炼的广泛
性。葛洪因道书事多隐语，道士臆断妄
说者众，故著是书"粗举长生之理"。
《内篇》以玄道为宇宙本体，论证神仙
之存在，提出道本儒末。同时备述金丹、
黄白、辟谷、服药、导引、隐沦、变化、
服炁、存思、召神、符箓、乘跻诸术。
是书集汉晋金丹术之大成，并杂有医药、
化学等方面知识，是研究我国古代道教
史和科学技术史的重要资料。

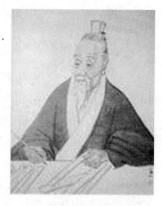

葛洪像

　　葛氏所涉男科学、性医学思想，至
今看来依然是十分科学的。葛氏强调了

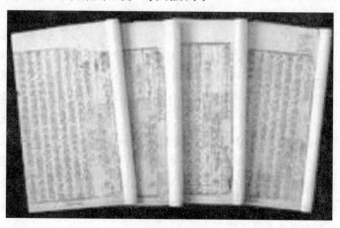

《抱朴子》书影

修习房中术的重要，又反对过于夸大房中术的作用。《至理篇》
云："服药虽为长生之本，若能兼行气者，其益甚速……然又宜知
房中之术，所以尔者，不知阴阳之术，屡为劳损，则行气难得力
也。"《微旨篇》指出："或曰：'闻房中之事，能尽其道者，可单
行致神仙，并可移灾解罪，转祸为福，居官高迁，商贾倍利，信

乎？'抱朴子曰：'此皆巫书妖妄过差之言，由于好事者增加润色，致令失实。或亦奸伪造作虚妄，以欺诳世人，隐藏端绪，以求奉事，招集弟子，以窥世利耳。夫阴阳之术，高可以治小疾，次可以免虚耗而已。其理自有极，安能致神仙而能却祸致福乎？人不可以阴阳不交，坐致疾患。若纵情恣欲，不能节宣，则伐年命。善求其术者，则能却走马以补脑，还阴丹以朱肠，采玉液于金池，引三五于华梁，令人老有美色，终其所禀之天年。"葛洪认为"阴阳之术"的作用，在于"高可以治小疾，次可以免虚耗而已"，并非故弄玄虚，这是实事求是的科学态度。

《释滞篇》进一步阐释了保养肾精意义与方法，指出："至要者，在于宝精行气。"所谓宝精，乃保惜肾精，即房室之事应有"节宣之和"。若恣情纵欲，或禁绝阴阳，均可戕伐肾精。葛氏强调："人复不可都绝阴阳，阴阳不交，则坐致壅瘀之病，故幽闭怨旷，病而不寿；任情肆意，又损年命。惟有得其节宣之和，可以不损。"这些观点为后世医家多次引用，如《千金要方》《医心方》等皆是如此。葛氏对流传广布的"还精补脑"之术，进行了科学的评价，认为"古人恐人轻恣惰性，故美为之说，亦不可尽信也。"否则，反致"速死"。宝精须兼以"行气"。这些房事养生理论对中医男科学的肾精学说、男科养生学的发展均有一定的影响。

难能可贵的是，《抱朴子》所言"金丹""黄白""仙药"诸篇，多述炼丹之术，所言炼丹过程中的物质分解、化合、置换等反应，为化学史上最早的记载，英国学者李约瑟称其为"最伟大的博物学家和炼金术士"。

4.《养性延命录》

《养性延命录》，南朝陶弘景（456—536）著。陶弘景，字通明，号华阳居士。人称"山中宰相"。丹阳秣陵（今江苏句容）人。

陶氏为齐、梁时期著名的道教思想家、医药家、炼丹家、文学家。自幼聪明异常，十岁读葛洪《神仙传》，便立志养生，十五岁著《寻山志》，二十岁被引为诸王侍读，后拜左卫殿中将军。其学术思想脱胎于老庄哲学和葛洪神仙道教，间杂儒家和佛教观点。对历算、地理、医药等都有一定研究。曾整理《神农百草经》，并增收魏晋间名医所用新药而成《本草经集注》7卷，共载药物730种，首创药物分类方法，沿用至今，对本草学的发展有一定的影响（原书已佚，现有敦煌残卷），其内容被后世历代本草书籍所收载，故得以广泛流传。另著有《真诰》

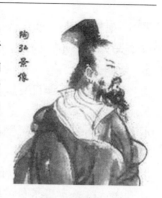

陶弘景像

《真灵位业图》《陶氏效验方》《补阙肘后百一方》《陶隐居本草》《药总诀》等。

陶弘景对化学的贡献之一，就是记载了硝酸钾的火焰分析法——所谓"紫青烟起"，乃钾盐所特有的性质，为世界化学史上钾盐鉴定的最早记录。

《养生延命录》为现存最早的一部养生学专著。该书辑录了"上自农皇以来，下及魏晋之际，但益于养生者"，保存了上至秦汉，下迄魏晋的大量而宝贵的养生学资料，如彭祖、列子和张湛《养生要集》中的养生学文献。此外，本书还收载了早已散佚的《小有经》《导引经》《明医论》等书的部分内容。全书共二卷，分为教诫、食诫、杂诫、服气疗病、导引按摩、御女损益六篇。书中所述的养生法则和方法较为丰富，概括起来，大致有顺四时、调情志、节饮食、宜小劳、慎房事、行气吐纳等几个方面。

《养性延命录》第六为"御女损益篇"。该篇节录了当时较有代表性的房室养生著作，如《彭祖养性经》《仙经》《道林》《子都经》等，尤其值得注意的是，陶氏引用"天老"语录，说明作者有可能看到了《汉书·艺文志·方技略》所录《天老杂子阴道》的传本，故该篇具有十分重要的男科学、性医学文献史料价值。

道以精为宝，施之则生人，留之则生身。

上士别床，中士异被。服药千裹，不如独卧。

有强郁闭之，难持易失，使人漏精尿浊，以致鬼交之病。

凡精少则病，精尽则死。不可不忍，不可不慎。

数交而时一泄，精气随长，不能使人虚损。若数交接则泻精，精不得长益，则行精尽矣。在家所以数数交接者，一动不泻则羸，得一泄之精减，即不能数交接。但一月辄再泻精，精气亦自然生长，但迟微不能速起，不如数交接不泻之速也。

《子都经》曰：施泻之法，须当弱入强出。何谓弱入强出？纳玉茎于琴弦、麦齿之间，及洪大便出之，弱纳之，是谓弱入强出。消息之，令满八十动，则阳数备，即为妙也。

《老子》曰：弱入强出，知生之术；强入弱出，良命乃卒。此之谓也。

——《养性延命录·御女损益篇第六》

陶弘景的这些论述，在中医男科学、性医学发展史上起到了重要的承前启后的桥梁作用：一者，如上所言，辑录了已经散佚的传统文献；二者，阐发了个人房事养生经验，多次被后世男科、性医学所引用，学者们亦不断地从多层面进行研究。至于其所言"忍精不泄""多御女而延寿"之说，恐为时代局限，不足为凭。

5. 《褚氏遗书》

《褚氏遗书》，1卷，计10篇，原题褚澄撰。褚澄，字彦通，南北朝南齐人，宋武帝刘裕之甥，尚书左仆射褚湛次子，宋文帝女庐江公主之夫，齐太宰侍中录尚书公褚渊之弟，曾仕宋拜附马都尉；仕齐时，齐高帝授吴郡太守，迁侍中，领右军将军。褚澄深谙岐黄，名噪一时，曾著《杂药方》12卷，已佚。本书分受形、本气、平脉、津液、分体、精血、除痰、审微、辨节、问子十篇。其受形、津血、问子三篇，乃关于房室、养生、保健和生殖医学的内容，屡为后世医家所征引，奉为圭臬。

"受形篇"指出了男女成形的机理与男女身体强弱的婚嫁时机，云："男女之合，二情交和，阴血先至，阳精后冲，血开裹精，精入为骨，而男形成矣；阳精先人，阴血后参，精开裹血，血实居本，而女形成矣。父少母老，产女必羸；母壮父衰，生男必弱。古之良工察乎此，受气偏瘁，与之补之。补羸女，先养血壮脾；补弱男，则壮脾节色。羸女宜及时而嫁，弱男宜待壮而婚，此疾外所务之本，不可不察也。"关于"补弱男"，应"补益脾气"，控制性欲，并"待壮而婚"，乃临床经验之总结。

"精血篇"指出了早婚男性和老年男性纵欲的危害，云："精未通，而御女以通其精，则五体有不满之处，异日有难状之疾；阴已痿，而思色以降其精，其精不出，内败小便，道涩而为淋；精已耗，而复竭之，则大小便道牵疼，愈疼则愈欲大小便。"临床症见年高男性，极意逞欲，阴痿精耗，而复竭之，是为淋痛之发病因机，后人所论"老人淋""老淋"等病证，盖源于此。

6. 《诸病源候论》

《诸病源候论》，亦称《诸病源候总论》《巢氏病源》，50 卷，隋太医博士巢元方等集体编撰。成书于大业六年（610 年）。计 67门，1720 论，附养生方 119 条，养生方导引法 291 条，为中国最早的以论述内科为主兼及各科病证病因和证候学专著。

《诸病源候论》总结了我国隋代以前的医学成就，对临床各科病证进行了搜求、征集、编纂，并予系统地分类。叙述了各种疾病的病因、病理、证候等，并于诸证之末附以"导引法"，但未记载治疗方药。该书内容丰富，包括内、外、妇、儿、五官、口齿、骨伤等多科病证，对某些传染病、寄生虫病、外科手术等，皆有精辟论述，对后世医学影响较大。书中还有关于肠吻合术、拔牙等手术的记载，皆为世界医学史之首创。《外台秘要》《太平圣惠方》《医心方》等名著的病因、病理分析，大多依据此书而瘅发的。全书纲领条目清楚，内容丰富，迄今仍是中医病因病机学、证候学研究的基石。在中国医学史上，《巢氏病源》与《内经》《难经》《伤寒杂病论》等并称"七经"。

巢元方病证之论，是对自《内经》《金匮要略》以来病证理论研究的进一步发展，如《内经》之论"五劳"，乃指心肝脾肺肾五脏之劳损，《金匮要略》设专篇讨论"虚劳"证治，《诸病源候论·虚劳候》则从病证分类入手，进行症候分析，云："虚劳者，五劳、六极、七伤是也……肾劳者，背难以俯仰，小便不利，色赤黄而有余沥，茎内痛，阴

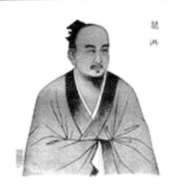

巢元方像

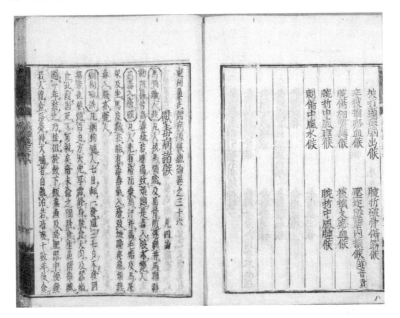

《诸病源候论》书影

湿，囊生疮，小腹满急。……七伤者，一曰阴寒，一曰阴痿，三曰里急，四曰精连连，五曰业、阴下湿，六曰精清，七曰小便苦数、

临事不卒。"

《巢氏病源》以较大篇幅讨论了男性不育之虚劳候，首创从精液外观进行病证分析，云："丈夫无子者，其精清如水，冷如冰铁，皆为无子之候。又，泄精，精不射出，但聚于阴头，亦无子。"此外，记载了张仲景以脉象诊断男性不育症之法："男子脉得微弱而涩，为无子，精气清冷也。"

从全文分析来看，《诸病源候论》对男性病证症候研究很系统，所涉病证有：小便利（小便不禁）、小便难、小便余沥、小便白浊、少精、尿精、溢精、见闻精出、失精、梦泄精、尿血、精血出、阴冷、阴痿、阴痛、阴肿、阴疝肿缩、阴下痒湿、淋病诸疾。其中，巢氏提出"精血出候"——男性血性精液病证首次作为疾病被列入中医男科学研究对象；至于"见闻精出候"、男性"阴肿候"、男性"阴痛候"，皆是巢氏首创。

在"虚劳阴痿候"，巢氏记述了"《养生方》云：水银不得近阴，令玉茎消缩"，后世男科文献亦有相关记载，应该引起重视。

巢元方认为，肾阳不足，可致阳痿不举；而肾阴亏损亦可导致阳痿："肾虚不能荣于阴器，故萎弱也。诊其脉瞥瞥如羹上肥，阳气微连；连如蜘蛛丝，阴气衰。阴阳衰微，风邪入于肾经，故阴不起，或引小腹痛也。"又，晋唐之际，仕族服食丹石之风大炽，以求长生久视。因丹石之类多为辛热炽烈之品，以致服食者身热燥渴，阴液耗竭，部分人出现"强中病"，表现为"茎长兴盛不痿，精液自出，以血气减少，肾虚复不能制精液。"巢氏所言强中病，当涵盖现代男科学之阴茎异常勃起等病。

此外，巢氏提出以"宣导法"治疗某些男科病，亦值得进一步研究。

由此可见，《诸病源候论》对后世中医泌尿男科学病因、病机、病证的研究有重要的指导意义。

7. 《素女方》

《素女方》，成书时间和著者生平俱不详。原书已佚，见《隋书·经籍志》，新、旧唐书未不著录。据民国叶德辉所考，《旧唐书·经籍志》和《新唐书·艺文志》所著录《古今录验方》收有题为《素女经四季补益方》七方（实际只有五方）；叶氏从孙思邈《千金要方》卷二十七中获茯苓方二首，与前书以茯苓方为君相合，故补录之。此事已由叶氏《双梅景闇丛书·素女方序》记述，并推论此方"唐时无独行之本，故新旧唐志并经不载"。今以唐代医家王焘《外台秘要》卷十七所载"《素女经》四季补益方七首"之末注"并出《古今录验》二十五卷中"观之，在盛唐王焘《外台秘要》成书前（752 年），《素女方》已殁于世。按：《古今录验》，方书，五十卷，唐·甄权著。

本书通过假托黄帝与素女、高阳负讨论不当的性生活，尤以误犯七忌，导致男子五劳、六极、七伤，"阴痿不起，气力衰弱，不能强健"，并提出五首相应的治疗方药。

《素女经》：黄帝问素女曰：男子受气，阴阳俱等，男子行阳，常先病耳目。本其所好，阴痿不起，气力衰弱，不能强健，敢问疗之道。素女曰：帝之所问，众人同有。阴阳为身，各皆由妇人，天年损寿，男性节操，故不能专心贪女色。犯之竭力，七伤之情，不可不思，常能审慎，长生之道也。其为疾病，宜以药疗之。今所说犯者七：

第一之忌：日月朔晦，上下弦望，六丁之日，以合阴阳，伤子之精，临敌不战，时时独起，小便赤黄，精空自出，夭寿丧命。

第二之忌：雷电风雨，阴阳晦暝，震动天地，日月无精光，以合阴阳，生子令狂癫，或有聋盲喑哑失神，或多忘误，心意不安，忽常喜惊恐，悲忧不乐。

第三之忌：新饱食欲，谷力未行，太仓内实，五藏防响，以合阴阳，六腑损伤，小便当赤，或白或黄，腰脊疼痛，头项寄强，或身体浮肿，心腹胀满，毁形夭寿，天道之常。

第四之忌：新小便，精气微弱，荣气不固，卫气未散，以合阴阳，令人虚乏，阴阳气闭绝，食无味，腹张满结，怫郁不安，忘误，或喜怒无常，状如癫发。

第五之忌：作事步行，身体劳，荣气不定，卫气未散，以合阴阳，脏气相干，令人气乏，喘息为难，唇口干燥，身体流汗，谷不消化，心腹胀满，百处疫痛，起卧不安。

第六之忌：新息沐浴，头身发湿，举重作事，流汗如雨，以合阴阳，风冷必伤，少腹急痛，腰脊疼强，四肢疲疼，五藏防响，上攻头面，或生漏沥。

第七之忌：共女语话，玉茎盛强，以合阴阳，不将礼防，气腠理开，茎中痛伤，外动肌体，内损腑脏，结发塞耳，目视茫茫，心中怵惕，恍忽喜忘，如杵春膈，咳逆上气，内绝伤中，女绝痿弱，身可不防。犯此七篇，形证已彰，天生神药，疗之有方。

黄帝问高阳负曰：吾知素女明知经脉，脏腑虚盈，男子五劳七伤，妇人阴阳隔闭，漏下赤白，或绝产无子。男子受气，阴阳同等。其病缘由，因何而起？故欲问之，请为具说。对曰：深哉问也！男子五劳、六极、七伤，病皆有元本由状。帝曰：善哉！七伤之病，幸愿悉说。对曰：一曰阴汗，二曰阴衰，三曰精清，四曰精少，五曰阴下湿痒，六曰小便数少，七曰阴痿，行事不遂。病形如是，此谓七伤。黄帝曰：七伤如是，疗之奈何？对曰：有四时神药，名曰茯苓。春秋冬夏，疗随病形。冷加热药，温以冷浆；风加风药，色脉诊评。随病加药，悉如本经。

春三月，宜以更生丸（更生者，茯苓也），疗男子五劳七伤，阴衰消小，囊下生疮，腰背疼痛，不得俯仰，两膝膑冷，时时热痒，或时浮肿，难以行步，目风泪出，远视茫茫，咳逆上气，身体痿黄，绕脐弦急，痛及膀胱，小便尿血，茎痛损伤，时有遗沥，汗衣赤黄，或梦惊恐，口干舌强，渴欲饮水，得食不常，或气力不足，时时气逆。坐犯七忌，以成劳伤，此药主之甚验，方：

茯苓四分，若不消食三分加一	菖蒲四分，若耳聋三分加一
山茱萸四分，若身痒三分加一	栝楼根四分，若热渴三分加一
菟丝子四分，若痿泄三分加一	牛膝四分，若机关不利加一倍

赤石脂四分，若内伤三分加一　　干地黄七分，若烦热三分加一
细辛四分，若目湿痒三分加一　　防风四分，若风邪三分加一
薯蓣四分，阴湿痒三分加一　　　续断四分，若有痔加一倍
蛇床子四分，若少气三分加一　　柏实四分，若少力加一倍
巴戟天四分，若痿弱三分加一　　天雄四分炮，若有风三分加一
远志皮四分，惊恐不安三分加一　石斛四分，若体疼加一倍
杜仲四分，若绝阳腰痛三分加一　苁蓉四分，若冷痿加一倍

上二十味，捣筛，蜜和丸如桐子，先食服三丸，日三。不知渐增，以知为度。亦可散服，以清粥饮服方寸匕，七日知，十日愈，三十日馀气平，长服老而更少。忌猪羊肉、饧、冷水、生菜、芜荑等物。

又，黄帝问曰：夏三月，以何方药，幸得具闻。对曰：宜以补肾茯苓丸，疗男子内虚，不能食饮，忽忽喜忘，悲忧不乐，恚怒无常，或身体浮肿，小便赤黄，精泄淋沥，痛绞膀胱，胫疼冷痹，伸不得行，渴欲饮水，心腹胀满，皆犯七忌。上已具记，当疗之法，随病度量，方用如下：

茯苓二两，食不消加一倍　　　　附子二两，炮，有风三分加一
山茱萸三两，身痒三分加一　　　杜仲二两，腰痛三分加一
牡丹二两，腹中游气三分加一　　泽泻三两，有水气三分加一
薯蓣三两，头风加一倍　　　　　桂心六两，颜色不足三分加一
细辛三两，三分加一　　　　　　石斛二两，阴湿痒三分加一
苁蓉三两，身痿三分加一　　　　黄耆四两，体疼三分加一

上十二味，捣筛，蜜和丸如桐梧子，先食服七丸，日二服。忌生葱、生菜、猪肉、冷水、大酢、胡荽等物。

又，黄帝问曰：春夏之疗，已闻良验。秋三月，以何方药？对曰：宜以补肾茯苓丸，疗男子肾虚冷，五藏内伤，风冷所苦，令人身体湿痒。足行失顾，不自觉省，或食饮失味，目视盲盲，身偏拘急，腰脊痛强，不能食饮，日渐羸瘦，胸心懊闷，咳逆上气，转侧

须人，起则扶舁。针灸服药，疗之小折。或乘马触风，或因房室不自将护，饮食不量，用力过度，或口乾舌燥，或流涎出口，或梦寤精便自出，或尿血，尿有淋沥，阴下痒湿，心惊动悸，少腹偏急，四肢痠疼，气息嘘吸，身体浮肿，气逆胸胁，医不能识，妄加馀疗，方用如下：

茯苓三两　防风二两　桂心二两　白术二两　细辛二两　山茱萸二两　薯蓣二两　泽泻二两　附子二两，炮　干地黄二两　紫菀二两　牛膝三两　芍药二两　丹参二两　黄耆二两　沙参二两　苁蓉二两　干姜二两　玄参二两　人参二两　苦参二两　独活二两

上二十二味，捣筛，蜜和丸如桐梧子。食前服五丸，临时以酒饮下之。忌酢物、生葱、桃李、雀肉、生菜、猪肉、芜荑等。

又，黄帝问曰：春夏秋皆有良方，冬三月复以何方治之？对曰：宜以垂命茯苓丸，疗男子五劳七伤，两目茫茫，得风泪出，头项寄强，不得回展，心腹胀满，上支胸胁，下引腰脊，表里疼痛，不得喘息，饮食咳逆，面目痿黄，小便淋漓，清精自出，阴痿不起，临事不对，足胫痠痛，或五心烦热，身体浮肿，盗汗或五心烦热，身体浮肿，盗汗流漓，四肢拘挛，或缓或急，梦寤惊恐，呼吸短气，口干舌燥，状如消渴，忽忽喜忘，或悲忧呜咽，此药主之，补诸绝，令人肥壮，强健气力，倍常饮食，百病除愈，方：

茯苓二两　白术二两　泽泻二两　牡蒙二两　桂心二两　牡蛎二两，熬　牡荆子二两　薯蓣二两　杜仲二两　天雄二两，炮　人参二两　石长生二两　附子二两　干姜二两　菟丝子二两　巴戟天二两　苁蓉二两　山茱萸二两　甘草二两，炙　天门冬二两，去心

上二十味，捣筛，以蜜和丸如梧桐子。先食服五丸，酒饮皆得。忌海藻、菘菜、鲤鱼、生葱、猪肉、酢等物。

又，黄帝问曰：四时之药，具已闻之。此药四时通服得不？对曰：有四时之散，名茯苓散，不避寒暑，但能久服，长生延年，老而更壮，方用于下：

茯苓　钟乳研　云母粉　石斛　菖蒲　柏子仁　菟丝子　续断
杜仲　天门冬（去心）　牛膝　五味子　泽泻　远志（去心）
甘菊花　蛇床子　薯蓣　山茱萸　天雄　炮　石韦（去毛）　干
地黄　苁蓉　并等分

上二十二味，捣筛为散，以酒服方寸匕，日再。二十日知，三
十日病悉愈。百日以上，体气康强；长服，八十、九十老公还如童
子。忌酢物、羊肉、饧、鲤鱼、猪肉、芜荑等。

高阳负曰：凡经方，神仙所造，服之疗病，具已论讫，如是所
拟，说从开辟以来，无病不治，无生不救也。

《素女方》所制男性养生保健七方，悉以茯苓为君，并随春夏
秋冬四季调服，加之四时通服"茯苓散"，以及茯苓苏方、茯苓膏
方，随症加减，随季增损，在男科学乃至中医养生学中独树一帜。

此外，《素女方》对男科学还有两大贡献：一、男性养生与优
生相关的"七忌"；二、男子好色纵欲，不守禁忌之"七伤"。七
忌之说，发前贤之未发，所论精详，是男女性爱与优生所须注意的
事项；七伤之论，指出了男性多种性事和性器疾病，云："一曰阴
汗，二曰阴衰，三曰精清，四曰精少，五曰阴下湿痒，六曰小便数
少，七曰阴痿行，事不遂。"既与巢氏《诸病源候论》有相近之
处，然亦有明显区别，并提出了治疗七伤"疗之有方"的"天生
神药"——茯苓，并随症化裁。

8.《备急千金要方》《千金翼方》

《备急千金要方》，亦称《千金要方》，简称《千金方》。唐·
孙思邈（约581—682）约撰于永徽三年（652年）。

孙思邈，中国唐代著名医学家，中医医德规范首倡者，后人尊
为"药王"。京兆华原（今陕西耀县）人。自幼多病，立志于经史
百家著作，尤嗜耽岐黄。青年时即行医乡里，每获良验。对待病
人，不管贫富老幼、怨亲善友，皆一视同仁，无论风雨寒暑，饥渴
疲劳，都有求必应，全力赴救，深为群众所崇敬。大业（605—

618）年间，曾游学四川，并炼丹于此，后隐于终南山，曾留下炼丹著述。唐太宗、唐高宗累累征召，命其任国学博士、谏议大夫等职，均避谢不就，惟于咸亨四年（673年）任承务郎直长尚药局，掌管合和御药及诊候方脉等事务，上元元年（674年）以疾病告退。时名士宋令文、孟诜、卢照邻皆视为先生。

在几十年的临床实践中，孙思邈深感古代医方之浩繁和零散，难以检索与阅读，遂勤求古训，博采众方，并据其临床经验所得，著成《千金要方》和《千金翼方》，二书既是孙氏个人的学术成果，更反映了我国唐初医学的发展水平。

孙思邈云："人命至重，有贵千金；一方济之，德逾于此。"故以"千金"名其著作。全书列223门，选方用药5300余。卷首设"大医习业"、"大医精诚"，强调应并重医师道德与医术。全书涉猎广泛，设治病略例、诊候、处方、用药、合和、服饵、药藏、

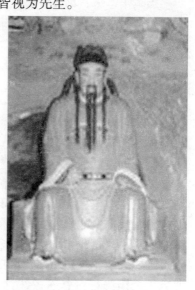

孙思邈像

内、外、妇、儿、养性、针灸、经络、保健、平脉等。成书后，对国内外乃至当今中医药的发展，有着广泛而重大的影响。宋臣林亿谓其"上极文字之初，下迄有隋之世，或经或方，无不采摭。集诸家之所秘要，去众说之所未至"。后世医家每每称誉，广为引载。

孙思邈的《千金要方》《千金翼方》学术成就是多方面的。在伤寒方面，《千金要方》将张仲景《伤寒论》较完整地收载其中；总结了妇儿科成就，开篇即提出妇科应独立设科，对妇儿专科形成有促进作用；提出了妇女孕期前后的注意事项；对婴儿生长的观察

及护理方法，也颇具科学性；在对疾病认识上，对附骨疽好发部位、消渴与痈疽的关联性，及麻风、脚气、夜盲、甲状腺病等，皆有创见；提出食道异物剔除术，以自家血、脓接种以防治疖病的免疫法等，当为世界首创；在养生学方面，提倡按摩、导引、散步、轻微劳动及食疗，讲求卫生等；在男科学方面，卷十九、二十、二十一、二十二、二十四、二十七论述了肾虚精极、肾劳、腰痛、补肾方药、胞囊生理病理、淋闭、尿血、溃病、阴疮、妒精疮、房中补益。其中，首次提出了男科学领域的导尿术、胞囊观、尿血诊疗术、补肾的方药化机，尤其关于房室养生

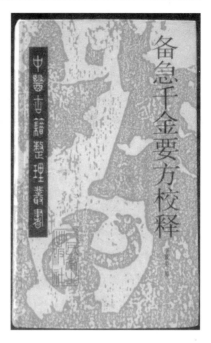

《备急千金要方》书影

理论与临床研究几成为现代泌尿男科学—性医学科的教科书。此外，该书条分缕析，方论兼具，论证精当，弥补了《诸病源候论》有证无方之憾。

《千金要方》对"五脏劳"分别进行分析，提出证治方药，而其方药并非一般意义上的传统滋补法，孙思邈根据病证虚实夹杂、寒热兼具之理，虚实补泻并用，甚至多处运用泄热解毒法，曰："凡肾劳病者，补肝气以益之，肝王则感于肾矣。……治肾劳实热，小腹胀满，小便黄赤，未有余沥，数而少，茎中痛，阴囊生疮，栀子汤方。"又，"肾劳热，阴囊生疮，麻黄根粉方。"孙思邈认为性交太过，导致心脉肝筋虚损，治宜养心宜肝，曰："治虚劳，阴阳失度，伤筋损脉，嘘吸短气，漏溢泻下，小便赤黄，阴下湿痒，腰脊如折，颜色坠落方：生地黄、萆薢、枣肉、桂心、杜

仲、麦门冬各一斤。"

对于"六极"，孙思邈开创了系统的证治方药之先河。前人对"精极"大多语焉不详，或者遇难而默，《千金要方》对此有较详尽的研究，指出："凡精极者，通主五脏六腑之病侯也。……所以形不足，温之以气；精不足，补之以味。善治精者，先治肌肤筋脉，次治六腑。若邪至五脏，已半死矣。"从孙思邈将虚劳少精、梦泄失精、尿精（小便失精）、溺多白出等证皆纳入"精极"治疗范畴。所用方药，既有补肾益精之品，养阴清虚热之药；更有"煮蒺藜子令熟，取汁洗阴"的外治法，以及针灸取穴等疗法。

在"补肾第八"中，体现了孙思邈善于补肾益精之法，仅肾气丸一方就收载五首：

肾气丸，治虚劳，肾气不足，腰痛阴寒，小便数，囊冷湿，尿有余沥，精自出，阴痿不起，忽忽悲喜方：干地黄八分　苁蓉六分　麦门冬　远志　防风　干姜　牛膝　地骨皮　葳蕤　薯蓣　石斛　细辛　甘草　附子　桂心　茯苓　山茱萸各四分　钟乳粉十分　㸦羊肾一具。

肾气丸，主男手妇人劳损虚赢，伤寒冷乏少，无所不治方：石斛二两　紫菀　牛膝　白术各五分　麻仁一分　人参　当归　茯苓　芎䓖　大豆卷　黄芩　甘草各六分　杏仁　蜀椒　防风　桂心　干地黄各四分　羊肾一具。

肾气丸，胜胡公肾气丸及五石丸方：干地黄　茯苓　玄参各五两　山茱萸　薯蓣　桂心　芍药各四两　附子三两　泽泻四两。

八味肾气丸，治虚劳不足，大渴欲饮水，腰痛，小腹拘急，小便不利方：干地黄八两　山茱萸　薯蓣各四两　泽泻　牡丹皮　茯苓各三两　桂心　附子各二两。

肾气丸　主肾气不足，赢瘦日剧，吸吸少气，体重，耳聋眼暗，百病方：桂心四两　干地黄一斤　泽泻　薯蓣　茯苓各八两　牡丹皮六两　半夏二两。

《千金要方》之论膀胱腑，引述了《黄帝内经》关于"膀胱"

之生理、病理、病证论述，进一步结合临床讨论其证治方药，实发张仲景《伤寒杂病论》所未发，开创了中医男科学及泌尿科学之先河。孙氏指出：

膀胱者，主肾也，耳中是其候也。肾合气于膀胱，膀胱者，津液之腑也，号水曹掾，名玉海，重九两二铢，左回叠积，上下纵，广九寸，受津液九升九合，两边等，应二十四气。鼻空在外，膀胱漏泄。

黄帝曰：夫五脏各一名一形，肾乃独两，何也？岐伯曰：膀胱为腑，有二处，肾亦二形，应腑有二处。脏名一，腑名二，故五脏六腑也。一说肾有左右，而膀胱无二。今用当以左肾合膀胱，右肾合三焦。

左手关后尺中阳绝者，无膀胱脉也。病苦逆冷，妇人月使不调，王月则闭；男子失精，尿有余沥，刺足少阴经治阴，在足内踝下动脉是也。

右手关后尺中阳实者，膀胱实也。病苦少腹满，腰痛，刺足太阳经治阳。病先发于膀胱者，背膂筋痛，小便闭，五日之肾，少腹腰脊痛，胫酸；一日之小肠，胀；一日之脾，闭塞不通，身痛体重；二日不已，死，冬鸡鸣，夏下晡，一云日夕。

膀胱病者，少腹偏肿而痛，以手按之，则欲小便而不得，肩上热。若脉陷，仅足小趾外侧及胫踝后皆热。若脉陷，取委中。

膀胱胀者，少腹满而气癃。肾前受病，传于膀胱。厥气客于膀胱，则梦游行。

孙思邈不仅详细地指出了膀胱的大小、位置、解剖、功能，以及与经络的关联性，还提出了膀胱病的症状与针灸取穴法则。

"卷第二十一·膀胱腑"设"膀胱实热""膀胱虚冷"，提出了各自证治方药。

该篇第三设"胞囊论"，指出胞囊病证与膀胱病之虚实寒热有异，认为："胞囊者，肾、膀胱候也，贮津液并尿。若脏中热病者，胞涩，小便不通，尿黄赤；若腑有寒病，则胞滑，小便数而多白。若至夜则尿偏甚者，夜则内阴气生。故热则泻之，寒则补之，不寒不热，依经调之，则病不生矣。"孙思邈指出："凡尿不在胞中，为胞屈僻，津液不通，以葱叶除尖头，纳阴茎孔中，深三寸，微用口吹之，胞胀，津液大通，便愈。"这里，可知孙思邈提出的"转胞"（尿潴留），病变不在于膀胱，在于"胞屈僻"，应当包括了现代医学所言前列腺增生症所致排尿障碍等症状。孙氏所提出的"葱叶（葱管）导尿法"，是现代导尿术之先声。

"转胞"包括了现代医学所言的多因素急性或慢性尿潴留，也包括男性前列腺增殖症所致尿潴留，属中医学癃闭范畴。自张仲景《金匮要略》之论妊娠转胞用肾气丸以来，后世对其研究较少。《千金要方》扩大了对转胞的研究范围，包括发病因机、治疗方法、方药。关于发病，孙思邈指出："凡饱食讫忍小便，或饱食走马，或忍小便大走及入房，皆致胞转，脐下急满不通。"所用之方，除葱叶导尿术之外，尚有榆皮通滑泄热煎、滑石汤、虚劳尿白浊方、治胞转方和单方、验方，以及针灸取穴三焦、肾俞、玉泉等。

"卷第二十一"第七设"杂补"，有论一首，方三十首。观其内容，实为治疗男性虚损诸证。孙思邈首先引用彭祖方论，曰："使人丁壮不老，房室不劳损气力，颜色不衰者，莫过麋角。其法：刮之为末，十两，用生附子一枚合之，酒服方寸匕，日三，大良。亦可熬令微黄，单服之，亦令人不老，然迟缓不及附子者。又以雀卵和为丸，弥佳，服之二十日，大有效。"孙氏首以麋角补益房事虚损，此后历代多有认同，甚至日人丹波康赖《医心方》、朝鲜金礼蒙《医方类聚》亦作了转引。文中收录了琥珀散、苁蓉散、秃鸡散、天雄散、白马茎丸、壮阳道方、冷暖适性方、一行当百思想不忘方等治疗男性性功能障碍、增强性功能的方药。在"白马茎丸"中，提出了"空房独怒，见敌不兴"之病证，当言无性伴在身边时，阴茎勃起良好（即所谓"怒"，言勃起之盛大也），而欲性交之际，则勃起不能。与后世所谓"五不男"之"怯"者、现代性心理学所谓"操作性性焦虑"之"阴茎勃起障碍"完全一致。

《千金要方·卷第二十一·消渴淋闭尿血水肿》设"淋闭"设论一首，证二条，方五十三首，灸法十五首。该篇提出了男科诸淋证治，指出："凡气淋之为病，溺难涩，常有余沥；石淋之为病，茎中痛，溺不得卒出，治之如气淋也；膏淋之为病，尿似膏自出，治之如气淋也；劳淋之为病，劳倦即发，痛引气冲下，治与气淋同；热淋之为病，热即发，甚则尿血。"在本论中，孙思邈根据张仲景的"便秘""溺血"机理，认为该病与自魏晋以来，尤甚于唐朝的"服石"有密切关系，指出："热结中焦则为坚，热结下焦则为溺血，令人淋闭不通。此多是虚损之人服大散，下焦客热所为，亦有自然下焦热者，但自少可善候之。"所谓"大散"，就是服食金丹、金石。误滥"服石"，俾热积下焦，乃致淋闭。此外，孙思邈首次提出了性交溺血及其治疗方药，亦值得重视。

在本卷"阴㿗第八"之中，对阴㿗进行分类，并说明阴㿗的治疗方案和难易情况，云：㿗有四种，有肠㿗、卵胀、气㿗、水㿗。肠㿗、卵胀难瘥；气㿗、水㿗针灸易治。这种分类基本上涵盖了现代医学所言的腹股沟斜疝、直疝、睾丸肿大、鞘膜积液等男性阴囊内容物的疾病。此外，本篇多处提出了"妒精疮""阴恶疮""阴蚀疮""男女阴疮"等病名、证治，反映出当时性传播疾病流行情况。

《千金要方·卷二十七·养性·房中补益第八》为孙思邈房中养生专论，在辑录前贤基础上，孙氏总结了个人心得，后世男科学—性医学对其推崇备至，视为理论与临床之圭臬。

①提出了男性性功能衰退的生理年龄。"房中补益"弥补了《黄帝内经》关于男性性功能开始衰退的生理年龄段语焉不详的缺憾。《素问·上古天真论》云："丈夫八岁，肾气实……五八，肾气衰，发堕齿槁。"《素问·生气通天论》云："年四十，而阴气自半也，起居衰矣；……年六十，阴痿，气大衰，九窍不利，下虚上实，涕泣俱出矣。"孙思邈认为，男性到了四十岁以后，性功能即开始衰退。因此，四十岁以后开始要开始注重性养生。"房中补

益"篇指出:"人年四十以下,多有放恣;四十以上,即顿觉气力一时衰退。衰退既至,众病蜂起,久而不治,遂至不救。"因此,四十岁以后,必须注意保养身体。孙氏认为,房中术是保养身体的一种好方法,"故年至四十,须识房中之术"。孙思邈强调行房中之事是为了养生,而非淫乐是务,房中术的最终目的,是"然此方之作也,非欲务于淫佚,苟求快意,务存节欲,以广养生也。非苟欲强身力,幸女色以纵情,意在补益以遣疾也"。

同时,对未满四十岁者,告诫其不要行房中术,"是以人年四十以下,即服房中之药者,皆所以速祸,慎之!慎之!故年未满四十者,不足与论房中之事"。"少年极须慎之"。这既是对时行误服房中壮阳药等不良现象的批评,也是从医学角度诠释了房事养身的对象。

②提出了对男性有损益"好女""恶女"标准。"房中补益"篇提出:女性体貌与男性的房中补益有关,即与有些女性交合有益于男性健康,而与有些女性交合,则有损于男性健康。"好女"的标准是:"凡妇人,不必须有颜色妍丽,但得少年未经生乳,多肌少。"此外,还有更高的标准:"选取细发,目精黑白分明,体柔骨软,肌肤细滑,言语声音和调,四肢骨节皆欲少肉,而骨不大,其阴及腋皆不欲有毛,有毛当软细,不可极于相者"。

有损于男子健康的女子即"恶女"。恶女:"蓬头艚面,槌项结喉,雄声大口,高鼻麦齿,目精浑浊,口颔有毛,骨节高大,发黄少肉,隐毛多而且强,又生逆毛",即蓬头垢面,喉结突出,声高目浊,骨大肉少,多毛等有某些男性性征的女性,"与之交会,皆贼命损寿也"。这种"好女"、"恶女"之分,看似一种择美标准,其实广含现代医学因素:"好女"美则美矣,体自无疾,姑且不论;就"恶女"的"槌项结喉,雄声大口,高鼻麦齿,目精浑浊,口颔有毛,骨节高大,发黄少肉,隐(阴)毛多而且强,又生逆毛"来看,"恶女"的外在表现,其实就是某些疾病的症状、体征,如现代医学所言"女性高睾丸酮血症""多囊卵巢综合征""蹼状颈综合征"等顽疾。这些疾病确实有碍生育,女性性欲较强且不易为男性所满足。后世医学、房事养生学据此提出"择鼎"之说，多源于此，值得进一步研究。

③御女之道，忍精采气。孙思邈认为，房中补益的目的，是保持和增进健康，对于男性，应采阴补阳（采取女之阴气以补益男之阳气），反之亦然。因此，"采气"至关重要。"房中补益"主张"采气之道"有三个要点：一者，创造采气的条件，让女性性兴奋，以使阴气出，"凡御女之道，不欲令气未感动，阳气微弱即以交合，必须先徐徐嬉戏，使神和意感良久，乃可令得阴气"。二者，采气之法，当深按勿动，俾神和意感良久，"采气之道，但深接勿动，使良久气上面热，以口相当，引取女气而吞之。"三者，主张与多个女性交合而忍精不泄，可得长寿。长期以来，房中术尤其是采阴补阳之说，被视为糟粕。但是，仅以孙思邈所言"先徐徐嬉戏，使神和意感良久"之说，符合现代性学所言的"前戏"；又，"弱而内迎，坚急出之"之说，符合现代性学所言"性操作"和前贤所谓"弱入强出"之说；再者，"进退欲令疏迟，情疏疏进退，意动便止"亦与现代性学观基本相符。至于"精少则病，精尽则死"，则是人尽皆知的道理。

必须看到，洋溢着人道主义精神的一代医学大师孙思邈虽然接受了房中术的某些时代糟粕，但依然充满了对妇女的人性关怀："男女俱仙之道，深内勿动，精思脐中赤色大如鸡子形，乃徐徐出入，情动乃退，一日一夕，可数十为定，令人益寿。男女各息，意共存思之，可猛念之。""男不可无女，女不可无男。"男女俱仙，恐为臆说，但体现出孙氏男女并重的平等思想。

④房事与求子，当知避忌。《千金要方》十分注重房事活动、求子的时间、地点、环境、情绪与身体状况的选择、避忌，指出："御女之法：交会者当避丙丁日，及弦望晦朔、大风、大雨、大雾、大寒、大暑，雷电霹雳，天地晦冥，日月薄蚀，虹霓地动。……又避日月星辰，火光之下，神庙佛寺之中，井灶圊厕之侧，冢墓尸柩之旁，皆悉不可。""人有所怒，血气未定，因以交合，令人发痈疽。又，不可忍小便交合，使人淋，茎中痛；面失血色，及

远行疲乏来入房，为五劳虚损，少子；且妇人月事未绝，而与交合，令人成病，得白驳也。"

至于其王相日、月宿日以及"生子贤明高寿"之说，似缺现代科学依据，恐有不少糟粕成分。尽管如此，瑕不掩玉——依然不影响《千金要方》作为一部伟大的内科学、妇儿科、养生学、优生学、男科学、性医学巨著。民国史期，著名的荷兰汉学家、《中国古代房内考》作者高罗佩评价道："有位唐代医师对他所知的性问题做了广泛讨论，见于医书《千金要方》。其有关章节题为'房内补益'，似可译为'Healthy Sex Life'（健康的性生活）。"

作为孙思邈晚年的巨著，《千金要方》的姊妹篇《千金翼方》所载治疗男科疾病的中药，共有六大类，一百余种，反映出唐代男科学临床用药的盛况。

1. 益精气、长阴阳类

羊肾、牛肾、肉苁蓉、蓬蘽、天雄、附子、栝楼、玄参、石韦、石龙芮、白薇、萆薢、紫参、麦门冬、远志、小草、薯蓣、石斛、牛漆、卷柏、细辛、磁石、理石、地肤子、决明子、杜若、白棘、蛇床子、茜根、黑石脂、五味子、柴胡、车前子、茺蔚子、菟丝子、巴戟天、茯苓、枸杞、杜仲、丹砂、扁青、云母、滑石、钟乳等。

2. 补益肾气类

六畜肾、络石、泽泻、石南、沙参、白棘、玄参、黑石脂、磁石、瞿麦、粟米、石解、鹿茸、萆薢、车前子、狗脊等。

3. 补肾涩精类

白棘、韭子、牡蛎、白龙骨、鹿茸、山茱萸、泽泻、菟丝子等。

4. 通淋导浊类

玉泉、石胆、芒硝、皮发、乱发、头垢、茯苓、琥珀、石燕、鲤鱼齿、瞿麦、胡燕屎、茅根等

5. 温化寒湿类

漏芦、飞廉、阳起石、木兰、槐皮、五加皮、杜仲、蛇床子等。

6. 解毒疗疮类

桐叶、矾石、石胆、土阴孽、萹蓄、五加皮、黑石脂、檗木、桐叶、虾蟆、龟甲、狐茎等。

当代学者王琦据丹波氏《医心方》所辑录的《千金要方》《玉房秘诀》《玉房指要》《极要方》《耆婆方》《葛氏方》和《洞玄子》所载12首治阳痿方，总结出晋唐医家治阳痿有以下特点：一者，喜用丸散剂型，取其缓而留中，药力渐达肝肾宗筋之效；在12首方中，有7方用酒服，取其俾宗筋畅达、气血无滞之功；二者，重视益肾：在12首方中，每方都有益肾之品，可知治疗阳痿，补肾是其重要法则；在12首方中，肉苁蓉出现9次，菟丝子8次，续断5次，鹿角2次，枸杞、杜仲、巴戟天各1次，均未使用附子、肉桂、干姜等燥热之品，而是以益肾气，稍偏温润为主；三者，重视辨病，善用专药：在12首方中，蛇床子出现11次，远志8次，五味子5次，薯蓣2次，菖蒲、车前子、柏子仁、枳实、防风、钟乳各1次。从统计分析，蛇床子、远志是治疗阳痿的专药。第四，12方中，用药共17味，其方药组成主要为益肾（稍偏温润）之药，辅以某种治疗阳痿的专药。对于性欲亢进，《葛氏方》有"欲令阴痿弱方：取水银、鹿茸、巴豆杂捣末，和调以真麋脂；和傅茎及囊，帛苞之"。对于外阴疾病，若外阴瘙痒、外阴溃疡等证，多以外洗、外敷药或针灸为主治疗。

9. 《洞玄子》

《洞玄子》，洞玄子著。洞玄子，姓名、籍贯、生卒年代与生平俱不详。现存《洞玄子》为后世学者叶德辉从丹波康赖《医心方》中析出，首尾相衔，似为完帙。全书约3500字。书中内容及行文用语与唐代房室著作相似，当代学者据此推断为唐人之作。

叶德辉在《新刊<洞玄子>序》中对本书情况大致作出说明："《洞玄子》言阴阳秘道，其书不见于隋唐史志，引见日本丹波康赖《医心方·廿八卷》。要是北宋以前古书，其文辞尔雅，多似六朝人绮语。……《洞玄子》者，其亦《容成》《务成》之流亚，与书中胪列三十法，为后世秘戏之滥觞，要其和血脉，去疢疾。其言出入于《素女经》《玉房秘诀》之间，故医家重之，并相接引。惜传世久远，无有刊行之者。"

《洞玄子》一书，主要阐述各种性爱方法，完整地描述了从娱道、交合和射精的三个阶段。其中，特别强调性活动中"人性"因素的重要性，指出："天生万物，唯人最贵。人之所上，莫过房欲。法天象地，规阴距阳。"在戏道中，通过充分爱抚，以实现"百虑竞解"的目标——此即现代消除性焦虑技术。在性活动中，强调"弱人强出"，"九浅一深"之法，以期达到"女必求死求生，乞性乞命"和"女快意"。

九状、六势、三十法之论，作为对男性学、性医学的重要文献，《洞玄子》受到后世学者的广泛关注和深入研究。其主要学术思想不惟性学中的"像势假形"，即所谓仿生学成果，更是借助于仿生学达到性治疗和性和谐的目的。

三十法

洞玄子云：考核交接之势，更不出于三十法。其间有屈伸俯仰，出入浅深，大大是同，小小有异，可谓括囊都尽，采撷无遗，余遂像其势而录其名，假其形而建其号，知音君子，穷其志之妙矣。

①叙绸缪。

②申缱绻　不离散也。

③曝鳃鱼。

④骐麟角　已上四势之外游戏势，皆是一等也。

⑤蚕缠绵　女仰卧，两手向上抱男颈，以两脚交于男背上，男以两手抱女项，跪女股间，即纳玉茎。

⑥龙宛转　女仰卧，屈两脚，男跪女股内，以左手推女两脚向前，令过于乳，右手把玉茎纳玉门中。

⑦鱼比目　男女俱卧。女以一脚置男上，面相向，鸣口嗍舌，男展两脚，以手担女上脚，进玉茎。

⑧燕同心　令女仰卧，展其足，男骑女，伏肚上，以两手抱女颈。女两手抱男腰，以玉茎纳于丹穴中。

⑨翡翠交　令女仰卧拳足，男胡跪，开着脚，坐女股中，以两手抱女腰，进玉茎于琴弦中。

⑩鸳鸯合　令女侧卧，举两脚安男股上，男于女背后骑女下脚之上，竖一膝置女上股，纳玉茎。

⑪翻空蝶　男仰卧，展两足，女坐男上正面，两脚据床，乃以手助为力，进阳锋于玉门之中。

⑫背飞凫　男仰卧，展两足，女背面坐于男上，女足据床，低头抱男玉茎，纳于丹穴中。

⑬偃盖松　令女交脚向上，男以两毛拖女腰，女两手抱男项，纳玉茎于玉门中。

⑭临坛竹　男女俱相向立，鸣口相抱，以阳锋深投于丹穴，没至阳台中。

⑮鸾双舞　男女一仰一覆，仰者举脚，覆者骑上，两阴相向，男箕坐。着玉物攻击上下。

⑯凤将雏　妇人肥大，用一小男共交接，大俊也。

⑰海鸥翔　男临床边，擎女脚以令举，男以玉茎入于子宫之中。

⑱野马跃　令女仰卧，男擎女两脚，登左右肩上，深纳玉茎于玉门之中。

⑲骥骋足　令女仰卧，男蹲，左手捧女项，右手擎女脚，即以玉茎纳入于子宫中。

⑳野马跃　令女仰卧，男擎女一脚置于肩上，一脚自攀之，深纳玉茎，入于丹穴中，大兴哉。

㉑白虎腾　令人伏面跪膝，男跪女后，两手抱女腰，纳玉茎于子宫中。

㉒玄蝉附　令女伏卧而展足，男居股内，屈其足，两手抱女项，从后纳玉茎入玉门中。

㉓山羊对树　男箕坐，令女背面坐男上，女自低头视纳玉茎，男急抱女腰磣勒也。

㉔鹍鸡临场　男胡蹲床上坐，令一小女当抱玉茎，纳女玉门。一女子后牵女裙衿，令其足快，大兴哉。

㉕丹穴凤游　令女仰卧，以两手自举其脚，男跪女后，以两手据床，以纳玉茎于丹穴，甚俊。

㉖玄溟鹏翥　令女仰卧，男取女两脚置左右膊上，以手向下抱女腰，以纳玉茎。

㉗吟猿抱树　男箕坐，女骑男髀上，以两手抱男，男以一手扶女尻，纳玉茎，一手据床。

㉘猫鼠同穴　男仰卧，以展足，女伏男上，深纳玉茎；又，男伏女背上，以将玉茎，攻击于玉门中。

㉙三春驴　女两手两脚俱据床，男立其后，以两手抱女腰，即纳玉茎于玉门中，甚大俊也。

㉚三秋狗　男女相背，以两手两脚俱据床，两尻相拄，男即低头，以一手推玉物，纳玉门之中。

九状

洞玄子云：凡玉茎，或左击右击，若猛将之破阵，其状一也；或缘上蓦下，若野马之跳涧，其状二也；或出或没，若波之群鸥，其状三也；或深筑浅挑，若鹍白之雀喙，其状四也；或深冲浅刺，若大石之投海，其状五也；或缓耸迟推，若冻蛇之入窟，其状六也；或疾纵急刺，若惊鼠之透穴，其状七也；或抬头扬足，若鹤鹰之揄狡兔，其状八也；或抬上顿下，若大帆之遇狂风，其状九也。

六势

洞玄子云：凡交接，或下捺玉茎往来锯其玉理，其势若割蚌而取明珠，其势一也；或下抬玉理，上冲金沟，其势若割石而寻美玉，其势二也；或以阳锋冲筑琼台，其势若铁杵之投药臼，其势三也；或以玉茎出入，攻击右左辟雍，其势若五锤之锻铁，其势四也；或以阳锋来往，磨耕神田、幽谷之间，其势若农夫之垦秋壤，其势五也；或以玄圃、天庭两相磨搏，其势若两崩岩之相钦，其势六也。

此外，《洞玄子》还提出了几首男科学临床名方，扩大了男科学用药范围。如：①秃鸡散（亦称秃鸡丸），"治男子五劳七伤，阴痿不起，为事不能。肉苁蓉三分、五味子三分、菟丝子三分、远志三分、蛇床子四分。"②鹿角散，"治男子五劳七伤，阴痿不起，卒就妇人，临事不成，中道痿死，精自引出，小便余沥，腰背疼冷。方：鹿角、柏子仁、菟丝子、蛇床子、车前子、远志、五味子、苁蓉各四分。"③"长阴方：肉苁蓉三分、海藻二分。"

10.《玉房指要》

《玉房指要》，著者佚名，本书年代不清，原书早佚，今本为近人叶德辉所辑丹波康赖之《医心方》卷第二十八，叶氏将本书与《素女经》《玉房秘诀》《洞玄子》一并收入《双梅景闇丛书》。叶氏《新刊玉房秘诀序》云："日本丹波康赖所撰《医心方》书中，到《玉房秘诀》《玉房提要》，详言房中阴阳之术。所称黄帝、彭祖之说，亦不见于他书。尝考《隋书》注释'子部·医家类'，载有《玉房秘诀》十卷，又重出八卷，均不提撰人。《唐书》注释志作《房秘录诀》八卷，冲和子撰。《新唐书·艺文志》作《冲和子玉房秘决》十卷，张鼎撰。此书每称冲和子曰则为张鼎书无疑。但所谓指要者，仅寥寥数条。或即一书异名，或援书中要指别为卷帙，俱未可知。……丹波之所称述，不过存什一于千百之中。而其书若存若亡，不传于中土，不入于《道藏》。……今幸同州之国，文教相通，秘本流传，还吾故土。"

《玉房指要》的学术贡献在于：①强调了"前戏"的意义，指出："凡御女之道，务欲先徐徐嬉戏，使神和意感，良久乃可交接。"其所言"徐徐嬉戏"，就是现代性学所注重的"前戏"，前戏可促进双方性兴奋，"以致其气"，"神和意感"。②男性最佳性活动方式是"弱入强出"，指出："弱而内之，坚强急退，进退之间，欲令疏迟，亦勿高自投掷，颠倒五脏，伤绝络脉，致生百病也。"其"弱内强退"，就是弱入强出。③提出了忍精不泄、还精补脑的方法，指出："交接，精大动欲出者，急以左手中央两指却抑阴囊后、大孔前，壮事抑之，长吐气，并啄齿数十过，勿闭气也。便施其精，精亦不得出，但从玉茎复还上入脑中也。""此精大动者，疾仰头张目，左右上下视，缩下部，闭气，精自止。"关于"还精补脑"之说，现代多有非之，姑且不论；但《玉房指要》所言男子在"精大动"（射精前兆）时"壮事"以抑阴囊后、肛门前之会阴穴，以及扣齿、仰头张目、环视、缩下部、闭气等"行为疗法""气功疗法"，已被男科临床广泛用于性功能障碍症尤其是早泄的治疗。④提出两首男科处方，即："治男子欲令健作房室，一夜十余不息方：蛇床、远志、续断、纵容。""治男子令阴长大方：柏子仁五分、白敛四分、白术七分、桂心三分、附子二分。"

11. 其他

魏晋以降，尤其是唐朝，作为中国封建社会的鼎盛时期，社会生产力发达，物质丰富，社会安定，文化繁荣，已经载入世界文明史册。其先进的中医药事业不惟予本国人民健康保证，甚至泽及东亚、东南亚，甚者远至阿拉伯人民。然而，盛极必衰，由于安史之乱而致李唐江山败落，中医药文化典籍亦随之飘零。至宋代时，日本医家丹波康赖辑录中国大量的中医药典籍，于公元984年编撰《医心方》，内中可见迄今已佚晋唐及其以远的200多部医籍，如《小品方》、《杂疗方》、《大清经》（即《太经神鉴》古相书）、《医门方》、《集验方》、《极要方》、《僧深方》、《新录方》、《录验方》、《耆婆方》、《新罗法师秘密方》等，且多予以收载，故通过该书尚可较完整地了解晋唐间男科成就与论治特点。

（二）临床

上自三国，下迄唐末，其间中医学基本理论取得了长足进步。同时，中医男科学在理、法、方、药方面也有了重大发展。作为中医学理论与临床的总结，上述文献已清楚地说明，在我国男科学取得重要成就的隋唐时期，医家们已经广泛诊疗多种男科疾病，基本涵盖了现代男科学的治疗范围，如男性不育、精液异常（少精、遗精、滑精、尿精、血精）、性功能障碍、泌尿系统疾病、内外科与男科相关疾病、性器官疾病和性传播疾病，并对疾病的发病因机、诊断、治则治法有了深入的认识，治疗手段已经从中药治疗（汤剂、散剂、丸剂、膏剂、丹剂等剂型）、性治疗、按摩导引等法，发展到熏洗、针灸、手术、心理治疗，与男科相关的方剂学、中药学以及性治疗学的内容更加丰富；很多医学大家也是男科专家，如孙思邈、王焘等人对男科理论深入的研究与丰富的临床经验，迄今依然为学者们所称道。孙思邈所著《千金要方》《千金翼方》从社会学、伦理学、人口学的宏观面入手，开创性地将"求子"放在首篇来论述，广泛论述了女性不孕和男性不育证的治疗方药。对于男性不育，以七子散"治丈夫风虚目暗，精气衰少，无子"，能补不足；以庆云散"主丈夫阳气不足，不能施化，施化无成"之无子。除去重复者，孙思邈应用治疗不孕不育方剂计18首。王焘《外台秘要》不惟有保存已佚《素女方》之功，作为临床医学巨著，其研究领域涉及各科，在治疗男科疾病方面，亦大有成就，如治疗疝气的方法，有中药汤剂、外敷、熏洗等剂型，还有针灸疗法、外治法等。据统计，《外台秘要》治诸淋方35种，虚劳梦泄方10种，小便不利方9种，虚劳失精方5种，阴痿方4首、阴疮方13首。

此外，三国以降，历代皆有医家对男科学的发展做出了一定的贡献，如晋代王叔和所撰《脉经》将《内经》《难经》中关于脉学的条文加以整理，以张仲景《伤寒杂病论》辨脉法为规范，补充其理论和立场经验而成，使中医学的脉诊逐步系统化。在《脉经》10 卷中，记述了疝、狐疝、㿉疝、失精、狐惑病、虚劳、阴寒、遗精、小便不利、癃闭、精气清冷、无子、淋证等病症脉象，扩大了张仲景男科脉学理论。《脉经·平三关阴阳二十四气脉》说："右手关后尺中阳绝者，无子户脉也，苦足逆寒绝产、带下无子、阴中寒，刺足少阴经，治阴。""左手关后尺中阳绝者，无膀胱脉也。苦溺冷，妇人月使不调，王月则闭，男子失精，尿有余沥，刺足少阴经，治阴；在足内踝下动脉。"详细论述了左、右、尺脉阳绝，男女主病不同，及其治疗方法。《脉经·辨三部九候脉证》："邪入少阴，女子漏白下赤，男子溺血，阴痿不起，引少腹疼。"《脉经·平奇经八脉病》指出："诊得阴维如贯珠者，男子两胁实，腰中痛；女子阴中痛，如有疮状。"认为脉象虽一，然男女有别，故主病亦异。

西晋皇甫谧著《针灸甲乙经》，为中国第一部针灸学专著，全书计 12 卷。《针灸甲乙经》对多种男科病理论与临床研究亦有一定的贡献，如从望五色诊断男科病，同时，对㿉疝、卒疝、阳痿、阴上入腹中、阴挺长、卒阴跳、茎中痛、窍中热、两丸骞痛、阴疝引睾、狐疝、阴下纵、阴暴痛、阴暴痒、阴跳遗溺等病证也有一定论述。此外，还开出了此类疾病的针灸处方，极大地丰富了男科疾病的治疗方法。东晋葛洪著述很多，除上述关于葛洪研究成果外，其《肘后备急方》尚有"治卒阴肿痛㿉卵方"，并有对阴丸卒缩入、男子阴卒肿、阴茎中卒痛不可忍、卵㿉、阴痒汗出、阴蚀欲尽、阴生疮脓出、男子阴疮损烂、阴囊下湿痒皮剥、㿉偏大气胀等病症的治法和方药。此外，葛氏还引用了已佚名著《梅师方》治"外肾偏肿疼痛，大黄、米和醋涂之"，"男子阴疮烂，煮黄柏洗之"。

由此可见，三国以来，中医男科学包括男科杂病、男科急症的研究，均已取得了一定的成就。

第四章　五代十国、宋元时期：
中医男科学学科形态渐趋成熟

一、五代十国至宋元时期的社会概况

由于数百年的社会安定、经济发展，使唐朝统治者不惟不思进取、乐而忘忧，更满足于歌舞升平、醉生梦死、骄奢淫逸的糜烂生活，加之宦官专权、藩镇割据与朋党之争等因素，尤其是安史之乱对唐朝的冲击，使氏族关系发生了与前期迥异的变化，置人民于倒悬，最终导致了全国性的农民大起义，瓦解了唐朝的统治，盛极一时的大唐江山毁于一旦。

盛唐转衰之际，朝廷控制能力下降，地方力量上升，边区民族势力逐渐崛起。在北方从东至西相继出现了契丹、党项和回鹘建立的若干政权，而这些地方民族政权就是建立在原来中央王朝所控制的地区，如生活于辽河上游一带的契丹民族即是在中央王朝被削弱的隙区逐步强大起来的。唐朝末年，大量的中原人为避战乱而来契丹地区，与当地人民融为一体，契丹人借此学会了耕种、冶炼、建筑。十世纪初叶，契丹杰出领袖阿保机（辽太祖）统一各部，在上京建立契丹国，并逐渐南侵，至辽太宗时，已从后唐将领石敬瑭（后为后晋皇帝）手中夺得幽云十六州（即今之北京、天津及河北、山西北部一带）。从此，与中原政权的冲突加剧。此际，唐朝已经灭亡，出现了割据混战的局面，黄河流域相继有四个王朝，合称五代（后梁、后唐、后晋、后汉、后周）。同时，在南方各地以及山西还有十个国家，史称"五代十国"。五代后期，统一趋势不断加强。公年960年，后周大将赵匡胤在陈桥驿发动兵变，黄袍加身，建立宋朝，取代后周，以开封为东京，作为都城，史称"北宋"。赵氏北宋建政以后，"一条杆棒等身齐，打四百座军州都姓

赵"，陆续铲除割据政权，统一了中国的大部地区。

北宋建立后，即开始对威胁其边境安全的东北、西北地区少数民族用兵。然而，攻辽失利，遂转而采取防御政策。宋真宗时，辽军大举攻宋，宋兵一溃千里，辽兵攻至黄河岸边的澶州城下，威逼都城东京，震动朝野。皇帝受宰相寇准力劝，御驾亲征，宋军士气大振，大败辽军。逮辽宋议和，宋朝给辽岁币，大辽撤兵，史称"澶渊之盟"。此后，在相当长的时期内，辽宋间保持着相对和平。此际，生活于大宋西北地区的党项族势力开始崛起。11世纪初叶，党项首领元昊称帝，定都兴庆，史称"西夏"。元昊称帝后，连年与宋交战，双方损失惨重。于是，双方议和，元昊向宋称臣，宋给西夏岁币。因此，边境恢复安定，贸易逐步兴盛起来。西夏设立太学，翻译汉文书籍，积极吸取中原文化。辽宋时期，东北地区的女真族受辽国控制和压迫。12世纪初，女真的杰出首领阿骨打（金太祖），起兵抗辽，接着在会宁称帝，国号"金"。故北宋时期，在中国版图上，出现了辽、宋、夏、金四个政权并存、时战时和或战和交织的局面。

此际辽宋统治阶层腐败，人民不断起义。金政权藉此勃兴，先灭辽政权，后于1127年灭亡北宋。宋钦宗的弟弟赵构于同年登极，定都临安，史称"南宋"。南宋初年，金军多次南侵，南宋抗战派与主和派相持不下，最后宋金议和，南宋向金称臣，并给金岁币，双方以淮水西至大散关一线划定分界线，宋金对峙局面形成，南宋偏安一隅。1153年，金迁都燕京，改名为中都。

12世纪初叶，生活于中国北方蒙古高原上的众多游牧部落受到金朝的奴役，各部落之间又混战不已，草原人民苦难不堪。1206年，部落首领铁木真经过多年征战，击败群雄，经蒙古贵族推举为大汗，尊称"成吉思汗"，建立蒙古国。至此，蒙古草原结束了长期混战、社会动荡的历史，不断强大起来。蒙古统一后，发动了大规模的扩张战争。成吉思汗和他的子孙们除对金、西夏和南宋等作战之外，并攻到欧洲多瑙河流域、地中海沿岸和非洲东北部。成吉思汗死后，蒙古军队相继灭亡西夏和金，对南宋形成包围之势。其孙子忽必烈（元世祖）即汗位后，于1271年定国号为"元"，次年定都大都（即北京）。1276年，元军占领临安，俘虏南宋皇帝，南宋灭亡。

二、建构中医学的文化与科技背景

宋代在中国古代教育、科技和文化艺术乃至思想史上均占有突出的重要地位。陈寅恪认为："华夏民族之文化，历数千载之演进，造极于赵宋之世。"陈寅恪认为："华夏民族之文化，历数千载之演进，造极于赵宗之世。"自公元907年，唐朝灭亡，五代兴起，期间历经五代十国、北宋、南宋，直至1368年明兴元灭，近500年的历史长河里，中国大地战乱频仍，仅在不到60年的五代十国中，"为叹五代残唐天下干戈不息，那时朝属梁，暮属晋，正谓是：'朱李石刘郭，梁唐晋汉周，都来十五帝，播乱五十秋'"（《水浒传·引言》），社会动荡不安，人民流离失所，生产力与科技文化受到极大的破坏。尽管如此，勤劳智慧的中国人民依然创造了辉煌的成就。严复指出："中国所以成为今日现象者，为善为恶，姑不具论，而为宋人之所造就，什八九可断言也。"

从唐朝中晚期至五代、宋朝，中国南方战乱并不频仍，故中原人多有南迁，不仅增加了劳动力，且带来了先进的技术，加之自然条件的优越，江南地区农业发展迅速，赶上乃至超越了北方水平。

北宋时期，占城稻与棉花的广泛种植，江南丘陵地区茶园大面积拓展，以及手工业、丝织业、棉织业、瓷器、造船业、商业都进入了辉煌时期。海外贸易也超过了历代，成为世界上从事海外贸易的重要国家。广州、泉州是闻名世界的大商港，中国商船的踪迹，近至朝鲜、日本，远达阿拉伯半岛和非洲东海岸。始于唐朝中后期的经济重心南移，至南宋时代方告完成，而政府的财政收入则主要来自东南地区。

进入元代后，元世祖重视发展农业，严令禁止蒙古贵族圈占农田做牧场，积极治理黄河，推广棉花种植，故历尽战乱的北方，此际农业得以恢复与发展。此外，开凿了由山东东平到临清的会通河和由通州到大都的通惠河，与原有运河连通，粮船得以从杭州直通大都；又开辟了规模空前的海运，即从长江口的刘家港出发，经黄海、渤海到达直沽，再运往大都，粮食运输逐步以海运为主。所以元朝大都成为政治经济中心，亦是闻名世界的商业大都市。

元朝疆域空前辽阔，元世祖在中央设中书省，地方设行中书省，简称"行省"，以对全国实行有效的管理。我国省级行政区的设立，则始于元朝元政府。另外，有效地加强了对边疆的治理，将西藏纳入元朝正式版图，并强化对琉球的管辖。元时有许多汉人定居边疆，为开发边疆、发展边疆做出了重大贡献。另一方面，边疆各族包括蒙古族在内，大量迁入中原乃至江南，与汉族人民杂居相处。原迁居黄河流域的契丹、女真等族，经过长期共同生活，已同化为汉人。对外交流异常繁荣，大量定居于中国的波斯人、阿拉伯人，信仰伊斯兰教，同汉、蒙、畏兀儿（今称维吾尔）等族，长期杂居，互通婚姻，逐渐形成一个新的民族——回族。元朝境内大规模的人口流动，各民族杂糅相聚，出现了中国各民族经济、文化的大发展与大融合，创造出辉煌灿烂的中国宋元文化。

在辽宋夏金元这一历史时期，由于政治、经济、文化，尤其是生产力发展水平的不平衡性，给医学的发展带来相应的影响。金元时期，中国境内的社会结构尤其是统治阶级乃至作为统治者的民族与文化发生了重大变化。在战乱状态下，少数民族所建立的国家政权不能也不可能把医学置于北宋时期的高度，故此际无以对医学进行有效的监管与引导，但却给医学带来了充分的自由发展空间。女真人没有医学，金朝医学则是北宋医学的延续与发展。另一方面，由于战乱、劳役、饥馑等因素而致疫病流行，战伤、内伤、虚劳病日益增多，迫使医学家们对此类疾病的病因病机及临床诊治工作展开了全面而系统的研究，对中医学发展产生重大影响的金元四大家，就是此时涌现出来的。

此外，由于元朝异民族的南侵，汉族人民为保护自家妻女、财产继承与纯正血统而加剧了"男女授受不亲"的社会认同，对女性生活方式、活动范围的影响与制约更加严厉，男权社会、性禁锢则"更上一层楼"，社会文化、道德观、价值观都发生逆转，中医学的研究范式也相应发生改变。

1. 活字印刷术的发明

闻名于世的中国四大发明，除造纸术外，印刷术、指南针和火药，皆于宋代出现。故学者们一致认为，两宋时期是我国古代科技发展的高峰阶段。活字印刷术、指南针与火药的广泛使用，标志着这一时期科技的重大成就。自7世纪初叶雕版印刷术出现之后，我国刊印了大量精美的书籍。至北宋时期，毕昇在此基础上发明了活字印刷术。不久，又出现了套色印刷技术。雕版印刷术的出现，是印刷技术的重大革命，既经济，又省时，极大地促进了我国文化事业的发展——文化的传播和对保存古代文献典籍，起了重要作用。就我国古代史料而言，宋以前佚者多，宋以后存者多，雕版印刷术是其主要原因之一。毫无疑问，它对于中医中药的文化传承当然起到了重要的载体作用，如宋版医籍已成为世界医学文献的珍宝。活字印刷术后来陆续传到世界各地，对世界文化的发展起到了重大的推动作用。而欧洲15世纪才出现活字印刷，较我国晚约400余年。

2. 指南针和火药的应用

指南针也是中国人民的伟大发明。早在战国时期，人们已发现磁石指示南北的特性，并制成"司南"。所谓"司南"，就是指南器的雏形，是世界上最早的指南仪器。北宋时，科学家们制成了指南针，开始用于航海事业，并通过阿拉伯地区传入欧洲。南宋时期，指南针广泛应用于航海业，使海外贸易迅速发展起来，并有效地促进了南宋的经济发展，中医中药直接或间接地受益于海外贸易。此际的中医中药借此扩大与海外交流，临床学、药学诸领域都得到了发展。

火药的发明，源于我国古代炼丹技术。唐朝中期，已有火药配方的记载；唐朝末年，火药始用于战争；至宋元时期，火药武器广泛用于军事。13世纪后叶，我国的火药生产技术和火药武器传入阿拉伯并由此转入欧洲列国。被世界人民广泛赞誉的中国古代四大发明——造纸术、印刷术、指南针与火药，既是我国古代人民科技、文化等辉煌成就的标志，更是我国古代人民对世界的杰出贡献。

3. 科学家及其成果

宋代是中国古代科技发展的黄金时期，在这一时期，宋涌现出大量的科学家，并取得了多方面的科技成就，其中，最为杰出者首推沈括和郭守敬二人。此外，苏颂和韩公廉制造了水运仪象台的浑天仪，成为世界上第一台天文钟和假天义。

沈括（1031—1095），北宋著名科学家、政治家、军事家。出身于官宦之家，仁宗嘉祐年间中进士，任扬州司理参军。后被推荐到京师昭文馆，负责编校书籍。神宗时，他积极参与王安石变法，多次被委以重任，曾任提举司天监、翰林学士、权三司使等。曾出使辽国，谈判边界问题。后知延州（治所在今陕西延安），以友人兵败而受牵连，遭贬。晚年居润州（今江苏镇江），筑梦溪园闲居。期间，据科学实践与平生见闻，著《梦溪笔谈》一书。

沈括学识渊博，成就卓著，在天文、地学、数学、物理、化学、生物、医药以及水利、军事、文学、音乐等许多领域都有精湛的研究和独到的见解。沈括一生撰书多种，据《宋史·艺文志》载，沈氏著述有 22 种 155 卷。然而，但据《梦溪笔谈》和宋代诸家书目所载，另有 18 种。现在尚存者，有《梦溪笔谈》26 卷、《补笔谈》3 卷、《续笔谈》1 卷、《长兴集》残存本 19 卷和《苏沈良方》中的一部分"沈括医方"，其他惜已失传。

《梦溪笔谈》广泛涉及数学、天文、历法、地理、物理、化学、医药等各学科领域。他记载了毕昇发明的活字印刷术，创制的"十二气历"，与农业气象紧密结合，为当时世界最先进的历法，直至 800 多年后，英国才出现相似的历法。尤其难能可贵的是，《梦溪笔谈》已经预测到石油"必大行于世"。"石油"一词，即为沈括的首创。

《梦溪笔谈》《苏沈良方》对中医中药多有研究，尤其对植物药的观察，大都较为准确，记录详实，并能够从实际出发，辨别真伪，补正古书之误漏。

《梦溪笔谈》还以大量篇幅记述了当时的政治、军事、法律、人事以及一些传闻轶事、艺文掌故等。对赋役扰民、西北与北方军事利弊及典礼礼仪和古代音乐演进，均有翔实记载。该书对于研究北宋社会、政治、科技、经济有重要参考价值。

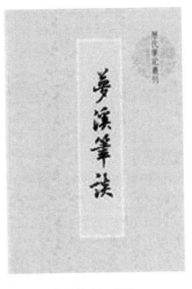

《梦溪笔谈》书影

《梦溪笔谈》问世后，受到学术界的高度重视，不久即被刊刻印行。现存最早版本为南宋乾道二年元代覆刻乾道本。通行的正、补、续三编本首出《稗海》。1956 年，上海出版公司出版《梦溪笔谈校证》，考据精详；1957 年，中华书局出版《新校正梦溪笔谈》。近年有多种校注本。

《梦溪笔谈》在国外也有较大影响。早在 19 世纪，即因其活字印刷术的记载而闻名于世。20 世纪以来，日、韩、法、德、俄、英、美、意等国学者对《梦溪笔谈》进行系统而深入的研究。尤其是日本，早在 19 世纪中期，即以活字排版印刷本书，为世界上最早用活字版排印《梦溪笔谈》的国家。自 1978 年以来，日本分三册陆续出版了日译本《梦溪笔谈》。此书对国外科学界的广泛影响，由此可见一斑。

郭守敬（1231—1316），字若思。元朝天文学家、数学家、水利专家和仪器制造专家。顺德邢台（今河北邢台）人。曾任都水监，负责修治大都至通州的运河。1276 年郭守敬修订新历法，经 4 年时间制订出《授时历》，通行 360 多年，是当时世界上最先进的一种历法。

《授时历》为我国古代一部十分精良的历法。王恂、郭守敬等人曾研究分析汉代以来的四十多家历法，吸取各历之长，力主制历应"明历之理"（王恂）和"历之本在于测验，而测验之器莫先仪表"（郭守敬），采取理论与实践相结合的科学态度，取得许多重要成就。为了编历，他创制和改进了简仪、高表、候极仪、浑天象、仰仪、立运仪、景符、窥几等十几件天文仪器仪表；还在全国各地设立二十七个观测站，进行了大规模的"四海测量"，测出的

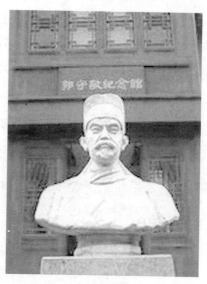

郭守敬雕塑像

北极出地高度平均误差只有 0.35；新测二十八宿距度，平均误差还不到 5′；测定了黄赤交角新值，误差仅 1′多；取回归年长度为 365.2425 日，与现今通行的公历值完全一致。

郭守敬编撰的天文历法著作有《推步》《立成》《历议拟稿》《仪象法式》《上中下三历注式》和《修历源流》等 14 种，共 105 卷。

为纪念郭守敬的功绩，人们将月球背面的一环形山命名为"郭守敬环形山"，将小行星 2012 命名为"郭守敬小行星"。

郭守敬通过三年半约二百余次的晷影测量，定出至元十四年～十七年的冬至时刻。他据历史资料加以推算，得出一回归年的长度为 365.2425 日，这个值同现今世界上通用的公历值几乎相同。中国古历自西汉刘歆作《三统历》以来，一直利用上元积年和日法

进行计算。唐、宋时，曹士等试作改变。《授时历》则完全废除了上元积年，采用至元十七年的冬至时刻作为计算的出发点，以至元十八年为"元"，即开始之年。所用的数据，个位数以下一律以100为进位单位，即用百进位式的小数制，取消日法的分数表达式。

晚年，郭守敬致力于河工水利，兼任都水监。至元二十八至三十年，他提出并完成了自大都至通州的运河（即白浮渠和通惠河）工程。至元三十一年（1264年），郭守敬升任昭文馆大学士兼知太史院事。在主持河工工程期间，制成一些精良的计时器。

4. 宋学

宋代是中国古代经学发展的最重要时期，完成了由"汉学"向"宋学"的转变——由章句之学转变为义理之学。

程朱理学是宋学的一个重要流派，直至南宋中后期成为显学，而后长期占据了经学的主导地位。

宋朝出现了诸如苏轼、陆游等重要的诗人，尤其是陆游的爱国诗，对华夏精神文明的培育，产生了深渊的影响，两宋哲学思想对宋金元中医药学的发展有很大的影响，特别是程朱理学。程朱理学是宋学的一个重要流派，直至南宋中后期成为显学，而后长期占据了经学的主导地位。

宋初，朝廷极力倡导儒学，重用文臣，充分吸取唐朝教训，强化中央集权，消除地方割据势力。此际，在儒家内部出现了两种不同的学风，一种是以范仲淹、欧阳修、王安石等为代表，强调为朝廷培养实干人才；另一种是以宋明理学创始人周敦颐为代表，注重道德修养，研究"性命之学"，倡导孟子"养心莫善于寡欲"观，以提高官员乃至国民的精神境界。周敦颐主张养心寡欲，在此基础上，又辅以佛老清静、无为思想，强调清心无欲、安贫乐道，著有《太极图说》。而后朱熹承其学，强调"道心"与"人心"的区别，认为道心含天理，人心乃人欲，"人心惟危，道心惟微"，通过修心养性，使人心转危为安，道心由隐而显，彰明于世，人心从于道心，私欲服天理。由此可见，宋代理学是儒、道、释三者相结合的产物，标志着儒家哲学思想发展到了一个新阶段。它对中医学科、医生甚至民众心理文化观的影响是巨大的。"存天理，灭人欲"的道德束缚在一定程度产生了社会的性压抑。但元代朱震亨的"相火论"以及明代"命门学说"的形成都与理学的影响有很大关系。

5. 辉煌的文学艺术

在我国辉煌灿烂的传统文化星河之中，唐诗、宋词、元曲无疑是中华文化的一支奇葩。宋元时期，宋词、元曲异军突起，成为我国文化的一大高峰。作为一种新的诗歌体裁形式，词最初在民间演唱，在唐代时就有流行，句子有长有短，便于歌唱，历经五代至两宋，词得到较大发展，成为宋代主要的文学形式。两宋词人层出不穷，尽人皆知的如苏轼、李清照、辛弃疾等；此外，就一定程度而言，宋代诗歌成就并不亚于唐代。宋朝出现了诸如苏轼、陆游等重要的诗人，尤其是陆游的爱国诗，对华夏精神文明的培育，产生了深远的影响。又元朝时期，戏剧空前发达，出现了元曲，由杂剧和散曲组成，将音乐、歌舞、动作、念白杂糅一起，是比较成熟的戏剧形式。元朝剧作家人才辈出，其中最优秀者当为关汉卿。关氏一生创作了大量剧本，流传至今，依然有十多种，代表作就是人所共知的悲剧《窦娥冤》。

此外，始于北宋的新古文运动，至北宋中期乃取得了重大成就，文豪辈出，散文至今传诵弥盛，所谓"唐宋八大家"，宋人有其六。

作为我国辉煌文化事业时期的一大奇观，宋元时期的绘画与书法风格多样、题材广泛、技巧成熟，突出地体观于山水画、花鸟画和风俗画之中。张择端《清明上河图》、赵孟頫《秋郊饮马图》等是被历代所推崇的"神品"。宋代还十分盛行随意挥洒的行书，宋代著名的书法家有苏轼、黄庭坚、米芾、蔡襄，习称"宋四家"，体例至今流行而弥盛。

宋金元时期，依然承袭了晋唐之风，文人通医的情况较为普遍，不少北宋文人学者通晓医学，有相当闻名的医学著作存世，司马光《医问》、文彦博《药准》、苏轼《圣散子方》、沈括《灵苑方》及《良方》、张耒《治风方》等。这种现象的出现，与朝廷重视医学密不可分的。如北宋开国不久，宋太宗即命王怀隐等撰集《太平圣惠方》，并亲自作序，令镂版颁行天下，诸州各置医博士掌之。与之相应的是，此际医家们的文化程度也很高，医者通文现象更为常见，故后世有"不为良相，则为良医"之说，而"儒医"之称，亦当源于此时。

三、政府对医药事业的重视

宋金元时期，政府十分重视教育，学校教育非常发达，京师设有国子学、太学，全国各地还有武学、律学、算学、医学等专业性学校。此外，政府还开创了强化医药卫生事业管理之先河，促进了中医中药学科的发展与完善。宋金元当局均设置了比较齐备的医药卫生管理机构，制定了一系列医事制度与法规。宋初设立的翰林医官院（1082 年改称医官局）专司医药行政，包括对军旅、官衙、学校派出医官，主管医药行政事务，首次将医药行政与医学教育分开。初期医官院并无定员，1038 年规定总额为 102 人，最多时曾达 1096 人。

科举、铨选和考课制度的变化，体现了唐朝以来，尤其是北宋官僚形态的演进。宋代科举制度是最先进的，它承继了隋唐的科举制度，并不断调整考试科目和录取标准，为官员的自我更新提供了源源不断的新鲜血液，且录取人数大增（唐代每科不过 20 人左右），三年一科，每科取数百人，以"糊名"之法而避唐代"行卷"之风，公平竞争，不分贫富，不择门第，如寒士范仲淹、欧阳修、包拯等人即是通过自身的发奋努力，考中进士，而进入领导阶层的。同时，完善了文官铨选制度，从而使官员的选任考课和迁转能随着时代的变迁和自己地位的改变而不断地适应新形势的需要，成长为符合管理国家、治理国家的合格人才。

对翰林医官的选拔，朝廷规定年龄必须在 40 岁以上，经过各专业考试合格后始可任用。成绩最优秀者留翰林医官院，次者为医学博士、外州医学教授。1188 年后，又把医官的考试对象扩大到外州各地的民间医生。宋代除设有医官院外，还有其他类型的医疗、慈善机构，如政府置办安济坊，主要收留"不幸而有病，家贫不能拯疗"的社会穷困者，后相继在外州郡县建立多处类似机构。

尤其难能可贵的是，宋朝政府对医学教育事业极为关注，首次将中医学校作为一个独立机构，还将其纳入国家的官学系统；创建了校正医书局，集中全国知名医家与研究者，对历代重要中医典籍进行了全国范围内的广泛收集、整理、考证、校勘、刊行和国家收藏，此举对中医学尤其是中医文献学的传承作出了重大贡献，今人得以研究的中医文献多是赖以整理和保存的。此外，政府组织了力量编撰、出版了《太平圣惠方》《圣济总录》《太平惠民和剂局方》等中医名著和中药学专著如《开宝本草》《嘉祐本草》《本草图经》等。宋政府设置了大型药局，对中成药的推广、发展起有极大作用。

四、中医学—男科学的成就

中国社会科学院历史研究所王曾瑜认为："中国古代的科学主要有应用数学和医学两门。这与宋代学校设有医学和算数学是相应的。宋代数学有其成就，但对近代数学说不上有何影响。中华传统医学独特的理论体系无疑是深受古代哲学的影响。宋金时期的医学理论有新的发展，出现了法医专科。北宋时的医学分科，已与近代医学分科类似。"

宋代制作的两具针灸铜人及相关著作，使针灸学取得了划时代的进步。在宋金元时期，尤其是北宋时期，社会生产力的发展、科学技术的进步，政府、社会、民众对中医药学的重视程度，都为中医学的大发展提供了良机。所以，此际不论在古籍整理、方书出版、经典研究以及中药学诸领域，俱有重大的建树。宋代制作的两具针灸铜人及相关著作，使针灸学取得了划时代的进步。随着理论探索的深入和新学肇兴，加之战乱、劳役、饥馑、气候变化等因素而致疫病广为流行，医家们对内伤、虚劳、疫疠、创伤等临床医学的研究更加广泛深入。"金元四大家"的出现，标志着中医病理学、诊断学、治疗学等领域进入了"百家争鸣"的新阶段和新发展时期。

1. 对古籍的全面整理与广泛刊行

公元 1057 年，北宋政府特设"校正医书局"，汇集了全国著名的学者和医家，对历代重要医籍进行了系统的搜集、考证、校勘和整理工作，历时十余载，而后陆续刊行了《素问》《伤寒论》《金匮要略》《脉经》《针灸甲乙经》《诸病源候论》《千金方》和《外台秘要》等重要中医学典籍，以及多部本草书籍与方书，如《开宝本草》《雍熙神医普救方》《太平圣惠方》等。主持并长期参与其事的名家有掌禹锡、林亿、高保衡、孙兆、秦宗古等人。其收集较为完备，整理严谨之至。这些工作对当时医学的发展及后世医籍文献的传承都有极为重要的作用。

宋元时期，对经典名著《伤寒论》的研究，已经达到一个新的高度。东汉医圣张仲景《伤寒杂病论》问世后，经西晋医家王叔和之手，将其伤寒部分析出，编次整理为《伤寒论》，历经东晋、南北朝，至唐代孙思邈编纂《千金翼方》，始将《伤寒论》部分内容收录其中。

宋太祖开宝年间，节度使高继冲编录《伤寒论》进呈，然该本未经校正，鲁鱼亥豕，舛错较甚。而后历朝皆藏之书府，岐黄学界难得一窥。后翰林学士王洙在馆阁蠹简中，得仲景《金匮玉函要略方》83 卷，"上辨伤寒，中论杂病，下载其方。乃录而流传，但仅止数家。"校正医书局成立后，宋英宗治平年间，诏孙奇、林亿等校正《伤寒论》，全书分 10 卷 22 篇，除重复者与佚方之外，计 120 方，《伤寒论》遂流行于世。

自从《伤寒论》颁行之后，金元医家研究甚众，蔚然成风。

经典作家们从不同角度对《伤寒论》的理法方药进行了阐发，对伤寒六经病证、脉法、治则和汗吐下三法具体应用等进行了分类和归纳，对小儿伤寒、妇人伤寒、暑病、斑痘等证研究，均可视为补《伤寒论》之未备。其中，重要者如有韩祗和《伤寒微旨论》2卷（1086年）、庞安常《伤寒总病论》6卷（1100年）、朱肱《伤寒类证活人书》（1107年）、许叔微伤寒系列（《伤寒百证歌》《伤寒发微论》《伤寒九十论》）、成无己《注解伤寒论》10卷（1144年）、《伤寒明理论》4卷（1142年）等。

2. 辑录古方，创制新方，发展医方

承继魏晋、隋唐医家搜集整理临床经验效方之遗风，宋金元时期辑录古方、创制新方之风日盛，表现在编著方书不再是医家学者的个人行为，而是得到了官方高度重视和全力支持。不惟如此，医家们还大力发展了方书，使之上升到一个新高峰。纵观宋元方书的编著，大致有三种形式：一者，沿袭《千金要方》《外台秘要》之旧制，收集古今名方，论证处方，而为综合性医著，即《太平圣惠方》《圣济总录》等；二是汇编实用性方书，如《太平惠民和剂局方》等；三是以本人医疗经验所及，创制新方，并选录古方，编成具有个人经验特色的临床专题方书，如《普济本事方》《三因方》《济生方》等。此外，声名卓著的学者文人亦涉猎此领域，形成了真正意义上的"儒医"，如司马光、文彦博、沈括、苏轼等皆有医方著作。

《太平圣惠方》《圣济总录》《太平惠民和剂局方》皆是由政府组织编撰并颁行的大型方书，它们收录的处方繁多，论证精详，卷帙浩瀚，内容丰富；广泛涉及各科领域，内外妇儿，靡不赅备。特别是1151年校订后的《太平惠民和剂局方》，颁行于全国，使之成为世界最早的国家药局方之一。该书10卷，附《用药指南》3卷，分诸风、伤寒、痰饮、诸虚等14门，载方788首。每方之后，详列主治证候和药物，对药物炮制方法和药剂修制法亦作了详细说明。当今临床常用的方剂和中成药，如至宝丹、紫雪丹、牛黄清心丸、苏合香丸、三拗汤、华盖散、凉膈散、藿香正气散，以及妇科常用方如四物汤、逍遥散，儿科常用方如五福化毒丹、肥儿丸等，皆源出此书。

总之，作为宋金元大文化的一部分，此际的方剂学和方书编撰与整理，已经取得了前所未有的辉煌成就。

3. 新学肇兴与金元四大家的崛起

中医学基础理论的研究之风兴盛于宋元时期。脉学专著《脉诀》《诊家枢要》，验舌专著《敖氏伤寒金镜录》及脉象图、舌象图，解剖学图著《欧希范五脏图》《存真图》，本草学专著《证类本草》《珍珠囊》，皆成书于此时。同时，对《伤寒论》的多角度、多视野的研究，如《伤寒总病论》《伤寒类证活人书》与《注解伤寒论》等，就是整理、研究、注释《伤寒论》的专著，极大地提高了《伤寒论》的学术地位，为伤寒学的发展奠定了基础。

《四库全书总目提要·医家类》指出："儒之门户分于宋，医之门户分于金元。"宋元时期，一方面是程朱理学"饿死事小失节事大"的礼教束缚着人民的思想、意志和行为方式；另一方面，宋朝文官政府和元朝蒙古政府却放松了对社会一贯的严控措施，出现了封建社会极为难得的思想解放与学术上的百家争鸣时期。中医中药学科亦出现了新的、重大的发展，主要表现在学术的争鸣与兴盛，以及金元四大家的出现。

如前所述，两宋时期中医中药学的学术观点依然沿袭了传统思想，"述而不作"是其主流；而金元医家们不仅在理论上标新立异、独辟蹊径，打破了传统的墨守成规、因循守旧局面，开创了中医学术交流与学术争鸣的新局面和新风气。对中医理论、学术的发展和临床实践水平的提高，无疑起到了重要作用。12世纪，易水学派、河间学派流行于今河北一带，而后其中影响最大者当为刘完素、张从正、李杲、朱震亨，被后世称为"金元四大家"。其实，能与之相比肩者，还有张元素、王好古等医家。

（1）刘完素：火热学派

刘完素（约1120—1200），字守真，号通玄处士，河间人（今河北河间县，故后人称之为刘河间）。完素幼嗜岐黄，自25岁始深究《内经》，尝谓："法之与术，悉出《内经》之玄机。"并将《内经》理论与时行之五运六气学说相结合，对火热病证研究独辟蹊径，提出"火热论"的观点，并自成一家。金章宗完颜璟三次辟征，皆不就，长期为民行医，深受百姓爱戴，其故梓迄今尚有纪念遗址。

刘完素代表性学术著作为《素问玄机原病式》《宣明论方》《三消论》，以及《伤寒标本心法类萃》等，其主要学术思想是"火热论"。刘氏十分强调火热在发病学中的重要性，认为《素问·至真要大论》病机十九条中，属火热因机者居多，并把火热病证扩大到五十多种。刘完素强调"六气皆从火化"，指出：六气中风、湿、燥、寒诸气在病理变化中皆能化热生火，而火热往往也是产生风、湿、寒、燥的原因之一。此外，刘完素提出了"五志过极皆为热甚"，即所谓五志化火学说。刘氏补充了病机十九条风寒暑湿燥火"六气病机"缺"燥"之憾，指出："诸燥枯涸，干劲皴揭，皆属于燥"，已为后世学术界所接受。

在辨证施治原则下，刘完素首创的火热论观点，是据于本类疾病的多发性和泛发性而提出并加以强调的。对火热病的治疗，刘氏主张以清热通利为主，擅长以寒凉药物治之，后世医家称之为"寒凉派"，故史有"热病宗河间"的高度评价。刘完素的代表方为防风通圣丸，被后世广泛用于治疗淋病、梅毒、软下疳、鱼口横痃、阴囊湿疹等病。刘氏认为：遗精乃劳伤、思欲或房劳太过所致，以健脾育阴坚肾之秘真丸治疗。

纵观刘氏一生，在理论上多有建树，临床上多有创新，对后世温热病的治疗有很大影响。除主火学说之外，其所提出的"脏腑六气病机说"、"玄府气液说"，进一步发展了《内经》所谓"亢则害，承乃制"理论。

（2）张元素：脏腑辨证论

张元素（生卒年代不详，应生活于十二世纪），字洁古，金代易水（今河北省易县）人。张氏年近三十，方究岐黄之术。历经二十余年的研习，创立了易水学派，终成一代大师。其学术思想渊源于《内经》《难经》《伤寒论》，旁参《华氏中藏经》、钱乙《小儿药证直诀》，并深受同时代医家刘完素医学思想的影响。其代表性著作为《医学启源》《脏腑标本寒热虚实用药式》，另有《珍珠囊》《药注难经》存世。

据《金史》记载，张元素与刘完素过从甚密，治愈刘完素伤寒病，并自此显名。张氏尊古不崇古，认为"运气不齐，古今异轨，古方今病不相能也"，强调治病必须因人因时因地而异。在《内经》理论基础上，结合自己临床实践，系统、深入地研究了五脏六腑的生理病理、脏腑标本与虚实寒热的辨证，以及脏腑病证、演变与预后。提出了"脏腑辨证说"和"脏腑标本寒热虚实用药式"，为脏腑辨证学说的进一步发展奠定了理论基础和临床范式。

（3）张从正：攻邪论

张从正（约1156—1228），字子和，号戴人，睢州考城（今河南兰考县）人，为攻下派的开山鼻祖，著《儒门事亲》（十五卷）。另有可考者，如《张氏经验方》二卷、《伤寒心镜》一卷、《秘传奇方》二卷、《治病撮要》一卷。

子和之学，源于《内》《难》、仲景，后私淑主火派刘河间。对于汗、吐、下三法的运用，匠心独具，手法老到，炉火纯青，积累了丰富的经验，以此发展了祛邪安正学说。《金史》誉其"精于医，贯穿《素》《难》之学，其法宗刘守真，用药多寒凉，然起疾救死多取效。"

张氏认为，"古方不能尽治今病"，反对囿于"局方"，滥用温燥之流弊，力倡攻邪。在攻邪与扶正的辩证关系上，以攻为主；在补与泻的辩证关系上，以泻为主。认为邪去则正安，而邪滞体内，"补之足以资寇"；病邪概非人体所自有者，"病之一物，非人身素有之，或自外而人，或由内而生，皆邪气也。"一旦致病，即应攻治，病去则止，邪去正安，不可迷信补药；而对体质虚弱者，则应予以滋补。

"病由邪生，攻邪已病"乃张氏攻邪的基本论点。认为机体发病，都是由于邪气侵犯所致，邪气的由来虽然不尽相同，而攻邪的方法有三，汗、下、吐是也。此三法的应用，应视邪气种类和侵犯不同部位而异。感受风、寒、暑、湿、燥、火六淫者，乃天之六气——多侵犯人的上部，结搏击于皮肤之间，藏于经络之内，发为疼痛走注、麻痹不仁及四肢肿痒拘挛，所以用汗法，以祛邪外出；雾、露、雨、雹、冰、泥六者，乃人之六味，即饮食内伤，病在中，位于膈或上脘，可用吐法；酸、苦、甘、辛、咸、淡六者，乃地之六气，侵犯人体，多发生于下部，当因势利导，可用下法。病邪入内，皆非人体所固有者。因此，治疗当施以攻法，以速去其邪为首要，邪去而元气自复也，故着重强调"先治其实，后治其虚"。张氏还十分注重血气流通，认为血气壅滞也是邪气侵阻的结果，治疗须先论攻邪。

《儒门事亲》十分重视社会环境、精神因素在发病学中的作用，在治疗实践上，特别注意"达时变"原则，即因时（天气寒温之异）、因势（"天下少事"或"多事"之异）、因地（南方北方之异）、因人（贫富、贵贱、禀性、体质之异）制宜。从而丰富和发展了中医心身医学、医学社会学等内容，尤其是促进中医关于人与社会环境的整体观，以及机体与情志的整体观思想的发展。

张从正男科学观认为，阳痿、遗精应归于男子"疝"病范畴，称"遗溺、癃闭、阴痿、脬痹、精滑、白淫，皆男子之疝"。认为下疳疮久不愈者，是肝失疏泄，湿热下注所致。张氏之论男子七疝形象而具体，《儒门事亲·疝本肝经宜通勿塞状十九》中首次提出了水疝的概念："水疝，其状肾囊肿痛，阴汗时出，或囊肿而状如水晶，或囊痒而燥出黄水，或少腹中按之作水声。"针对阴囊水肿之"囊腿"，主张用辛凉消散之琥珀通经散治疗。他倡导"气血以流通为贵"，该理论给后人关于疗阳痿、阳强、不育不孕、不射精等疾的诊疗思路以新的启发。

（4）李杲：脾胃论

李杲（1180—1251），字明之，号东垣老人，真定（今河北正定县）人。著有《脾胃论》《内外伤辨惑论》《兰室秘藏》等。首创"脾胃论"学术观，治疗上主温补脾胃之法，是"补土派"的代表医家。

李杲家境富裕。幼年时期，母病，为庸医所误而毙。遂捐千金，拜名医张元素门下，精研岐黄之术。历经数年，乃得其真传。他根据张元素脏腑辨证理论，特别是其所强调的脾胃对人体生命活动的重要作用，以及脾胃受损对其他脏腑的影响，提出了"内伤脾胃，百病由生"。而饮食不节、劳役过度和精神刺激皆可以损伤脾胃。在实践上，李杲注重补上焦、中焦、下焦元气，但以补脾胃为主要原则，以"调理脾胃"，"升举清阳"为主。所创升阳益胃汤、补中益气汤是迄今累用不爽的名方。但有学者认为，李杲重视胃阳而忽略胃阴，再者，亦未把许多大疫与脾胃损伤导致之诸病完全区别开来，故在治法上有失偏颇。

李杲认为，湿热郁阻宗筋，阳气不得宣通，乃致阳痿不举。且李氏对阳痿的辨证治疗俱有创新之处。所创固真汤主治"两丸冷，前阴痿弱，阴汗如水，小便后有余滴，尻臀并前阴冷，恶寒而喜热，膝下亦冷"。证属阳热郁悖，真寒假热，治宜升阳开郁，透达邪气，清热利湿，药用升麻、羌活、柴胡、炙甘草、龙胆草、泽泻、黄柏、知母。又，东垣所创制龙胆泻肝汤，被广泛用于男科乃至内外妇儿各科疾病，对男科之证，如阳强、淋病、软下疳、睾丸肿痛、阴汗证等，效如桴鼓。该方现已成为中药企业的拳头成品。

（5）王好古：阴证论

王好古（1200—1264），字进之，又字信之，号海藏老人，赵州（今河北省赵县）人。博古通今，为"医之儒者"。初，师从大家张元素，后为名医李杲之徒。以进士官赵州教授，兼提举管内医学。著有《汤液本草》《阴证略例》《医垒元戎》《此事难知》《仲景详辨》《活人节要歌括》《斑疹论》《伤寒辨惑论》《医家大法》《光明论》《标本论》《三备集》《小儿吊论》《辨守真论》《斑论萃英》《十二经药图解》《解仲景一集》《疗痈疽耳眼本草要钞》《海藏治验录》《伊尹汤液仲景广为大法》（即《医家大法》）等，惜多已散佚。

王好古学识渊博，总结了上至《内经》《伤寒》，下迄近人朱肱、许叔微、韩袛和等人的学术思想和临床经验，从而创立了阴证学说。首先，王氏指出"伤寒"阴证的严重性在于它"难辨而难治"。之所以难辨，是其变证复杂，如阴证似阳、阴盛格阳、内阴外阳等；之所以难治，是其脾肾两虚（尤其是肾虚）。其次，王氏总结了对阴证的鉴别。最后，提出阴证的治疗，重在保护肾气，温养脾肾为原则。

王好古阴证学说理论与实践经验，既是对张仲景伤寒理论的补充与发展，更加丰富了易水学派的学术思想。在男科学方面，强化了临床论治男女夹阴（阴毒）伤寒的理法方药。

（6）朱震亨：相火论

朱震亨（1281—1358），字彦修，婺州义乌（今浙江省义乌县）人。家居于丹溪，故后人尊称为丹溪翁。著有《格致余论》《局方发挥》《金匮钩元》《伤寒辨疑》《本草衍义补遗》《外科精要发挥》等，部分已佚。另有《丹溪心法》《丹溪心法附余》等书存世，系后人据其临床经验整理而成。

丹溪自幼好学，早年习举子业，30 岁时有志于医，34 岁拜朱熹的四传弟子许谦（元代理学家）为师，成为理学家。40 岁时，感伤于亲属多人殁于药误，重新攻读医学典籍，逐渐对当代流行的《和剂局方》产生了怀疑，认为："古方新证，安能相值？"追随名医罗知悌，罗知悌为刘完素再传弟子，旁通张从正、李杲之学，故丹溪治医，既能发挥经旨，参合哲理，亦且融合诸家，结合临床实践而创立新说。他治愈许谦十余年的"末疾"，"数年之间，声闻顿著"。"相火论"、"阳常有余，阴常不足"之说为丹溪主要学术思想。他据《内经》中"少火""壮火"之说，刘完素"相火论"，李杲"阴火说"等，重点探讨了内在火热病机，在《格致余论》中创造性地提出相火有常有变的规律。

宋元时期，医家云集，除上述名家之外，还有数百位知名医家。据《古今图书集成·医部全录》卷五○七～卷五○九，即收载有宋代名医 144 人，金代 11 人，元代 79 人。吕复《内经或问》对宋金元时期最有影响的医家做了很高的评价，云：庞安常医，能启扁鹊之秘；钱仲阳医，如李靖用兵；张易水医，如濂溪之图太极；刘河间医，如橐驼种树；张子和医，如老将对敌；李东垣医，如丝弦新絙。除大批具有较高理论素养的儒医之外，上自君主大臣，下至草泽民间，包括道士僧侣，甚至外国人士，医家之众、名家之多，前所未有。余如沙门洪蕴、赵自化、高若讷、冯文智、耶律庶成、耶律敌鲁、直鲁古许希、孙尚、孙兆、刘元宾、宋道方、王贶、杨介、李生、嵇清、汪夫、皇甫坦、王克明、王继先、陈文中、张杲、程迥、麻九畴、常用晦、罗知悌、王朝弼、葛应雷、葛乾孙、罗天益、窦默、刘光大、刘哈剌巴都鲁、许国祯、杜思敬、危亦林、赵良仁、赵道震、王珪、沈好问、项昕、吴恕、吕复、李爽、陈秘、肖和尚、阎文显、张耆、崔世明等。

革命导师恩格斯指出："任何新的学说……它必须首先从已有的思想材料出发"，"主观理解、生活条件、知识水平和思维发展程度所决定的"。宋元时期各家学说、学派的形成，是在中医学历代奠定的基础上发展和成熟起来的，各派之间互相吸取经验，互相补充，甚至师徒相授，或私淑者，如张从正在刘完素理论基础上发展了攻下理论，李杲则在张元素"师古方、裁新方"基础上创立了脾胃学说，刘完素传于弟子荆山某僧人，再传罗知悌，三传至朱震亨而发展了滋阴派理论。整个金元四家学派本身也都是在历代积累的医学成就上发展起来的。

宋元时期中医药学得到发展的同时，我国藏医学、蒙医学也得到了相应的发展与进步。

4. 宋金元时期中医男科学的发展

由于程朱理学的勃兴，在南宋中后期逐渐居于统治地位，影响极大，人们的行为方式乃至性活动方式也受到了较大束缚。但是，如上所述，中医药学的发展却得以极大的提高。与之相反，男科学——性医学的研究受到较大压抑。从《汉书》至《唐书》，历代的史志目录中都记载了房中著作（含男科学内容），然而自《五代史》、《宋史》以下，诸史志目录不再记载该类著作，其他各种目录也少见相关记载，其原因在于：一者，乃迫于社会压力，作这方面研究者减少了，编著者也减少了；二者，即使有该类研究者和相应的著作，亦不再收入书志，将这方面的著作收进目录者也减少了。由此可见研究者的减少和社会关注度的下降之一斑。而性医学、男科学作为社会文化尤其是中医药文化的重要组成部分是无法禁锢的，在一些综合性医著、道藏著作中，都有对房室生活、性医学、男科学的论述。

（1）《云笈七签》

《元笈七签》，道家类书，凡122卷。北宋张君房编辑。该书集宋以前《道藏》之大成，为研究道家学说的重要文献。第11、12卷，有较多内容涉及房室养生、性医学和男科学领域，大多为引用前人的论说，阐述固精、节欲等问题，多辑录于《黄庭经》等典籍。关于固精的论述，该书《呼吸章》引《黄庭经》"结精育胞化生身，留胎止精可长生"，认为："夫学仙之人安心养神，服食治病，使脑宫填满，玄精小倾，然后可以存神服气，呼吸三景。若数行交接，漏泄施泻者，则气移神亡，精灵枯竭"。这部书引用了许多道家关于长生的理论，认为房室生活对人体健康有一定的作用，但更强调节欲宝精，指出：如果放纵性欲，滥施妄泻，就可能导致髓脑枯竭，伤精失明。即使注重服药和养生，而不慎房室也是徒然。

后世养生保健和男科学医籍对张氏节欲宝精理论极为推崇，多有引载，影响较大。

（2）《三元延寿参赞书》

《三元延寿参赞书》，元代李鹏飞撰。李鹏飞，池州（今安徽贵池县）人。幼时，鹏飞生母不为嫡母所容，乃改嫁朱氏。及长，飞痛感人生之艰难，哀蒸民之病痛，誓以岐黄之术济人。遂随师习学中医，四处行医，访寻生母多年，并在此过程中，搜集了大量医学资料，至元辛卯（1291 年），李鹏飞于 70 岁之际，编成《三元延寿参赞书》。

《三元延寿参赞书》为养生典籍，计 5 卷，为"天元之寿""地元之寿""人元之寿""神仙救世却老还童真诀"和"神仙警世阴阳延寿论"。作者认为，性活动对人类长生保健具有重要作用，指出"肾藏精气"，因"肾间动气"使之分布于人体内外，营养四肢百骸，灌溉五脏六腑。当欲火炽盛之际，将固身之精气集于下焦肾脏，从精道泄出，即所谓"精盛则思室"。性欲的产生，属于一种自然发生的生理现象，当精气充旺时，就会产生强烈的性冲动。

该书卷五设"阴阳延寿论"，对性欲提出了"四不可"的主张和性保健箴言，即："欲不可绝，欲不可早，欲不可纵，欲不可强"和"欲有所忌"、"欲有所避"。

"欲不可绝"，阐述了性生活对人体健康的必要性，强调阴阳交合是自然界必须遵循的规律，男女交媾必须遵循阴阳法则。李鹏飞指出："男大当婚，女大当嫁，人之大伦。"适度的性生活，是调和身体阴阳的重要手段，乃"造化之源，性命之根，故人之大欲莫切于此"。房事作为正常需要，是合乎天理的，"人道不可废者"。若强行抑制性欲，则是有害的，抑久必将致病。当然，房事以适度为宜，如次数的多寡，不仅要考虑年龄之少壮，还要考虑到体质之强弱，禀赋之厚薄及精力之盛衰等。李鹏飞指出："黄帝曰：一阴一阳之谓道，偏阴偏阳之谓疾。又曰：两者不和，若春无秋，若冬无夏，因而和之，是谓圣度。圣人不绝和合之道，但遗于闭密，以守天真也。"又云："男不可无女，女不可无男。若念头真正无可思者，大佳，长年也。"然而，"精盛则思室"，对性的渴求是人类的一种生理现象，不能通过抑制、禁锢而解除，否则"久而不泄，致生痈疾"，与《素女经》之说，如出一辙。又"思欲无穷，所愿不得，意淫于外，为白淫而下"之说，当源自《素问·痿论》。又，房事为人性之常，既不可无，亦不可频。若频次适度，两情愉悦，阴阳平衡，有利于养生。"素女曰：人年二十者，四日一泄；三十者，八日一泄，四十者，十六日一泄；五十者，二十日一泄。此法语也。所禀者厚，食饮多，精力健，或少过其度。……若所禀者薄，元气本弱，又食减，精耗损，强而为之，是怯夫而试冯妇之术，适以螂虎牙耳。"作者认为，性事频率因人而异，先天禀赋充足、体质强壮、食欲旺盛，生活条件优裕者，其房事次数可适当增加，反之，应适度减少。"人年六十者，当闭精勿泄。若气力尚壮盛者，亦不可强忍。久而不泄，致生痈疾。"老年人体质犹壮者，亦应有适度的性生活，这对增强老人生活的勇气及健康长寿，都有裨益。

"欲不可纵"，以其"元气有限，人欲无涯"，如贪欲酒色，极意房帏，乐不知返，则蚕食精魂，精竭而气亏，气虚而神衰，故"劝世人，休恋色"，提出了"无劳尔形，无摇尔精，归心静默，可以长生"。指出了养生的关键在于爱惜和固护肾精，陈述了纵欲的害处，反对恣情纵欲。作者认为纵欲的危害主要是伤精，精伤则易造成虚损性疾病，不能享尽天年。若纵欲无度，失精过多，可引起早衰，出现牙齿松动、耳鸣眼花、腰膝痠软、健忘乏力、面色晦黯、小便频数、男子阳痿。欲多则损精。人可保者命，可惜者身，可重者精，肝精不固，目眩无光；肺精不交，肌肉消瘦，肾精不固，神气减少；脾精小坚，齿发浮落。若耗散真精不已，疾病随生，死亡随至。若年老之人，阳事勃兴，异于常态，恐为油尽灯灭，残灯复明之恶兆，更应谨而抑之。如"年高之时，血气即弱，觉阳事辄盛，心慎而抑之，不可纵心竭意。一度不泄，一度火灭；一度火灭，一度增油。若不制而纵情，则膏火将去，更去其油"。

　　"欲不可早"，作者主要引用南齐褚澄《褚氏遗书·问子》篇论述性交过早的危害，指出："男破阳太早则伤其精，女破阴太早则伤其血脉。"又云："精未通而御女以通其精，则五体有不满之处，异日有难状之疾。"现代医学和遗传学对此有明确的表述，二者的基本观点是一致的。

　　"欲不可强"，着重指出了不可勉力入房，认为它易耗伤肾精。《内经·生气通天论篇第三》指出："因而强力，肾气乃伤，高骨乃坏"，所谓"强力"，乃指"强力入房"，即勉力性活动也。极意房帏，肾精乃伤，肾气渐衰，会导致精髓内枯，出现梦泄、神离、气散。若"阳痿不能快欲，强服丹石以助阳"，轻者消渴，或疮疡，甚则伐精损命。情与饮食养生一样，醉而强酒，饱而强食，未有不损其身体者，故当戒之。"欲不可强"，主要指出问题的两个方面：第一，不可以壮阳之药来助房事，特别是在发生阳痿及性功能低下之际，"阴痿不能快欲，强服丹石以助阳，肾水枯竭，心火如焚，五脏干燥，消渴立至……。少水不能灭盛火，或为疮疡。"丹石多为燥热之品，燥热伤精，故危害甚。"春药"亦多燥烈，故亦不能用"春药"来助性事。第二，在体力不济，或精少不思室之际，不能勉力性活动。作者指出："真人曰：养性之道，莫强所不能堪尔。《抱朴子》曰：才不逮，强思之；力不胜，强举之，伤也甚矣。强之一字，真戕生伐寿之本。……欲而强，元精去，元神离，元气散，戒之。"

　　"欲有所忌"，作者认为某些情况下不宜性交，其中包括：饱食后、醉后、燃烛行房、情绪过激时、远行后、月经未尽、伤口未愈、忍小便、服樟脑及麝香后、目赤、疾病新瘥或亏虚未复等。若不避禁忌，必致偾事，作者指出："忿怒中尽力房事，清虚气结，发为痈疽；恐惧中入房，阴阳偏虚，发厥，自汗盗汗，积而成劳。"从现代养生学和医学实践来看，李氏之论大多符合科学理论。作者引用《三国志·华佗传》所载"子献病已瘥，华佗视脉，曰尚虚，未勿为劳事。色复即死，当舌出数寸。其妻从百里外省之，止宿交接，三日病发，一如佗言。可畏哉"，说明了疾病未愈即行房事而夭横案例。其实，在张仲景《伤寒杂病论》中即载有疾病未愈而犯色的"阴阳易"之说。

"欲有所避"，讨论了有关气候变化与地理环境方面的性禁忌问题。其内容多见于《医心方》及《千金要方》。该篇有关诸日期禁忌之说，似无科学依据。如"今人勿犯长命及诸神降沼，犯淫者促寿。及《保命诀》所载：朔日减一纪，望日减十年……"，众多日期之戒，恐寓节欲之意。

"嗣续有方"，着重从体质条件上分析、论述了男女不孕不育的部分原因。李鹏飞认为男子"劳伤过度"、"精气伤败"是造成不育的一个重要原因。作者引用前贤之论云："丈夫劳伤过度，肾经不暖，精清如水，精泄聚而不对，皆令无子。近讷曰：此精气伤败。"

李鹏飞《三元延寿参赞书》对后世养生学、性医学和男科学的影响巨大。明代著名医家徐春甫在《古今医统大全》全文予以收载，是现代养生学、性医学和男科学的必读之书。

(3)《太平圣惠方》《太平惠民和剂局方》《圣济总录》

《太平圣惠方》《太平惠民和剂局方》和《圣济总录》，是宋代著名的三大官修方书，其载方之多，史无前例。其中，所收载男科方较为丰富，在一定程度上反映出宋金元时期男科学的创新和进展。

①《太平圣惠方》

《太平圣惠方》，亦称《圣惠方》。宋·王怀隐等辑。100卷。王怀隐，睢阳（今河南商丘南）人。初为道士，居汴梁建隆观，精于医药。于太平兴国初奉诏还俗，为尚药奉御，三迁至翰林医官使。太平兴国三年（978年），朝廷下令编修方书，王怀隐与副使王祐、郑奇等奉敕辑撰《圣惠方》，于淳化三年（992年）告峻。

《太平圣惠方》计1967门，载方16834首，广集宋以前方书及民间验方，内容丰富。书中首列诊断脉法，次列用药法则，然后按类分述病因、病理、方药，是一部具有理、法、方、药完整理论体系的方书，代表当时医学发展水平。其收药品种，较之前代本草书增多，有些药品乃前代方书未采用或弃用者。故时人蔡襄称本书多"异域壤苷"之品，所论方剂、疗法，亦多为前代文献散佚者。对后世影响巨大。

该书载治男科疾病方药多种，其中，阳痿方10首、遗精滑精方13首、尿精方8首、阴疮方4首、少精方7首。

该书对遗精的研究较为系统，治疗分为四法：①清肝涩精法；②益气养血益精涩精法；③养心安神、温阳疏肝、清利涩精法；④温肾益精法：将温补肾经之品与养阴益精之品合用，使温而不燥，温而润之涩之。治法有两个显著特点：其一，于温补肾阳药中配伍清热利湿药，如常以桂心与车前子配伍；其二，多用补肾益精以治其本，涩精药以疗其标。

对阳痿的治疗，所选10方，其中有9方用温肾育阴法，重视调补肾气。该书亦有用动物内脏治疗阳痿的记载，如用"雄鸡肝一件具，鲤鱼胆一枚。右件药，阴干，捣罗末为末；用雀卵和丸如小豆大，每服食前以温酒下五丸"。治阳痿方所用温阳药，多用肉苁蓉、鹿茸、干姜、巴戟天、蛇床子、阳起石、天雄；滋阴药多用石斛、地黄、五味子、麦门冬、山萸肉；平补肾气之药多用枸杞子、菟丝子、续断、覆盆子、杜仲；养心安神，多用远志。

男子精少，常用滋阴益精、温阳益精、阴阳双补三法。

对男子阴疮的治疗，《太平圣惠方》以清热解毒、敛疮为主，或佐以通络。该书所载方，多同时将病因、病机与主症、兼症简要列出，如《圣惠方·卷三十·治虚劳梦泄诸方》所载"治虚劳羸瘦、肾虚、梦泄不知，韭子丸方"即是。

②《太平惠民和剂局方》

《太平惠民和剂局方》，简称《和剂局方》。宋·陈师文等奉敕编辑，10卷。陈师文，临安（今浙江杭州）人。曾任尚书库部郎中、提辖措置药等职。与裴宗元等人将官药局收藏药方加以校订，辑成《和剂局方》。分 5 卷，21 门，收方 297 首。后几经重修增补，内容不断丰富，书名和卷数亦作多次调整，至绍兴十八年（1148 年），官药局改称"太平惠民局"，本书遂以名之。改分 10 卷，分诸风、伤寒、一切气、痰饮、诸虚、痼冷、积热、泻痢、眼目疾、咽喉、口齿、杂病、疮肿伤折、妇人诸疾、小儿诸疾十四门，增至 788 方。多为民间常用有效方剂，方后详列主治、证候和药物，并对药物炮制方法予以说明。为临床处方和药局配方蓝本，盛行于宋元之间，对后世医家影响较大。

本书所载方剂较《太平圣惠方》少，药物组成味数较多，主治症叙述繁杂，药效不专，对泌尿男科贡献有限，收录男科方剂十数种，如膃肭脐丸、菟丝子、玉霜丸、安肾丸、养气丹、平补镇心丹、张走马玉霜丸、四神丸、小菟丝子丸、沉香鹿茸丸、远志丸、三建丹、玄菟丹、龙齿镇心丹、苁蓉大补丸、钟乳白泽丸等。

③《圣济总录》

《圣济总录》，亦称《政和圣济总录》《大德重校圣济总录》。宋徽宗赵佶敕撰。北宋末年，政府组织医家广泛收集历代医方、内府所藏秘方及民间方药，自公元 1111 年至 1117 年，历经七年方完成是书。全书 200 卷，约 200 万字，录方 2 万首。首列运气、叙例、治法及临床各科病症证治，从"诸风门"至"神仙服饵门"共 66 门，广列内、外、妇、儿、五官、针灸，以及杂治、养生诸内容，并设论说，继列各证之因机、方药、炮制、服法、禁忌等，概予说明，内容弘富，为一部重要的中医学文献。该书镂版后，未及刊行，北宋乃亡，书版被运往金国。于金大定年间和元大德四年（1300 年）分别刊印，日本文化十年（1873 年）、清光绪三年（1877 年）亦有刻本。

《圣济总录》是我国现存最大方书之一。全书载方 67000 余首，内容涉及临床各科。有关泌尿男科学内容主要在 51、52、53、91、92、94、95、96、98、185 等卷。理法方药，无所不备，其中，肾虚方、肾实方 30 余首、白淫方 14 首、阴疝方 9 首。其中，胞痹、精极、控睾诸证是首次列方论治。

本书将疝分广义与狭义。广义之疝，指以腹部疼痛为主的一些病证，"疝者，痛也。阴气积于内；复为寒气所加，使荣卫不调，血气虚弱，故风冷入腹而成疝也；或少腹痛而不得大小便；或手足厥，或绕脐痛，白汗出，或气逆上抢心，令腹心痛；或里急腹痛。又有五疝，其症非一。故云诸疝，当诊其脉弦而急者，是谓疝也。"关于阴疝，该书指出："邪气聚于阴，致阴器肿大而痛者，阴疝也，一名㿉疝。其类有四，即肠㿉、卵胀、气㿉、水㿉是也。……下焦受寒，皆能致阴卵肿大或发疝痛，故通称曰阴疝。若寒湿之气，有连于小肠者，即少腹控睾而痛，阴丸上下，谓之肠㿉。寒气客于经筋，足厥阴脉受邪，脉胀不通，邪结于睾卵，谓之卵胀。肾虚之人，因饮食不节，喜怒不时；津液内溢，下流于睾，气结聚不散，谓之气㿉。水气盛则津液内结，谓之水㿉。水㿉气㿉，病生于标，故针灸可治，其疾易愈；肠㿉卵胀，病生于本，邪气入深，其治难差。"这种分类方法，对后世严用和等医家论疝当有诸多启迪。

(4) 医心方

《医心方》，30卷，日人丹波康赖撰于公元984年。丹波康赖生于日本延喜十二年（912年），其祖先为中国东汉汉灵帝。康赖在众多的兄弟中，以其博学聪颖，医技高超，累为皇帝征召，侍医诊疾，被赐"从五位下行针博士、左卫门佐兼丹波介"，成为日本医家巨族丹波氏之医祖（多纪一族亦属其分支），编纂《医心方》，历经三年，于永观二年（984年）完成并奏进天皇。《医心方》为一部综合性医学巨典，广引博采中国隋唐及其以远和高句丽、新罗、百济（上三国今属朝鲜、韩国）、印度医书200余种，并涉及中国经、史、子、集部分内容。书中论述治病大体、药物服用、调剂注意、诸药和汉名、针灸、明堂、中风、皮肤疾患、五官疾患、痛证、五脏六腑疾患、阴部疾患、虫证、脚气、四肢疾患、喘咳并呕吐、疝、浮肿、黄疸、霍乱、消渴、虚损、卒死、伤寒及外科疾

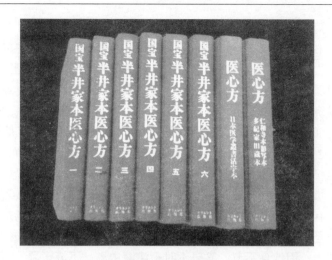

《医心方》书影

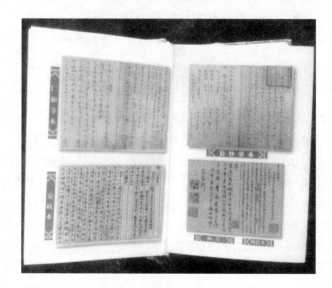

《医心方》书影

病的证治方药。尤其可贵的是，该书辑录了在中国乃至世界各地早已散佚的泌尿男科学、性医学、美容悦色术、长寿延年术、食疗等内容，是当今中医泌尿男科学、性医学研究者必读之典。该书卷第七设"阴疮并谷道部"，讨论并分析了男子阴疮、阴烂、阴茎肿痛、阴蚀、阴囊湿痒、阴头生疮汁出、卒卵肿痛、阴丸入腹急痛、阴癫等性器官皮肤病、感染性疾病、疝气的症治方药；卷十二设"消渴并大小便部"，论及膏、石、劳、气、血、热、寒诸淋证和尿血、尿失禁、遗尿、癃闭的证治方药；卷第二十四设"治无子部"，以大量篇幅分析了男女不孕不育、生子多疾不寿、形色吉凶诸问题；卷第二十六设"延年部"，论述了延年方药、服食禁忌、美色方药、芳气方药、相爱方法等内容，皆为今人所罕见；卷第二十七设"大体养性部"，论述了历代文献如《千金方》《养生集要》《中经》《道机》等典籍养性延命法术、宜忌等内容；卷二十八设"房内部"，专论男女两性生活与性养生的各个方面，包括至理、养阳、养阴、和志、临御、五常、五征、五欲、十动、四至、九气、九法、三十法、九状、六势、八益、七损、还精、施泻、治伤、求子、好女、恶女、禁忌、断鬼交、用药石、玉茎小、玉门大、少女痛、长妇伤等30篇内容，广涉优生优育、婚前检查、性交技巧、性生理、性病理、泌尿生殖系统疾患、性治疗、房室方药等领域。对性生理的认识，足以与当今所言"人类性反应周期"相媲美。对七损八益的认识，可以认为是对《内经》七损八益之论的最好诠释，与长沙马王堆出土书简所谓"七孙八益"有异曲同工之妙。

《医心方》卷第7设"阴疮并谷道部"，论述了阴疮方、阴蚀疮欲尽、阴痒、阴茎肿痛、阴囊肿痛、阴卵入腹急痛、阴囊湿痒及阴颓等病证方药；卷第12设"消渴并大小便部"，讨论了诸淋、遗尿、尿床、小便血、小便黄赤白黑、小便数、小便不禁、小便难及小便不通等病证方药；卷第13设"五劳七伤部"，讨论了虚劳五劳七伤证治方药，如劳梦泄精、虚劳尿精、虚劳精血出及虚劳少精等。

《医心方》卷第28设"房内部"，为中医男科学、性医学之集大成者。《至理第一》引用彭祖、素女、玄女、洞玄子和孙思邈等性养生思想，阐明了掌握房中术的重要性，强调了性生活是人正常生活所必需，如果阴阳不交反会导致疾病，指出：天生万物，唯人最贵；人之所上，莫过房欲。法天象地，规阴矩阳，悟其理者，则养性延龄；慢其真者，则伤神夭寿。该篇还论述了男女交接的法度，引用《素女经》之论："夫阴阳交换节度为之奈何？素女曰：交接之道，故有形状，男致不衰，女除百病，心意娱乐，气力强。然不知行者，渐以衰损。欲知其道，在于定气、安心、和志。三气皆至，神明统归。"

《养阳第二》《养阴第三》分别阐述了男女性养生的法度，并认为不逆人情，而可益寿，不亦乐哉！《和志第四》强调性活动前戏的重要性与方式方法，要双方愿意，"俱有悦心"，相互配合，相互默契，"男唱而女和，上为而下从，此物事之常理也"。"交接之道，固有形状，男以致气，女以除病。心意娱乐，气力益壮；不知道者，则侵以衰。欲知其道，安心和志、精神充归、不寒不暑、不饱不饥、定身正意、性必舒迟、滑内徐动、出入欲稀。以是为节，慎无敢违，女既欢喜，男酊不衰。"否则，勉强交合，非徒无益，反而有害。"交接之时，女或不悦，其质不动，其液不出，玉茎不强，小而不势。"

《临御第五》主要论述了性交前的各种准备活动。《五常第六》《五征第七》《五欲第八》《十动第九》《四至第十》《九气第十一》《九法第十二》《三十法第十三》《九状第十四》和《六势第十五》等重点阐述了人类性活动的正常性生理、性心理反应以及丰富的性交动作和姿势，并且，在很多内容上与马王堆汉墓出土的帛书《合阴阳》《天下至道谈》中所述相类似或不同，值得进一步发掘。

《八益第十六》《七损第十七》引用《玉房秘诀》之论，即在男女性生活中，正确或错误的交媾方式对男女双方之或益或害，以及以人治人的方法。

《还精第十八》阐述了交合而不泻精，并以还精补脑。指出："还精补脑之道，交接精大动欲出者，急以左手中央两指却抑阴囊后大孔前，壮事抑之，长吐气，并啄齿数十过，勿闭气也，便施其精，精亦不得出，但从玉茎复还，上入脑中也。""若欲御女取益，而精大动者，疾仰头张目，左右上下视，缩下部，闭气，精自止。"

《施泻第十九》阐述不同年龄和不同体质条件男性性交频率。认为：性交的次数应据年龄、体质和季节不同而有相应的改变。指出："男年十五，盛者可一日再施，瘦者可一日一施；年二十岁者，日再施，羸者可一日一施；年三十，盛者可一口一施，劣者二日一施；四十，盛者三日一施，虚者四日一施；五十，盛者可五日一施，虚者可十日一施；六十，盛者十日一施，虚者二十日一施；七十，盛者可三十日一施，虚者不泻。又云：年二十，常二日一施；三十，三日一施；四十，四日一施；五十，五日一施；年过六十以去，勿复施泻。""春天三日一施精，夏及秋当一月再施精，冬当闭精勿施。"

《治伤第二十》《求子第二十一》《好女第二十二》《恶女第二十三》《禁忌第二十四》《断鬼交第二十五》《用药石第二十六》《玉茎小第二十七》《玉门大第二十八》《少女痛第二十九》《长妇伤第三十》计11篇，主要论述男科学、性医学临床诊疗与优生优育内容。

作为男科临床学的重要内容，《医心方》对勃起障碍、射精障碍、生殖障碍、性欲低下皆有较丰富的研究。

①性欲低下

丹波康赖认为，男性性欲低下的形成，在于先天不足，或极意房帏，戕伐肾精肾气所致。《医心方》辑录的大量治疗性欲低下的处方中，十分重视使用鹿角或麋角，认为该药可以使人丁强不老，房室不劳气力，颜色不衰。后世研究分析，鹿角具有壮阳、填补精血之功，能预防、治疗房室过度之伤损。还从《新罗法师秘密方》中辑录了用八月露蜂房六钱烧灰，酒服三钱，再用三钱唾液调涂于脐骰间，连用四旬，以增强性欲、促进性功能与防止房劳伤损之法。

②阴茎勃起障碍（阳痿）

阴茎勃起障碍（阳痿）是性功能障碍症的一种常见病，也是传统中医男科学研究重点之所在。《医心方》据《千金要方》《玉房秘诀》《玉房指要》《极要方》《耆婆方》《葛氏方》《洞玄子》等典籍辑录了 12 首治疗阳痿方剂。引《范汪方》肉苁蓉丸：“治男子五劳七伤，阴痿不起，积有十年，痒湿，小便淋沥，尿时赤时黄。服此药养性、益气力，令人健，合阴阳，阴痿不起，起而不坚，坚而不怒，怒而不洪，入便自死。……方用：肉苁蓉、菟丝子、蛇床子、五味子；远志、续断、杜仲各四分，上七物，捣筛，蜜和为丸，丸如梧子……五十日，阴阳大起。阴弱加蛇床子，不怒加远志，少精加五味子，欲令洪大加苁蓉，腰痛加杜仲，欲长加续断。所加者，倍之。年八十老公服，如四十时。数用有验；无妇人不可服。禁如常法。”又引《洞玄子》秃鸡散“治男子五劳七伤，阴痿不起，为事不能。蜀郡太守吕敬，大年七十，服药得生三男，长服之，夫人患多，玉门中疼，不能坐卧，即药弃庭中，雄鸡食之，即起上雌鸡其背，连日不下，喙其头冠，冠秃，世呼为秃鸡散，亦名秃鸡丸方。肉苁蓉三分　五味子三分　菟丝子三分　远志三分　蛇床子四分”。鹿角散“治男子五劳七伤，阴痿不起，卒就妇人，临事不成，中道痿死，精自引出，小便余沥，腰背疼冷方。鹿角　柏子仁　菟丝子　蛇床子　车前子　远志　五味子　苁蓉各四分”。

考《医心方》治疗阳痿之方，有以下特点：①多用丸散剂型，意在丸者缓也，缓而留中，俾药力下达肝肾，少阴与宗筋并治。且有 7 方以酒送服，使之畅达宗筋、流利血脉。②补肾益精为治疗本病的重中之重。所用 12 方中，皆有益肾填精之品，如肉苁蓉 9 次、菟丝子 8 次、续断 5 次、鹿角 2 次，枸杞、杜仲、巴戟天各 1 次，而无辛燥大热劫阴耗精之品。③补肾与养心并举。共用远志 10 次，颇有趣味的是，作者不言以之安神益智，而认为该药可以使阴茎勃起坚硬，现代中医药学似乎也不再言远志"助勃起"的作用了；用五味子 6 次，作者依然是以之"益精"而不言宁心之功。再者，远志与五味子多联袂而用，颇值得玩味。④多用子类药物。12 方中用蛇床子 8 次、五味子 6 次、菟丝子 7 次、车前子与柏子仁各 1 次。且多次将子类药物并用，引《葛氏方》将蛇床子与菟丝子两味为伍组成一方，以之治疗"平常自强，就接便弱"的心因性阳痿。

③异常勃起

在辑录了治疗阴茎勃起障碍证之后，《医心方》以极其短小的篇幅记载了治疗阴茎异常勃起的方药，值得进一步研究。丹波康赖指出：

既有强阴之方，豫可储委顿之术。

《葛氏方》云：欲令阴痿弱方。取水银、鹿茸、巴豆，杂捣末和调，以真麋脂和敷，薄茎及囊，帛包之。若脂强，以小麻油杂煎，此不异阉人。今案：单末水银涂之。

又方，灸三阴交穴，使阳道衰弱。今案：此穴在内踝上三寸。

苏敬《本草注》云：鹿脂，不可近丈夫阴。

陶弘景《本草注》云：芰实，被霜之后食之，令阴不强。

所谓"委顿之术"，就是使阴茎疲软的治疗方法，用于阴茎异常勃起症。

④男性生殖障碍与优生优育

由于传统文化的影响，《医心方》以较大的篇幅讨论了男性不育症和优生优育的内容，具有重要的价值。作者引用了《诸病源候论》《千金要方》《太清经》《洞玄子》《玉房秘诀》《产经》等经典名著的名篇名句，为优生优育和防止婚后不育症的发生，特别强调选择"好女"（健康、美丽的女子）和摒弃"恶女"的原则，重点介绍了"求子"的方式方法、精液异常（少精、死精、无精和精薄而冷等）的证治方药。

⑤ "治伤"

《医心方》认为，男子极意房帏，耗伐肾精，不惟百病丛生，抑且危及生命，须以正确的性行为方式治疗之。纵观《医心方》洋洋80万言，通篇体现出是证是药，勿忘顾护肾气肾精。对于"房室伤"者，丹波康赖既重视药物治疗，更强调通过性活动以达到性治疗的目的——即所谓"以人疗人"，与现代性治疗学所谓"人类性感集中训练疗法"、性行为疗法十分相近。

实际上，《医心方》关于"治伤"非药物——以人疗人的性治疗学研究，集中于"卷二十八·房内部"全篇，如"九法""三十法""七损""八益"，并专设"治伤"一篇。

《玉房秘诀》云：冲和子曰：夫极精逞欲，必有损伤之病，斯乃交验之著明者也。既以斯病，亦以斯愈，解酲以酒，足为喻也。

又云：采女曰：男之盛衰，何以为候？彭祖曰：性盛得气，则玉茎当热，阳精浓而凝也。其衰有五：一曰精泄而出，则气伤也；二曰精清而少，此肉伤也；三曰精变而臭，此筋伤也；四曰精出不射，此骨伤也；五曰阴衰不起，此体伤也。凡此众伤，皆由不徐交接，而卒暴施泻之所致也。治之法：但御而不施，不过百日，气力必致百倍。

又云：交接开目，相见形体，夜燃火视图书，即病目瞑清盲。治之法：夜闭目而交，愈。

交接取敌人著腹上者；从下举腰应之，则苦腰痛，少腹里急，两脚拘召曲。治之法：覆体正身徐戏，愈。

交接侧卧，旁向敌手，举敌尻，病胁痛。治之法：正卧徐戏，愈。

交接低头延颈，则病头重项强。治之法：以头置敌人额上，不低之，愈。交接低头延颈，则病头重项强。治之法：以头置敌人额上，不低之，愈。

交接侵饱，谓夜半饭气未消而以戏，即病创胸，气满，胁下如拔，胸中若裂，不欲饮食，心下结塞，时呕吐青黄，胃气实，结脉，若衄吐血，若胁下坚痛，面生恶疮，治之法：过夜半向晨交，愈。

交接侵酒，谓醉而交接，戏，用力深极，即病黄疸、黑瘅、胁下痛，有气接接动手下，髀里若囊盛水，彻脐上引肩膊，甚者胸背痛、咳、唾血、上气。治之法：勿复乘酒热，向晨交接，戏，徐缓体，愈。

当溺不溺以交接，则病淋。少腹气急，小便难，茎中疼痛，常以手撮行须史，乃欲出。治之法：先小便，还卧自定，半饮之顷，乃徐交接，愈。

当大便不大便而交接，即病痔。大便难，至清，移日月，下脓血，孔旁生疮如蜂穴状，清上倾倚，便不时出，疼痛臃肿，卧不得息以道。治之法：用鸡鸣际先起更衣，还卧自定，徐相戏弄，完体缓意，令滑泽而退，病愈，神良。并愈妇病。

交接过度，汗如珠子，屈伸转侧，风生被里，精虚气竭，风邪入体，则病缓弱，为跛蹇，手不上头。治之法：爱养精神，服地黄煎。

又云：巫子都曰：令人目明之道，临动欲施时，仰头闭气，大呼，嗔目左右视，缩腹还精气，令入百脉中也。

令耳不聋之法：临欲施写，大咽气，合齿闭气，令耳中萧萧声，复缩腹。令气流布，至坚至老，不聋。

调五藏消食疗百病之道：临施胀腹，以意内气，缩后，精散而还归百脉也。九浅一深，至琴弦、麦齿之之间，正气还，邪气散去。

令人腰背不痛之法：当壁伸腰，勿甚低仰，平腰背所，却行常令流，欲补虚养体，治病欲泻勿泻，还流流中，流中通热。

又云：夫阴阳之道，精液为珍，即能爱之，性命可保。凡施泻之后，当所女气以自补。复建九者，内息九也；厌一者，以左手熛阴下，还精复液也；取气者，九浅一深也，以口当敌口，气呼以口吸，微引，引无咽之，致气以意下也。至腹，所以助阴为阴力，如此三反，复浅之，九浅一深，九九八十一，阳数满矣。玉茎坚出之，弱内之，此为弱入强出，阴阳之和，在于琴弦、麦齿之间，阳困昆石之下，阴困麦齿之间，浅则得气，远则气散。一至谷实伤肝，见风泪出，溺有馀沥；至臭鼠伤肺，咳逆，腰背痛；至昆石伤脾，腹满腥臭，时时下利，两股疼，百病生于昆石，故伤。交接合时，不欲及远也。

黄帝曰：犯此禁，疗方奈何？子都曰：当以女复疗之也。其法：令女正卧偃卧，令两股相去九寸，男往从之，先饮玉浆，久久乃弄鸿泉，乃徐内玉茎，以手节之，则裁至琴弦、麦齿之间，敌人淫跃心烦，常自坚持，勿施写也。度三十息，令坚强，乃徐内之，令至昆石，当极洪大，洪大则出之，正息，劣弱复内之。常令弱入强出，不过十日，坚如铁，热如火，百战不殆也。

——《医心方》卷28"治伤第二十"

5.《格致余论》附《丹溪心法》

《格致余论》是我国现存最早的中医医话著作，为元代著名医家朱震亨（即朱丹溪。丹溪先生，生平业绩已著录）的代表之作。其男科学理论极其丰富，且有一定的独创性。成书于元代至正七年（公元1347年）。全书1卷，42篇。

《格致余论》所论精当，堪称字字玑珠，皆丹溪毕生论医之菁华。对后世医家、养生学家产生了重要影响。朱氏提倡"王道医学"，创"相火论"、"阳有余阴不足论"等医学理论，卷首为《饮食箴》《色欲箴》，次列《茹淡论》《房中补益论》《大病不守禁忌论》等，主张谨食、节色等养生学观；《慈幼论》《养老论》则从人类生长壮劳已之规律，阐述养生长寿的不同特点；《阳有余阴不足论》是丹溪养生学观的理论基础，作者认为："人之情欲无涯，此难成易亏之阴气，若之何而可以供给也。"在《内经》"少火壮火"学说基础上，继承了河间"火热论"、东垣"阴火说"，以及陈无择、张子和诸家观点，提出相火生理、病理学说，创造性地发展了"内生火热"理论，指出："火起于妄，变化莫测，无时不有，煎熬真阴，阴虚则病，阴绝则死。"其"暴悍酷烈，有甚于君火者也，故曰：相火元气之贼。"其男科学思想集中反映在"色欲箴""受胎论"和"房中补益论"等篇章之中。

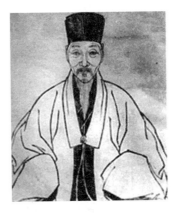

朱丹溪像

《房中补益论》系统地阐述了丹溪先生房中养生学思想。作者指出："《千金方》有房中补益法，可用否？予应之：《传》曰：吉凶悔吝生乎动。故人之疾病亦生于动，其动之极也，病而死矣。人之有生，心为火居上，肾为水居下，水能升而火能降，一升一降，无有穷已，故生意存焉。水之体静，火之体动，动易而静难，圣人于此未尝忘言也。儒者立教：正心、收心、养心，皆所以防此火之动于妄也；医者立教，火藏于肝肾阴分，君火不妄动，相火惟有禀命守位而已，焉有燔灼之虐焰，飞走之狂势也哉？……窃详《千金》之意，彼壮年贪纵者，水之体非向日之静也，故著房中之法为补益之助。此可用于质壮心静，遇敌不动之人也。苟无圣贤之心、神仙之骨，未易为也。女法水、男法火，水能制火，一乐于兴，一乐于取，此自然之理也。若以房中为补，杀人多矣。况中古以下，风俗日偷，资禀日薄，说梦向痴，难矣哉！"由此可见，朱氏房中养生思想反映了两种观点：其一，人乃动静结合，水火升降相济而生。但阴精易亏，相火易亢，治宜滋阴降火；心身保健强调在于正心、收心、养心；纵欲无度，不惟阴亏，抑且使相火更易妄动。其二，房中补益之法，只适于体壮心静，不易为色动之人。若体弱贪色之人，房中术更易煽其相火，致令燔灼，故不宜提倡。

朱丹溪重视阴血，认为阴精难成而易亏，对于人体生理机能，提出著名的"阳有余阴不足论"；对于病因病机，朱氏重视湿热与相火，认为正常相火虽为人身动气，但若因物欲妄动，则可成为贼邪。在治疗上，朱丹溪先生注重滋阴、养血、清热，反对滥用温补和盲目攻邪之流弊。

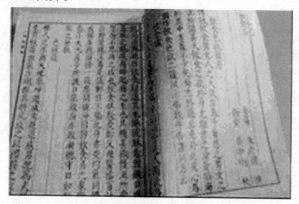

《格致余论》书影

在性生理上，丹溪认为性的兴奋是由于肝、肾、心三脏与君火、相火协调、共同作用的结果。《格致余论》指出："主闭藏者，肾也；司疏泄者，肝也。二脏皆有相火；而其系上属于心。心，君火也。为物所感则易动，心动则相火亦动，动则精自走，相火翕然而起。虽不交会，亦暗流而疏泄矣。"肾者主蛰，受五脏六腑之精而藏之；肝为风木之脏，性喜调达而恶抑郁。男子之精藏诸肾而疏泄于肝，性兴奋与射精是君相之火煽动之故。君火受性刺激诱发而炽盛，由此引起相火动而发生性兴奋；相火鼓动，激惹精室，肝气疏泄而射精。如后世医家据此提出了清君相火之法治疗遗精、早泄等病证。

丹溪先生认为："古人谓不见所欲，使心不乱。夫以温柔之盛于体，声音之盛于耳，颜色之盛于目，馨香之盛于鼻，谁是铁汉？心不为之动也?！"性刺激方式和内容包括目视、耳听、鼻嗅和肌肤接触乃至直接的性生活等。然性欲产生之关键，乃由诸多因素引起。故朱氏提出控制人性冲动的方法在于"养心收心"、"不见所欲，使心不乱"。临床治疗花癫、鸡精、梦遗、梦与鬼交、筋痿等证，应以清心宁心，安神定志为主；对于大病久病之人，其养心调肾，亦应遵丹溪之制也。

作者认为，人体阴平阳秘，气血充沛，是健康之根本。若耽于房事，戕伐精血，不惟致令肾亏精虚，亦易造成家庭失睦，而以大辛大热之药助其纵欲，金石燥烈之品耗其肾精，对身体危害甚大，应加戒慎，故《格致余论·色欲箴》云："惟人之性，与天地参，坤道成女，乾道成男。配为夫妇，生育攸寄，血气方刚，惟其时矣。成之以礼，接之以时，父子之亲，其要在兹。……昧者，徇情纵欲，惟恐不及，济以燥毒。气阳血阴，人身之神，阴平阳秘，我体长春。血气几何？而不自惜！我之所生，翻为我贼。女之耽兮，其欲实多，闺房之肃，门庭之和。士之耽兮，其家自废，既丧厥德，此身亦瘁。远彼帷薄，放心乃收，饮食甘美，身安病瘳。"对于大病久病之人，其避免房事，养心调肾，亦应遵丹溪之制也。

《受胎论》对受胎、男女性别的形成，阐述其深刻的因机，丹溪先生认为："褚澄之论，愚切惑焉；后阅李东垣之方，有经水断后一、二日，血海始净，精胜其血，感者成男；四、五日后血脉已旺，精不胜血，感则成女，此确论也。《易》曰：乾道成男，坤道成女。夫乾坤，阴阳之情性也，左右阴阳之道路也；男女，阴阳之仪象也。父精母血，因感而会。精之施也，血能摄精成其子，此万物资始于乾元也；血成其胞，此万物资生于坤元也。阴阳交媾，胎孕乃凝，所藏之处，名曰子宫。一系在下，上有两歧，一达于左，一达于右。精胜其血，则阳为之主，受气于左子宫而男形成；精不胜血，则阴为之主，受气于右子宫而女形成。"朱氏认为男女精血相合，凝集于子宫，则胎孕由始。关于生殖解剖，作者描述了子宫与双侧输卵管的解剖位置、生理功能以及性别选择，在当时情况下是难能可贵的。

对于两性畸形（俗称阴阳人），丹溪先生称之为"兼形"，指出："兼形者，由阴为驳气所乘而成，其类不一。以女函男有二：一则遇男为妻，遇女为夫；一则可妻而不可夫。其有女具男之全者，此又驳之甚者。或曰：驳气所乘，独见于阴；而所乘之形，又若是之不同耶？予曰：阴体虚，驳气易于乘也。驳气所乘，阴阳相混，无所为主，不可属左，不可属右，受气于两气之间，随所得驳气之轻重而成形，故所兼之形，有不可得而同也。"作者认为两性畸形为杂乱之气（驳气）乘袭母体所致。

朱氏提出的热毒遗婴的学术观点，丰富了男科学、性病学乃至遗传学内容。"郑廉使之子，年十六，求医曰：我生七个月患淋病，五日、七日必一发。其发也大痛，扪地叫天，水道方行，状如漆和粟者，约一盏许，然后定。诊其脉轻则涩，重则弦。视其形瘦而稍长，其色青而苍。意其父必因多服下部药，遗热在胎，留于子之命门而然。遂以紫雪和黄柏细末，丸梧子大，晒十分干，而与二百丸作一服，率以热汤下，以食物压之，又经半日，痛大作连腰腹，水道乃行，下如漆如粟者一大碗许，其病减十分之八。后张子忠以陈皮一两，桔梗、木通各半两，作一帖与之，又下漆粟者一合许，遂安。父得燥热且能病子，况母得之者乎？"

《丹溪心法》，五卷（或谓三卷），朱震亨著述，明·程充校订。刊于 1481 年。此书并非朱氏自撰，为朱氏学生据其学术经验和平素所述纂辑而成。明初的两种刻本（其一，景泰年间杨林玉收集本书流行之遗稿刊行；其二，成化初王季献增加部分附方，重刊于西蜀）均有后世医家增附的一些内容，为尽可能恢复原著面貌，程氏予以删订校正，即当前的流传本。

《丹溪心法》卷首设"十二经见证"，次后再列"不治已病治未病"等六篇医论；全书述各科病证 100 篇，以内科杂病为主，兼及其他各科。所论病证，先引朱氏原论，次述朱氏门人戴元礼有关辨证等之法，并附以治法方药。其中关于各病证附录部分，对病名解释，以及病因、证候、治疗诸方面有相当深入的分析。全书比较集中和全面地反映了朱氏"阳常有余，阴常不足"学说，以及气、血、痰、郁诸病治疗见解和丰富经验，其临床治疗虽重视补阳，然不拘泥于专方，治法灵活，是一部研究内科杂病和丹溪学说的重要著作。程氏称誉朱氏的学术经验"集先贤之大成"，并不为过。

《丹溪心法》中认为，"梦遗，专主于热"，此轮突破了宋以前肾虚不固，以补肾为主的论治框架。朱氏所创的大补阴丸、知柏地黄丸等名方，至今仍在阳痿、阳强、不育、更年期综合征的治疗中沿用不衰。

末附故丹溪先生朱公石表辞、丹溪翁传两篇。该书影响较大，现有多种明、清刻本。1949 年后有排印本，近年有十余种校订本。

除上述五部代表性著作之外，作为现存较早的中医诊断学专著《察病指南》（宋·施桂堂），从脉象上阐述了男女生理之异，指出："男子阳脉常盛，阴脉常弱"，"男得女脉为不足，病在内。"这是继张仲景、《难经》和《脉经》以来较早专论男科脉学理论的记述，发展了中医男科脉学理论。

作为知名的方书，严用和《济生方》提出了男科重要理论"肾精贵乎专涩"的论点，发展了传统中医学"肾者主蛰"、"肾主封藏"之理论，后世治疗男子遗精、滑泄、淋浊当受其启发，于临床用药，自当不无裨益也。

宋代著名的儿科学家钱乙，据张仲景肾气丸治疗水气痰饮、脚气上入、虚劳腰痛之经验，加减化裁而为六味地黄丸，为历代医家所推崇，直至今日，依然是男科滋阴补肾乃至大众补益强身的名方。

宋·窦汉卿《疮疡经验全书》对囊痈、阴囊毒、阴蚀疮等男性外科病作了详细论述，并最早记载了阴囊痈切开排脓的手术治疗方法。

元·萨谦斋《瑞竹堂验方》论疝，一反传统"疝主肝经"之说，提出疝乃"邪风在肾"与"血聚"逐渐成形而致，首创了"疝在肾经"学说。在治疗上，认为疝无补法，疏利为先。另外，萨谦斋首次描述了男子更年期综合征的相关病证，在治疗上反对峻补肾阳，认为峻补下田将"健伪失真"，立见衰悴，夭折之由，当自此始。

　　元·许国祯等编纂了我国第一部皇家御用药方集《御药院方》（至元四年，1267 年），全书 11 卷，收方 1000 余首，包括内、外、妇、儿、五房、养生、美容等内容，是一部名符其实的宫廷秘方集成。该书提出了老年男性阳痿的预防与治疗方药，如"金锁丹：凡人中年之后，急务建助秘真之术，以代残年不衰矣。若每日一服，至耄无痿之理，其治不可是陈"。对于阳强，则以秘真丸，"治肾水真阴本虚，心火狂，阳过甚，心有所欲，速于感动，应之于肾，疾于施泄，故服此药，秘固真元，降心火，益肾水。"

第五章 明清时期：中医男科学
理论勃兴与临床学发展

因阶级矛盾、民族矛盾异常尖锐激烈，元朝不及九十年即由明朝取而代之。

从公元1368年明军攻占大都，结束了元朝在全国的统治；至1644年清军入关，明朝灭亡，其间历经276年；再到1911年，中华民国建立，大清王朝覆灭，历经267年，明清两代王朝共计543年，期间虽然经历了强化君权、加强中央集权、八股取士、大兴文字狱、异族入侵、闭关锁国等不利于社会进步与发展的曲折道路，但是，中国人民依然创造了辉煌的成果，并维护、巩固了多民族国家的统一。此际的中医药学及其分野的中医男科学在理论上和临床实践上均取得了重大的发展与进步。

第一节 中医男科学发展与进步的社会文化背景

一、明清时期的社会背景

元朝末年，政治腐败，民族矛盾、阶级矛盾已经发展到不可调和的地步，加之灾害频繁，饥寒交迫的农民掀起大规模的武装起义。在反抗元朝蒙古族统治的武装中，具有较大势力的有首先发难的白莲教组织和红巾起义，而红巾起义领导人韩山童、刘福通、徐寿辉、邹普胜等都是白莲教徒；作为农民军领袖的郭子兴、陈友谅、朱元璋所领导的起义军所到之处，人民箪食壶浆，势力不断壮大，士气高昂，所向披靡。朱元璋最后击败对手并收编其他起义军兵，率军攻占应天。1368年初，以应天为都城，改称南京，建立明朝。是年秋，明军攻占大都，从而结束了元朝的残暴统治。

明太祖朱元璋即位后，改革行政机构，以加强君主权力，以便天下长治久安。在地方，废除行中书省，设立直属中央的三司，分管民政、刑狱和军政；在中央，权分六部，即由吏、户、礼、兵、刑、工六部分理朝政，直接对皇帝负责。此时，全国军政大权，都集中于皇帝一人之手，皇帝授权侍卫亲军锦衣卫兼管对臣民的监视、侦查。锦衣卫由皇帝直接指挥，不受法律制约，成为特务机构。为了选拔能听命于皇帝的官吏，明政府规定科举考试内容仅局限四书五经的八股文，规定考生只能根据官方认可的观点答卷，不得发挥自己的见解，以便选拔忠实于皇帝的文化奴仆。为巩固统治，以防不测，明太祖将其子孙分封藩王，授予军政大权，实施家天下的管理模式。

见藩王势力日益坐大，明太祖之后的继位者建文皇帝朱允炆发现已对中央乃至其皇位构成严重威胁，乃实行削藩。北平燕王朱棣借靖难之名，起兵反对建文帝，即所谓"靖难之役"。此役以朱允炆失败、朱棣称帝（即明成祖）告终。1403 年，改北平为北京，永乐十八年（1420 年）迁都于此。明成祖此举加强了中央对我国北方的控制，并进一步强化了君权，继续执行削藩政策；在锦衣卫之外，增设特务机构东厂，由皇帝亲信的宦官统领，以加强对臣民的监视和侦查。

明王朝建立于 14 世纪中叶，正值欧洲中世纪黑暗的后期，社会充斥着不确定的因素和社会变革之征兆，已透露出资本主义的曙光，中国则元亡明兴，专制主义、中央集权和承天下制进一步发展和加强，使在元末动乱中受到破坏的经济、社会得以全面恢复和发展。永乐年间，综合国力在亚洲，乃至世界堪称首屈一指，无出其右者，中国周边及海外六十余国与大明王朝建立了朝贡关系。当代德国学者贡德·弗兰克充分考察了公元 1500 年之后世界各地的经济联系状况，指出：在现代早期历史的大部分时间之中，处于中心地位的是亚洲，而不是欧洲。……中国是亚洲中心，在 1500 ~ 1800 年间，中国也是整个世界经济秩序之中心。

明朝中期，内阁倾轧，宦官专权，皇族大量占据土地，财政匮乏，赋税徭役繁重，不断爆发民变。明神宗时，内阁首辅张居正有感于王朝"宗室骄恣、庶官瘝旷、吏治因循、边备未修、财用大匮"的五大积弊，自万历初年起，施行了一系列改革措施，如精简机构，裁汰冗员，"尊主权，课吏治，信赏罚，一号令"和"强公室，杜私门"等施政主张，对官吏的用舍进退，一以功实为准。为加强边防，下令从山海关至居庸关长城上加筑"敌台"（碉堡）三千余座；为加强海防，委派名将戚继光、俞大猷等率军击退频繁侵扰抢掠我国东南沿海的倭寇；治理黄河，清丈全国土地，并推行归并赋役、简化税制的"一条鞭"法，但因豪强地主从中阻扰，各地所实行者亦不一致，并未能彻底实施，中兴之臣的一系列有利于国家与社会发展和进步的措施，最后也只得不了了之。

至明朝万历后期，王朝式微之征已经显露无遗：皇帝怠政，朝臣的大批奏章被弃之如敝履；宦官专横跋扈，党争日趋白热化，致使政权危机四伏；且传统经济发展已达到顶峰，新的经济因素已侵蚀于传统的社会纽带。所以，《明史·神宗本纪·赞》指出："明之亡，实亡于神宗。"

毛泽东同志指出："地主阶级对于农民的残酷的经济剥削和政治压迫，迫使农民多次地举行起义，以反抗地主阶级的统治。……在中国封建社会里，只有这种农民的阶级斗争、农民的起义和农民的战争，才是历史发展的真正动力。"明朝末年，由于封建王朝的残酷统治，横征暴敛，皇室贵族和官僚豪绅地主对土地的大量掠夺与圈地兼并，加之繁重的赋役，使农民与城市贫民遭到残酷的剥削，阶级矛盾日益尖锐，终于在全国各地暴发了农民起义。其中，以李自成为首的农民军最为强大。1640年李自成提出了"均田免粮"的口号，人民以"杀牛羊，备酒浆，打开城门迎闯王，闯王来了不纳粮"纷纷响应，吸引了许多受压迫者参加其队伍。1644年3月，李自成率领军攻下了北京，崇祯皇帝自缢于煤山。自此，大明王朝的统治宣告结束。

就在明朝统治的前期，我国东北地区的女真族，过着悠闲的游牧生活。1616年，女真族的杰出领袖努尔哈赤在统一女真各部之后，自立为汗，国号"金"（史称"后金"）。努尔哈赤死后，皇太极继承汗位。他重视发展生产，改革内政，并注意选拔人才，联合蒙古各部，势力不断扩大。皇太极改女真族名为"满族"，1636年，在盛京称皇帝，改国号为"清"。皇太极即是清太宗。随后，清太宗对明朝加强攻势。由于李自成等农民革命军领袖轻敌麻痹、骄傲享乐等思想的滋长，满族统治者勾结汉族官僚吴三桂，乘机于1644年5月攻入北京，建立了封建专制的清王朝。满族入主中原，首先以重兵剿灭各地义军，使中国归于统一；与此同时，大力加强封建集权统治制度，逐步建成一个满汉合一的统治政权模式，特别是康熙、乾隆两帝，将中国的封建制度推到了顶点。

清朝初期，朝廷采取了一系列休养生息的政策，如鼓励垦荒，减免赋税，约束军纪，暂停圈地等争取人心、稳定局势的措施，社会生产力得到了一定的恢复和发展，其时国运颇盛，早在明朝已孕萌的资本主义经济因素，又因为战争的结束而逐渐发展起来，特别到了康熙、乾隆时期，物产较丰，民心安定，进入了"康乾盛世"。康熙皇帝执政时，大力抵抗外患，与沙俄签订《尼布楚条约》，确定了中俄之间东段边界，对维护我国疆土及加强多民族国家的统一，起到了积极作用。

实际上，大清王朝是乘着明王朝内忧外患的良机，以其强有力的、高效的政治集团势力，加之以组织严密、生机勃勃的八旗军队扫荡了明朝的残破政权和军队而入主中原的。它沿袭了明代的统治方略，充分吸收其传统的管理与统治手段，建立起以绝对皇权为中心——远甚于明代的专制主义政权。至乾隆时代，满清王朝的文功武治达到极点，同时，以文字狱和寓禁于修的大型图书编修活动为标志的思想禁锢和闭关自锁也达到顶峰。

同时，清朝统治者重蹈继续圈地、剥削掠夺和高压奴役人民的覆辙，历史再一次陷入了兴勃亡忽的周期律，统治者日益腐朽，政策日益反动，封建王朝盛极而衰。与此同时，欧美资本主义快速发展，它们竞相扩张，寻找殖民地，掠夺他国。而清朝则依然坚持闭关自守，以维护自己的统治，以小农经济为主、人口众多的中国则成了列强们掠夺和瓜分的主要对象。19世纪以后，帝国主义者在采取经济、文化侵略的同时，不断对我国进行赤裸裸的武装侵略，希图以武力打开了中国国门。1840年爆发了中英鸦片战争，使我国延续了两千余年的封建社会，至此沦为半殖民地、半封建社会。人民生活日趋贫困，阶级矛盾与民族矛盾不断加剧，甚至日益陷于亡国灭种的危险境地。

二、明清时期的生产力状况

虽然，明清时期进入了我国封建社会的末期阶段，但是，社会生产力的发展依然进入了一个高速发展的阶段。明代初期比较注意恢复与发展生产，因此鼓励垦荒，兴修水利，推广种植棉花与桑麻，减轻赋役，扶植手工业与商业，以及释放元代手工业奴隶等，社会生产力得以发展，劳动产品增加，促进了农产品和家庭工业的商品化。例如，明代引进原产于南美洲的玉米、甘薯等高产量粮食作物以及马铃薯、花生和向日葵等经济植物之后，清代则不断推广种植，迅速遍及全国。

明朝的造船业与航海业十分发达，郑和在1405～1433年期间，连续7次率领大型船队"下西洋"，遍历三十多国和地区，促进了经济发展与医药卫生的交流。

明代中期以后，随着商品经济的发展，我国产生了资本主义萌芽，某些行业出现了原始状态的资本主义手工场，商品经济空前活跃，有的地方呈现较为繁盛的工商业景况，如苏州盛泽镇的丝织业、松江朱家角镇的棉织业（"机户出资、机工出力"即是中国资本家与雇佣工人的雏形）、汉口镇的商业、景德镇的烧瓷业、铅山的造纸业、佛山的铸铁业等行业集中的工商业城镇。值得指出的是，明代造纸业和印刷术的进步，为医书的大量刊刻，尤其是大型医书的印刷创造了条件，由此出版了大量的中医药学巨著。

1. 科学技术

在科学技术方面，明朝处于近代化的前沿，尽管没有发生工业技术革命，但一些重大科学技术在原有轨道上的发展已渐趋成熟，并向新的突破点日益逼近。在经济发展的推动下，明清时期科学技术有了显著的提高，具体表现在冶金技术、造船航海、地理学、天文历算和印刷出版诸多方面，并产生了不少具有深远影响的科学著作。我国人民在科学技术与文化上取得多方面突出的成就，其中，不少在世界科技史和文化史上具有重要的意义。明代造船技术的进步，超过了以往任何年代。由于政治与经济上的需要，永乐三年（1405 年）明成祖派郑和率领庞大的船队首次出使"西洋"——今加里曼丹至非洲之间的海洋，历时三年而返。嗣后，他多次奉派远航"西洋"，曾到达南洋、印度洋与亚非三十多国，最远抵达今肯尼亚的马林迪。其航行时间，当早于哥伦布的环球航行半个多世纪。通过郑和多次远航，使得中国与南洋、非洲之间的关系更加密切，从而促进了中外贸易的发展，也促进了包括医学在内的中外科学文化的交流。

明代中期以后，欧美派来我国的传教士，除了传教和为资本主义国家谋取利益之外，同时亦带来了西方的现代科学、文化、知识与技术，如数学、天文学、地理学、测绘、机械制造学以及音乐、绘画、文字拼音。明朝一些封建士大夫和知识分子在同他们接触交往中，受到一定的影响，并译述了一些西方科技、医学书籍。中国学者与来华的耶酥会士的合作，编铎、介绍了一批西洋科技专著，如天文历书《乾坤伏义》，火器著作《海外火攻神器说》《则克录》，物理学著作《远西奇器图说》等，在某种意义上可谓填补中国科技史上的空白，也揭开了西学东渐的历史序幕。

其中，最具有代表性的人物就是如徐光启（1562—1633），字子先，号玄扈，上海人，万历三十二年（1604 年）中进士，曾历任礼部尚书，为中国士大夫中最早同西洋传教士密切交往者。他与意大利人利玛窦合作，将《几何原本》前六卷译成中文，介绍西方几何学的基本理论与公理等，并创用了点、线、面、直角、锐角、钝角、三角形、四边形、平行线等数学名词术语，沿用至今。所著《农政全书》，不仅总结了 17 世纪以前的中国农业生产的经验、相关技术知识，还将农作物特性及农业政策、制度、措施与工具予以详细记述。书中全部收录了朱橚《救荒本草》。此外，徐光启另有科技书籍如《测量法义》《勾股义》《泰西水法》《崇祯历书》等存世。为了富国强兵，徐氏提出了"欲求超胜，必须会通"的思想，使国人的接受新知识和新技术之际，有了一个很高的起点。

宋应星的《天工开物》在我国乃至世界科技史上占有重要的地位。它是一部技术工艺专著，18 卷。该书广泛而详细地记载了粮食、衣料、染色、制盐、制糖、制陶、舟车、锤锻、采煤、榨油、冶金、兵器制造、造纸、酿酒、珠宝及其采集等当时人们已经掌握的生产、工艺和科技知识。该书记载了当时人们采用火药爆破法开矿以及关于到工业中的健康问题，对职业病、预防中毒提出了有价值的见解。

徐弘祖（1587—1641）所著《徐霞客游记》对地理水文、地质、植物都有详细论述。

李时珍（1518—1593）所著《本草纲目》集历代本草学之大成，为我国药物学之巨著。这些成果标志着当时科学技术的发展水平。

尽管满清王朝成功地平息了国内的风起云涌的叛乱，将包括台湾地区在内的边疆地区如愿统一之后，国家相对平稳，经济发展，然而，较之明王朝更加走向了封闭和保守，具体体现在对海疆的关闭和对人民思想的禁锢，对西方飞速发展的现实充耳不闻，甚至开历史的倒车，自绝于世界大潮之外，使科学技术退回到"西学中源"（认为西方文明源于中国）。终清一朝，弥漫着轻视、蔑视科技之风，将科技知识视为形而下，把发明创造称为"奇技淫巧"，视汉族人已经扬弃的汉唐儒学为先进，大力提倡尊孔读经，八股取士，让中国重走一次唐宋之路，出现了历史的大倒退。此时，英国在纺织领域，凯伊发明了飞梭，从而揭开了产业革命的序幕；哈格利夫士发明了新式纺车——珍妮纺纱机，成功地提高 40 倍的纺织效率；瓦特发明了蒸汽机，并进一步加以改进和普遍运用，使欧美诸国的劳动生产率大大提高。不惟如此，西方科学开始进入近代化，并建立了近代自然科学体系。康有为不无感慨地指出："诸欧治定功成，其新政新法新学新器，绝出前古，横被全球。"然而，正如法国著名学者、政治家、中国人民的老朋友阿兰·佩雷菲特院士《停止的帝国·两个世界的撞击》所指出："正当欧洲人从黑死病的恐怖中恢复过来，感到有法加快原先缓慢进程，从 18 世纪的愚昧跨入已知世界的大门时，中国却发生了静止不动的通谕，正当人类冒险在世界范围展开之时，中国人却带着自以为优越的感情，把自己封闭起来。"

2. 思想文化

明代追承了宋朝思想文化，同时，又是更加集专制主义中央集权之大成的皇权文化。明初，由于统治者在政治上提倡程朱理学，因此，以宋代朱熹为代表的客观唯心主义理学继续盛行。明朝中期，又产生了王守仁（1471—1528 年，字伯安，自号阳明子，世称阳明先生。）的主观唯心主义理学，他积极倡导"求理于吾心"的心学思想。因此，对太极、理、气、心、性等哲学范畴的研究不断深入，直接影响着中医学家的学术思想、临床思维及其理论构建。

宋代哲学家邵雍据《易传》之理，阐发了先天、后天之说，传于明代，故在医学上出现了"肾为先天之本"和"脾为后天之本"之说，宋代周敦颐所著《太极图说》、朱熹《太极图说解》为程朱理学的理论基础，认为"太极"乃宇宙万物之本原，明代医家孙一奎、赵献可、张景岳等遂将人体命门喻为太极，认为命门为人体阴阳消长之枢纽，为生命形成的本原，故形成了中医学的"命门学说"。此外，明代儒家的尊经思想及治学方法，使医家对《内经》《伤寒论》《金匮要略》等经典著作的研究也极为重视，出现了吕复、马莳、吴昆、方有执、张介宾、李中梓等各家著作，他们的选辑、诠注和撰述，各具特色，且多有发挥。

明朝思想文化发展到中叶以后，则发生了重大的逆转，作为高层次的意识形式,程朱理学的统治地位受到重大挑战,无论是哲学思想的王阳明学派,抑或李贽乃至东林和明末的理学;无论是复古的前后七子,抑或公安、竟陵派乃至明代小说、民间时调;无论是戏曲,抑或绘画,均与明前期发生了根本性的"基因突变"——明初官文化气势一跃而变成为以社会文化为主体的民众气势。它们提倡自我,蔑视权威,倡导社会平等。

李贽,明朝后期反理学的主要代表,其《焚书》明确指出:不能以孔子的是非作为是非标准,"天生一人,自有一人之用,不待取给于孔子而后足也。""人人皆可以为圣。""圣人不曾高,众人不曾低。"提出了"天下万物皆生于两,不生于一"的观点和重视功利的主张。

黄宗羲,明清之际的思想家。黄氏认为:"天地之间只有一气充周,生人生物,人禀气以生"。他对君主专制制度持批判态度,认为当官者应"为天下,非为君也;为万民,非为一姓也。""盖天下之治乱,小在一姓之兴亡,而在万民之忧乐。""天下不能一人而治"。认为国家应有完善的法制,"有治法而后有治人"。由于时代的局限,黄宗羲依然局限于唯心主义先验论思想,认为"人心之理,即大地万物之理","穷理者尽其心也"。

此外,明清时期还出现了一些具有唯物主义和进步观点的思想家,如顾炎武、王夫之、颜元和戴震等。

在大型类书编纂方面,永乐元年(1403年)至永乐六年(1408年)期间,解缙(1369—1415)等受朝廷之命编纂完成《永乐大典》,广收各种图书8千种,辑成正文22877卷,凡例、目录60卷,为古代中国最大的一部类书,亦是世界上最大的百科全书。康熙、雍正年间,陈梦雷、蒋廷锡等受命编纂《古今图书集成》,全书1万卷,目录40卷,为现存古代一部规模最大、用处最广的类书。乾隆三十七年(1772年)至四十六年(1781年),清廷命令纂修《四库全书》,收书3503种,分为经、史、子、集四部编辑,共79337卷。

上述大型类书,对整理、保存中国古代文献有着重要价值,对古代中医药文献的整理与保存，同样具有重大作用。

明清时期，文学艺术亦取得了巨大的成就，中国的四大文学名著——罗贯中《三国演义》、施耐庵《水浒传》、吴承恩《西游记》、曹雪芹《红楼梦》，皆完成于此际。此外，明代剧作家汤显祖《牡丹亭》，亦在文学史上占有一席之地。

当满清王朝大肆禁锢人们思想之际，在古老的欧洲特别是法国思想领域异军突起，启蒙运动如火如荼，大师级人物如雨后春笋般涌现，如伏尔泰、孟德斯鸠、卢梭、狄德罗等，而满清的王公大臣却满足于"天朝物产丰盈，无所不有，原不借外夷货物以通有无"（乾隆皇帝对英国使节马戛尔尼的谈话），因循守旧，固步自封，在政治上走向更加专制与反动，思想上走向更加封闭与禁锢，科学上走向更加落后与没落，最终使国家沦为欧洲列强瓜分的对象，卡尔·马克思一针见血地指出："一个人口几乎占人类三分之一的大帝国，不顾时势，安于现状，人为地隔绝于世，并因此竭力以天朝尽善尽美的幻想自欺。这样一个帝国注定最后要在一场殊死的战斗中被打垮。"

第二节　中医药学发展概况

明清时期中医药学的发展，具有其显著的特点和重大的成果：①有多项意义重大、影响深远的医药学发明和创造；②多部理法兼备的综合类医典问世，其中多有集大成者；③对外医药交流频繁，极大地丰富了中医药学内涵；④临床学已经涵盖了各科，温病学、性传播疾病学有了重大发展；⑤出现了一大批深谙临床诊疗的中医大家。

一、承前启后

发端于金元时期的"百家争鸣、新说肇兴"，使河间学派、易水学说盛行了200余年，至朱丹溪时代，丹溪学派集诸家之大成，元代中后期医学几成丹溪之学。到明代前期，丹溪学说不惟不衰，反而由其弟子继承、发展,形成明代前期医学的主要流派。在众多的弟子(包括私淑者)中,以戴思恭、王履、刘纯、虞抟、王纶、汪机等人为主,已经认识到时弊的危害,遂发展、修正了丹溪学说。

戴思恭曾随父伺医于丹溪,尽得真传,并把丹溪"阳有余,阴常不足"学说发展为泛气血盛衰之论,突出了气血病机,以"气化火,血易亏"学说阐释阳盛阴衰之变,进而指导临床,从而丰富、发展了丹溪理论。王履通过对《难经》五行生克制化的理论的读解,和对"阳有余,阴不足"论的分析,从而提出了水能胜火,补水重于泻火的学术主张。

刘纯之学,宗发丹溪,悉"以先生之旨,辑其医之可法"(刘纯《医经小学》)。刘氏对丹溪"阳有余,阴不足"的理解,与丹溪并无不同,但更侧重于补,反对泻,并认为补土与补水同等重要。丹溪学说的私淑者虞抟,从阴阳互根、气血互生之理,进一步阐明"阴"的重要性;并把万物分为阴阳,阴中有阳、阳中有阴,气血又可分阴阳,气血不足多是"阴"之亏损,与丹溪学说重视"阴精"之观总相一致。

王纶对丹溪"阳有余,阴不足"论的发展,与丹溪学说的上述继承者有异。王氏临床法宗丹溪,不仅重肾水,抑且长于甘温益气,认为:"人之一身,阴常不足,阳常有余,况节欲者少,过欲者多,阴血既亏,相火必旺,火旺则阴愈消。"(《明医杂著》)故在治疗上力主"补阴之药,自少至老不可缺。"用药重视甘寒清润,温化养阴,阴阳互济,从自制补阴丸与丹溪所创大阴补丸可见。王氏补阴丸之知柏、龟板之量略减,熟地稍增,加入天冬、白芍、五味、甘杞等以甘寒养阴,以锁阳、干姜"调济所偏"。不惟如此,王氏还接受东垣学说,汇通李朱,成为理论与临床之大家。

汪机习于业师戴元礼,为丹溪再传弟子。汪氏认为,丹溪所云"阳常有余"之"阳",是指卫气而言;"阴常不足"之"阴",乃指营气而言。治疗上,主要根据阴阳气血互根互化之理,批评时医奉苦寒养阴为最善之法,指出:"丹溪治病,通常达变,不拘一格，何世人昧此，多以阴常不足之说，横于胸中，凡百诸病，一切主于阴虚，而甘温助阳之药，一毫不敢轻用，岂理也哉!"可见，汪氏虽承震亨之学，但于丹溪"阳有余，阴不足"之"阴阳"观，已有大异。其重视脾胃，善用参芪温阳益气，与丹溪擅用知柏养阴泻火有着本质的区别。虽然，汪氏注意保护阴精，养阴泻火，但更多的是接受了戴思恭重视气血和李东垣重视脾胃的思想，参以己见，突出了甘温益气的学术思想。

由此可见，在丹溪弟子们的临床诊疗与理论研究中，首先是继承了朱丹溪的学术思想，但在继承中又有发展和创新，以强调"阴精"学说为基础，以重视脾胃，擅长甘温之法为发展，对后世温补学派的兴起奠定了基础。

二、寒温之争

明朝前期学术界就针对肇源于金元时期的刘河间"主火论"、朱丹溪"相火论"及其"阳有余阴不足"论，而致使后人之不善学者，往往不察证候标本，不明寒热虚实，不据时间、地点和病人的不同情况，而拘于"火"与"阴虚火动"之说，专事寒凉攻伐，贻害病者，渐成滥用苦寒之剂的医界新时弊，展开了广泛的批评，形成了影响巨大的关于"寒温之争辩"，并由此产生了一个新的学派——补土学派。

在这场寒温争辩的学术大讨论中，以李中梓、张景岳、赵献可等人为主，对丹溪学说及其传人的学术观点，颇多诽议，而更多的是直截了当的批评与否定。李时珍《本草纲目·卷三十五》针对时医滥施苦寒之品，尤其喜用黄柏、知母之流弊，指出："近时虚损及纵欲求嗣之人，用补阴药往往以此二味为君，日日服饵，降令太过，脾胃受伤，真阳暗损，精气不暖，致生他病。"张景岳《景岳全书·辨丹溪》更是痛斥"宁受寒凉而死，不愿温补而生"的流行性的、极端的片面错误。薛己《内科摘要·饮食劳倦亏损元气症》指出："世以脾虚误认肾虚，辄用黄柏、知母之类，反伤胃中生气，害人多矣。"故在治疗上重视甘温，以升发脾胃阳气，并注重肾与命火不足的辨证施治。

李中梓《医宗必读·药性合四时论》根据"今天下喜用寒凉，畏投温热"之现状，认为造成的原因有二：一者死守丹溪"阳常有余"之说；二者拘泥河间"有热无寒"之论，以致俗医对火热不辨虚实，明确指出："虚则不免于热，医者但见有热，便以寒凉之剂投之，是病方肃杀，而医复肃杀之矣，其能久乎？此无他，未察于虚实之故耳。"

作为明代最为著名的理论大家、临床大家张景岳和赵献可，对寒凉时弊批评最为激烈。张景岳甚至将时医滥用寒凉之弊归咎于刘河间、朱丹溪二氏，《景岳全书》专设"误谬论"一篇，认为"自金元以来，为当世之所宗范者，无如河间、丹溪矣，而各执偏见，左说盛行，遂致医道失中者，迄今四百年"。在"大宝论""辨河间""辨丹溪""阴不足论"及"君火相火论"等专论中，向当时的寒凉时弊展开了挑战。张景岳认为金元以来滥用寒凉之弊的危害，主要是戕伐真阳，强调了阳气对人体生命活动的重要性；在治疗用药上，则强调在补其真阴基础上，养护阳气，以使"阴阳互济"，从而进一步发展和完善了温补之法。作为专论命门的医家，赵献可《医贯·血证论》指出："丹溪之书不息，岐黄之道不著。"此语与张景岳《类经附翼·求正录》"使刘朱之言不息，则轩岐之泽不彰，是诚斯道之大魔，亦生民之厄运也"之说，虽言词激烈，但为纠正医界时弊作出了重要的贡献。

纵观明朝早期的寒温之争，实为补偏救弊，难免矫枉过正。在这场辩论中，孙一奎观点尚属公允。孙一奎《医旨绪余》指出："有谓刘守真长于治火，斯言亦未如守真所长……其所撰《原病式》，历揭《素问》病机十九条而属火者五；又另见人心好动，诸动属火。夫五行具于人身者各一，惟火有君有相，由此病机属火者多也。《原病式》特为病机而发，故不暇视及其余，若所著《保命集》三卷，治杂证则皆绝妙矣。然则谓守真长于治火者，其真未知守真所长者也。"并认为丹溪"虽倡'阳有余阴不足'之论，其用意固有所在也。盖以人当承平，酗酒纵欲，以竭其精，精竭则火炽，复以刚剂，认为温补，故不旋踵而血溢内热，骨立而毙，与灯膏竭而复加炷者何异。此'阳有余阴不足'之论所由著也。后学不察，概守其说，一遇虚怯，开手便以滋阴降火为剂；……则曰丹溪之论具在，不知此不善学丹溪之罪，而于丹溪何尤？"可谓十分中肯。

三、脏腑经络学说的深入研究

明代中后期，中医学风为之大变。较之前期承继丹溪之学和寒温之争，而易以对脏腑经络的理论与临床研究为主题，深入探讨中医基础理论、脏腑理论，并将其研究引向深入，完善了经典中医学理论思维结构，成为现代中医学理论建构的基础。其中，关于肝脾肾关联性的研究、命门学说的研究、三焦的研究、奇经八脉等研究成果，意义重大，至今依然指导着中医临床。

肾为先天之本，脾为后天之本。人身之脾肾两脏，为历代医家所重视。明清时期，尤其是明代对脾肾关系的研究尤甚，成果昭著。其中，薛己重脾肾之治，且有"生土"之法；李中梓以脾肾为先后天之根本；绮石以脾为百骸之母，肾为生命之源。张景岳更是明确提出"五脏之伤，穷必及肾"之说，重视脾肾之治，"此源流之必然，即治疗之要着"，丰富和发展了中医学的脏腑理论。

1. 脾肾并重观

明代医家首重脾肾研究者，当推薛己。薛己在学术上能旁通诸家，既重视甘温升发脾胃之阳气，又重视滋补肾命水火，对于脾肾持论比较客观，认为两者不可偏颇。薛氏的脾胃学说渊源于《内经》，上承东垣之学，所论着重阐发脾胃虚寒，与东垣学说亦有所不同。薛氏的肾命学说遥承王冰、钱乙之学，重视肾中水火，对于脾土本虚为主者，提出了"补肾不如补脾"之说。

2. 先天后天之根本论

宋儒邵雍阐发先天、后天哲理之后，引起了历代医家对人体所谓先天、后天问题的高度重视。明代医家李中梓总结历代医家的脾肾之说，提出了"肾为先天本，脾为后天本"观点，进一步强调了在临证中调治脾肾的重要性。自宋以降，脾肾二脏日益为医家所重视，李氏集各家之说，明确提出脾肾先后天根本论。李中梓对"补肾不如补脾"和"补脾不如补肾"之说也有深刻的论述，认为脾肾两脏彼此具有相赞之功。李氏认为肾在生命形成及胚胎发育过程中是极为重要的，指出："先天之本在肾，肾应北方之水，水为天一之源。""肾所以为先天之本，盖未有此身，先有两肾，故肾为脏腑之本，十二脉之根，呼吸之本，三焦之源，而人资之以为始也，故先天之本在肾。"同时，李氏重申了肾主生殖之理，认为："盖婴形未成，先结胞胎，其象中空，一茎透起，形如莲蕊，一茎即两肾也，而命寓焉。"形象地比喻了肾主生殖之说在生命形成过程中的地位。继而，李氏还以五行之理论述了与其他脏腑的相生关系，"水生木而后肝成，木生火而后心成，火生土而后脾成，土生金而后肺成，五脏相成，六腑随之。"全面概括了肾为脏腑、十二脉、呼吸、三焦之本源。在治疗上，李中梓主张脾肾并重，两脏安和则一身皆治，脾肾两脏为人体之根本，关乎死生。

3. 乙癸同源，肝肾同治

肝藏血，肾藏精，精血互生，乙癸同源。对于肝肾相互关系的研究，李中梓曾有经典之论，云："乙癸同源，肝肾同治。"这一理论，已成为今日中医学临床必遵之圭臬。《医宗必读·乙癸同源论》指出："古称乙癸同源，肾肝同治，其说维何？盖火分君相，君火者，居乎上而主静；相火者，处乎下而主动。君火惟一，心主是也；相火有二，乃肾与肝。"在病理上，肾精与肝血之病变亦常相互影响，如肾精亏损，可导致肝血不足；反之，肝血不足，也可引起肾精亏损；在治疗上，补肾即补肝，泻肝即泻肾。凡忿怒伤气，气逆风动，慎不可补。凡恐惧伤肾，颠狂有寒，则不可泻。所谓补肝，为满养肝血，壮水之主；所谓泻肾，为不致肾气过亢。总之，泻水所以降气，补水所以制火，是治疗之大要。

此外，明代医家缪仲淳还提出了脾阴学说。

4. 命门学说的发展

"命门"是中医学的重要概念，在中医男科学中更是极其重要的研究对象。

命门之说，首见于《黄帝内经》。《灵枢·根结》云："命门者，目也。"《难经·三十六难》有论："肾有两者，非皆肾也，其左者为肾，右者为命门。命门者，诸精神之所舍，原气之所系也，故男子以藏精，女子以系胞。"又云："命门者……其气与肾通。"由此可见命门与精、气、神以及人类生殖功能的相互关系。隋·杨上善《黄帝内经太素·知针石》云："七节之旁，中有小心。"注云："脊有三七二十一节，肾在下气节之傍，肾神曰志。"由此可见，对于"命门"的实质、部位与功能，古代医家所言不一，诸说迄今亦未统一。

明代医家对"命门"的研究，尽管各是己见，然则皆有阐发，具有重要的理论意义和临床价值，并成为此际的主要学术成就之一。其中，具有较大影响者有李时珍、张景岳、赵献可、孙一奎等。

（1）李时珍命门观

李时珍，字东璧，晚号濒湖山人，湖北蕲州人。著《本草纲目》《濒湖脉学》和《奇经八脉考》。李时珍对"命门"学说的阐述主要是从药物胡桃、补骨脂入手，提出个人对命门的观点。《夷坚志》记载，洪氏有痰疾，以胡桃与生姜嚼服，痰消嗽止；洪辑幼子病痰喘，以人参胡桃汤治愈。又《续传信方》记载，唐郑相国为南海节度使时，湿伤于内外，众疾俱作，阳气衰绝，后诃陵国舶主李摩诃献方，用补骨脂、胡桃瓤和蜜，调酒而服，神效。李氏通过对《夷坚志》《续传信方》医案医话实例的分析，发现胡桃"通命门，利三焦，益气养血，与破故纸同为补下焦肾命之药。夫命门气与肾通，藏精血而恶燥，若肾命不燥，精气内充，则饮食自健，肌肤光泽，肠腑润而血脉通，此胡桃佐补药有令人肥健能食、润肌黑发、固精治燥调血之功。命门既通则三焦利，故上通于肺而虚寒喘嗽者宜之，下通于肾而腰脚虚痛者宜之"。李氏不仅从理论上阐发了胡桃和补骨脂的作用，还论述了肾与命门的生理作用，对命门解剖位置、生理功能的研究，具有独特的见解。李时珍指出："三焦者，元气之别使；命门者，三焦之本原，盖一原一委也。命门指所居之府而名，为藏精系胞之物；三焦指分治之部，而名为出纳腐熟之司，盖一以体名，一以用名，其体非脂非肉，白膜裹之，在七节之旁，两肾之间。二系著脊，下通二肾，上通心肺，贯属于脑，为生命之原，相火之主，精气之府，人物皆有之，生人生物，皆由此出。"此外，李时珍还将命门、三焦与脑结的功能视为一体。在病理上，李氏认为主要有命门火旺和命门火衰，前者宜"壮水以制火"，多用知母、牡丹皮、生地黄、玄参、黄柏、地骨皮等；后者宜"助阳退阴"，多用补骨脂、附子、肉桂、硫磺、胡桃、乌头、仙茅等。

（2）孙一奎命门观

孙一奎，字文垣，号东宿，别号生生子。安徽休宁人。著《赤水玄珠》《医旨绪余》及《孙文垣医案》等。孙氏对命门学说的贡献，亦在于其认识的独到之处，具有较高的临床价值。

孙一奎首先对命门的具体位置及功能分别进行了阐述。孙氏认为，命门在两肾之间，即《铜人图》所绘命门穴在两肾俞中间。孙氏认为，命门有位而无形。《医旨绪余·命门图说》指出："若谓属水、属火、属脏、属腑，乃是有形质之物，则外当有经络形于诊。《灵》《素》亦必著之于经也。"认为命门既是无动脉之形诊，又无经络之可指，由此得出命门有位无形的结论。

在功能上，孙氏认为，命门乃是肾间动气。孙氏继承了《难经》所谓"命门者，诸精神之所舍，故男子以藏精，女子以系胞"之观，并引用《易经》关于万物之生乃是太极和阴阳的动静变化所致的理论，强调人体始终存在着物质的运动变化。

孙氏《命门图说》指出："夫二五之精，妙合而凝。男女未判，而先生此二肾，如豆子果实，出土时两瓣分开，而中间所生之根蒂，内含一点真气，以为生生不息之机，命曰动气。"认为命门对人体的生长发育具有重要的生理作用，表现形式为肾间动气。他还指出"命门乃两肾中间的动气，非水、非火，乃造化之枢纽，阴阳之根蒂，即先天之太极，五行由此而生，脏腑以继而成"。

孙氏认为，命门动气乃为人身生生不息之根。《难经·八难》认为肾间动气是"五脏六腑之本，十二经脉之根，呼吸之门，三焦之原"，孙氏据此强调了呼吸之根原于肾间动气，"肺得之而为呼，肾得之而为吸，营得之而营于中，卫得之而卫于外。……呼吸者，即先天太极之动静，人之一身之原气也。有生之初，就有此气，默运于中，流运不息，然后脏腑所得司而行焉。""赖此动气为生生不息之根，有是动则生，无是动则呼吸绝而物化矣。"命门原气对人身起重要作用，但原气必须由宗气"积而养之"，故《医旨绪余·宗气营气卫气说》乃有"呼吸者根于原气"，"呼吸资宗气以行"之说。

由此可见，孙一奎的命门观有三大特点：①命门不是一个具有形质的脏器；②命门位于两肾之间，但不过是肾间动气之所在；③肾间动气虽为脏腑之本，生命之源，但不能认为它就是火。

（3）赵献可命门观

赵献可，字养葵，号医巫闾子。浙江鄞县人。著《医贯》《邯郸遗稿》等。赵氏对《难经》左肾右命门的学说提出了异议。认为命门在脏腑中处于主宰地位，命门有位无形，为人身"真君真主"；两肾有形，属水，其左为阴水，右为阳水；命门无形，属火，位于两肾中间。《医贯·内经十二官论》中谓"命门无形之火，在两肾有形之中"；"越人谓左为肾、右为命，非也，命门即在两肾各一寸五分之间，当一身之中。《易》所谓'一阳陷于二阴之中'，《内经》曰：七节之旁，中有小心是也。"他不仅将肾与命门的属性和位置作了区分，还阐明了命门与脏腑的关系，赵氏认为命门位居十二官之上，针对《素问·灵兰秘典论》"心者君主之官……主不明则十二官危"，大胆地提出"人身别有一主，非心也"，确认君主之官即为命门。就其与脏腑关系来说，其位在十二官之上。指出"命门为十二经之主，肾无此则无以作强，而伎巧不出矣！膀胱则三焦之气不化，而水道不行矣；脾胃无此则不能蒸腐水谷，而五味不出矣；肝胆无此则将军无决断，而谋虑不出矣！大小肠无此则变化不行，而二便闭矣；心无此则神明昏，而万事不能应矣"。故曰："主不明则十二官危"（《医贯·内经十二官论》）。此外，赵氏强调了命门之火的重要作用，把人身比做"走马灯"，指出："火旺则动速，火微则动缓，火息则寂然不动。"赵氏在《医贯·补中益气汤论》中言命门"主宰先天之体"，"流行后天之用"。前者乃言人身先天无形的水、火之气即真水和相火，由命门主宰；后者乃言无形之相火与真水都在命门的作用下流布周身。相火"禀命而行，周流于五脏六腑之间而不息"；真水之气则"上行夹脊，至脑中为髓海，泌其津液，注之于脉，以荣四肢，内注五脏六腑……随相火而潜行于周身"。总之，相火与真水周流于五脏六腑之间，滞则病，息则死。

赵氏既强调命门之火的重要作用，亦十分重视命门的阴精。赵氏指出："阴阳互为其根"，"阴虚有二，有阴中之水虚，有阴中之火虚"，"阴虚之中，又有真阴、真阳不同"。在命门之火主宰的前提下，在病机上既重视相火不足的一方，亦提出真水亏虚的发病作用；在治疗上，提出"取之阴者，火中求水，其精不竭；取之阳者，火中寻水，其明不熄"，是对《黄帝内经》所言"诸寒之而热者取之阴，热之而寒者取之阳"学说的发展。

赵献可与张景岳同时代，关于"命门为真火说"，二者如出一辙。这种论点一直影响到清代，如陈修园《医学三字经》、林珮琴《类证治裁》、张璐玉《本经逢原》、黄宫绣《本草求真》等不但认为命门为真火，并认为其部位在两肾之间。

(4) 张介宾命门观

张介宾，字会卿（亦作惠卿），号景岳，别号通一子。明山阴会稽人，著有《类经》《类经图翼》《类经附翼》《景岳全书》《质疑录》等。

作为一代理论大师和临床大家，张景岳充分吸取了先贤理论精华，并与自己的认识相结合，提出新学说。关于命门的研究，张氏在前人论述的基础上，将阴阳、精气与命门理论紧密有机地联系起来，使命门学说有了更大的发展。

首先，张景岳认为命门的位置"居两肾之中而不偏于右"，为先天、后天"立命之门户"。先天元阴、元阳禀受于父母，藏于命门，乃为真阴。真阴不仅来源于先天，还受后天水谷精微所滋养。另外，张氏又提出了"命门与肾本同一气"，"命门总主乎两肾，而两肾皆属于命门"，此观点与赵献可相同。张氏也强调真阴的作用，命门为"真阴之脏"，命门所藏的元精为"阴中之水"，元精所化的元气为"阴中之火"；"命门者，为水火之府，为阴阳之宅，为精气之海，为死生之窦"，亦称"精血之海""元气之根"。

张介宾又将命门释为在女子为产门，在男子为精室。《类经附翼·求证录·三焦包络命门辨》指出："肾两者，坎外之偶也；命门一者，坎中奇也。以一通两，两而包一。是命门总乎两肾，而两肾皆属于命门。故命门者，为水火之府，为阴阳之宅，为精气之海，为死生之窦。"张氏强调了命门在人体的重要性，借此以示人们对命门的重视。因此，《景岳全书·传忠录》强调指出："命门为元气之根，为水火之宅。五脏之阴气，非此不能滋；五脏之阳气，非此不能发。"他强调命门之中具有阴阳、水火二气，从而发挥阴阳、水火的相互制约，相互为用的作用，故《类经附翼·真阴论》云："命门之火，谓之元气；命门之水，谓之元精。"张氏观点，奠定了肾阴、肾阳的理论基础。

此外，虞抟《医学正传》强调"两肾总号命门"，"相火寓乎其中"，主张肾命不可分割，命门乃水中之火。《医学或问》指出："两肾固为真元之根本，性命之所关，虽为水脏，而实有相火寓乎其中，象水中之龙火，因其动而发也，愚意当以两肾总号为命门。"虞氏此论，否定了"左肾右命门"之说，指出了命门的重要作用"为元气之根本，性命之所关"。

李梴不但认为命门即是右肾，并且将其与心包相联系，命门的功能就是"男子以藏精，女子以系胞"，实为《难经》之思想。他在《医学入门·脏腑赋》大倡其说，明确指出："命门下寄肾右，而丝系曲透膀胱之间，上为心包，而膈膜横连脂漫之外，配左肾以藏真精。男女阴阳攸分，相君火以系元气，疾病生死是赖。"注云："命门即右肾。言寄者，以其非正脏也……命门为配成之官，左肾收血化精运入，藏诸命门，男以此而藏精，女此而系胞胎。"

上述诸家对命门的认识，各有相异之见：以形态言，有有形与无形之论；以部位言，有右肾与两肾之间之辨；以功能言，有主火与非火之争。但他们对命门的主要生理功能认识则是一致的，对命门生理功能与肾息息相通的观点也是一致的。由此可见，明代医家对命门不同角度的研究，各有所见，皆有其理。总之，明代对男科理论，尤其是"肾与命门学说"的研究，使男科学更为深化，各种男科疾病辨证论治渐臻完善，也使男科学更为系统。

必须指出的是，赵献可所著《医贯》一书，是历史上第一部研究肾脏学说之专著，强调"命门为十二经之主"，指出命门在两肾之中，认为命门的功能有一水一火："其右旁有一小窍……是其臣使官，禀命而行，周流于五脏六腑之间而不息……。此先天无形之火……其左旁有一小窍，乃真阴，真水气也，亦无形，上行脊，至脑中为髓海，泌其津液，注之于脉，以荣四末；同注血脏六腑……。故曰五脏之真，惟肾为根。"张景岳与赵献可所指"无形之水"的产生及功能，与现代内分泌的概念颇为相似。明代医家对命门学说的研究和阐发，发前人之未发，对今天研究肾与生殖内分泌的关系颇多启迪。命门学说对中医学理论与临床尤其是男科学理论与临床的发展，具有重大意义。中医男科学所涵盖的大部分病变，诸如虚劳、不育、阳痿、早泄、癃闭、遗精、滑精等男科疾病的病机、诊断、方药，多源于明清医家们对命门学说的"百家争鸣、百花齐放"相似的研讨与发掘。可见，关于命门学说的探讨，其意义早已超出了不同学派之争，而是关于命门各家学说的大发展、大进步，其与中医男科学，更当如斯。

(5) 对三焦名实认识的创新

对于三焦的认识，源自《黄帝内经》。而《内经》论三焦，着重说明其功能是布散阳气和水谷精微，特别是水液的通道，如《灵枢·营卫生会》曰："上焦如雾，中焦如沤，下焦如渎也。"《素问·灵兰秘典论》云："三焦者，决渎之官，水道出焉。"

《内经》以降，对三焦的认识，众说纷纭，各持己见，迄今亦未一定。《难经·三十八难》云："有原气之别焉，主持诸气"；《难经·六十六难》云："三焦者，原气之别使也。"主通行三气，经历于五脏六腑。可见三焦既有部位概念，即人体上、中、下三段部位；更是人体功能的概括。后世医家对三焦的功能尽管表述不一，但总体上分歧不大，而对三焦的名与实则颇多争议。明代医家对三焦研究的重点和争论的焦点，仍然集中在三焦名实之异上，孙一奎等主张三焦无形；虞抟等主张三焦有形在脏腑之外，包括肓膜在内的体腔，张景岳亦持此说，认为三焦乃"藏府之外，躯体之内，包罗诸藏，腔之大府也"。

清代医家对三焦的研究以罗美、唐宗海之说等为其新发展。罗美认为《内经》所述三焦经气的循行，与胃经的循行基本上相一致，创"胃部三焦之说"，显然，对三焦认识过于窄小。

晚清著名医家唐宗海，在"三焦腔子膜说"的影响下，结合当时的西医知识，提出了"油脂三焦之说"，强调了三焦通利水道的作用，对后世有一定的影响。

(6) 奇经八脉的研究

奇经八脉，为督脉、任脉、冲脉、带脉、阴维脉、阳维脉、阴跷脉、阳跷脉之总称。由于它们与脏腑无直接相互"络属"关系，相互之间亦无表里配合，与十二正经不同，故云奇经八脉。

《黄帝内经》最早对奇经的循行分布、所属穴位及其病证等进行了研究。《难经》则进一步发挥了《内经》奇经八脉学说，如

《难经·二十九难》云："阳维为病苦寒热，阴维为病苦心痛。阴跷为病，阳缓而阴急；阳跷为病，阴缓而阳急。冲之为病，逆气而里急。督之为病，脊强而厥。任之为病，其内苦结，男子为七疝，女子为瘕聚。带之为病，腹满，腰溶溶若坐水中。"

《内》《难》以降，历代医家虽然多有所阐发，如张元素、滑寿等，但各家所言不一。至明代医家李时珍《奇经八脉考》出，对其研究始有准绳。《奇经八脉考》17篇，其中对八脉分布路线进行了系统的整理，阐述了奇经为病的病机、病证与养生，及其与十二经的密切关系，皆有独到的见解。自李时珍以降，沈金鳌《杂病源流犀烛》、武之望《济阴纲目》等名著皆有系统阐发。

沈金鳌《杂病源流犀烛·奇经八脉总说》引李时珍云："凡人身有经脉络脉，直行曰经，旁支曰络。经凡十二，手三阳、三阴，足三阳、三阴是也；络凡十五，十二经各有别络；而脾又有大络，并任督二络，为十五也。共二十七气，相随上下，如泉之流，不得休息，故阳脉营于五脏，阴脉营于六腑，阴阳相贯，莫知其纪，终而复始。其流溢之气，入于奇经，转相灌输，内温脏腑，外濡腠理。奇经凡八脉，不拘制于十二正经，无表里配合，故谓之奇。盖正经犹沟渠，奇经犹湖泽，正经之脉隆盛，则溢于奇经。故秦越人比之天雨降，下沟渠溢，流湖泽。此发《灵》《素》未发之秘也。八脉散在群书者，可考而悉也。"沈氏在文中列出奇经八脉病源流与诸药要品，值得进一步研究。

叶天士《临证指南医案》对奇经八脉证治方药的研究，较之前辈可谓独运匠心，更上层楼。叶天士指出："奇经八脉，隶于肝肾为多"，"冲任血海，皆属阳明主司"，"奇经冲任、跷维诸脉，皆肝胃属隶"，"肝肾内损，渐及奇经诸脉"，"肝肾下病，必留连及奇经八脉"，"肝血肾精受戕，奇经八脉中乏运用之力"，"冲脉隶于阳明，阳明久虚，脉不固摄，有开无合矣"，"久病宜通任督"等，实为发前人所未发。

叶天士认为，奇经八脉的病证，可出现于多种杂病尤其是男科范围之中，如虚劳、咳血、遗精、淋浊、肿胀、郁证、疝、泄泻、痢疾、便血、脱肛、痿证、痹病、疝气、诸痛、肩臂背痛、腰腿足痛、月经不调、淋带、崩漏、产后等。叶天士认为，对奇经八脉病病变的调治，以补益肝肾为主，并侧重于填精补髓，多选用异类血肉有情之品，少用或不用草木无情之物，构成了叶氏治奇经病的特色方法。这一点，亦广为现代男科学界所接受，石志超提出"男科十大动物药处方"（蜻蛾展势丹、玄驹兴阳散、蜈蚣舒郁汤、蟋蟀通阳汤、驱痰展势丹、九蜂补中汤、化瘀起痿汤、通阳起痿汤等）以及朱良春"动物药运用经验"、陈玉梅"抗痿灵"方，多源于此。

　　叶天士对奇经八脉学说的重要贡献在于：将奇经辨证与脏腑、经络辨证相结合，创立了一套独特的治疗方法，极大地推进了奇经辨治学说的发展，同时亦促进了脏腑经络辨治学说的进步，为中医临床治疗男科、妇科等泌尿生殖系统的疑难杂症开辟了新的蹊径。

四、诊法的进一步完善

　　明清时期，中医诊断学得到进一步的发展与完善。其中，四诊内容不断充实，四诊及辨证纲领逐步完善，出现了《四诊抉微》这一类的专著，说明此阶段望闻问切的理论与实践得到重大发展。

　　明代出现了汪宏的望诊专著《望诊遵经》，为中医望诊学内容之集大成者，系统地、明确地提出了望诊方法、内容与注意事项，其中"主病条目附识"，以辩证的思维方式指出了望诊与诊断学乃至治疗学的关系，云："尝谓气色之于症候也，有有定者，有无定者。主病条目，有定之言也；诊法提纲，无定之论也。知主病之有定，而不通乎法，其失也胶；知诊法之无定，而不究其病，其失也泛。且主病之言虽有定，而合之于法则无定。诊法之论虽无定，而合之于病则有定。病同者，其法同；病异者，其法异。法者，有物有则，无体无方，有定而无定，无定而有定者也。是故以千变万化之法，察千变万化之病，病无定，法亦无定；以千变万化之法，察千变万化之证，证有定，法亦有定。夫千变万化之病，形于外者，固有无定之证；而千变万化之证，由于中者，实有有定之义。故以病为有定，而病则因人而无定；以病为无定，而病则因证而有定。证也者，病之着于形色，发于声音，显于症候，应于脉息者也。证定焉，法斯定矣。后之学人，勿执有定之条目，以测无定之病情。当知无定之病情，必见有定之气色。斯有病，即有证，有证即有定矣。由是化而裁之，推而行之。"此外，清人张登于1667年撰舌诊专著《伤寒舌鉴》一卷，系统研究了白胎（"胎"即今之"苔"也）舌、黄胎舌、黑胎舌、灰色舌、红色舌、紫色舌、霉酱色胎舌、蓝色胎舌八种及妊娠伤寒舌等舌象变化与主病意义。

同时，明清时期对问诊内容的归纳与总结亦达到了新阶段，尤其是对诊断学具有重大意义的脉学更是有了新的发展，出现了一大批脉学专著，如《濒湖脉学》《脉语》《医灯续焰》《脉诀汇辨》《三指禅》等。

五、中药学的重大发展

明清时期，以李时珍《本草纲目》为标志，中药学包括方剂学、药物炮制学都得到重大的发展。除《本草纲目》以外，出现了综合性本草著作如《本草发挥》，专题性本草著作如《救荒本草》，地方性本草著作如《滇南本草》，简要性本草著作如《本草集要》，官方修订本草著作如《本草品汇精要》，入门性本草著作如《本草蒙筌》，以及《本草述》《本草述钩玄》《本草备要》《本草从新》《得配本草》《本草纲目拾遗》《本草经疏》《本草发明》《本草发挥》《本草遭玄》《本草会编》《本草汇言》《本草正》《本草述》等。

方剂学的发展，出现了以《普济方》为代表的大型著述，余如《摄生众妙方》《祖剂》《医方集解》《成方切用》等皆有一定的影响。

药物炮制学也出现了一批专著，如《炮炙大法》《雷公炮炙药性解》等。

《本草纲目》，药学著作，52卷，明代李时珍撰于1590年。李时珍（1518—1593），字东璧，晚年自号濒湖山人，湖北蕲州（今黄冈市蕲春县蕲州镇）人，生于明武宗正德十三年（1518 年），卒于神宗万历二十二年（1593 年）。其父李言闻为当地名医。时珍幼承庭训，继承家学，尤重本草，并富有实践精神，虚心向劳动人民学习。38 岁时，被武昌楚王聘任王府"奉祠正"，兼管良医所事务。3 年后，又被推荐至上京任太医院判。李时珍任职一年便辞职回乡，再事民间医药研究。参考历代有关医药及其学术书籍 800 余种，结

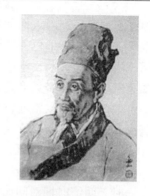

李时珍像（蒋兆和绘制）

合自身经验和调查研究，历时二十七年编成本书，为我国明代药物学的总结性巨著，在国内外均有很高的评价，已有数种文字的译本或节译本。另著有《濒湖脉学》《奇经八脉考》等。

《本草纲目》全书共 190 多万字，收载药物 1892 种，收集医方 11096 个，绘制精美插图 1160 幅，分为 16 部、60 类。为李时珍在继承和总结明以前本草学成就的基础上，结合长期学习、采访所积累的大量药学知识，经过长期实践与观察、研究，历时二十七年而编成的一部巨著。

书中不仅考正了过去本草学中的若干错误，且综合了大量科学资料，提出了较科学的药物分类方法。本书也是一部具有世界性影响的博物学著作。

本书不仅是对 16 世纪以前中医药学的系统总结，并在训诂、语言文字、历史、地理、植物、动物、矿物、冶金等方面也有突出成就。本书十七世纪末即广泛传播，先后有多种文字的译本，对世界自然科学也有举世公认的卓越贡献。它是几千年来祖国药物学的总结。这本药典，不论是从严密的科学分类，或是从包含药物的数目之多和流畅生动的文笔来看，都远远超过古代任何一部本草著作，被誉为"东方药物巨典"，对人类近代科学以及医学方面影响最大。英国生物学家达尔文称《本草纲目》为"1596 年的百科全

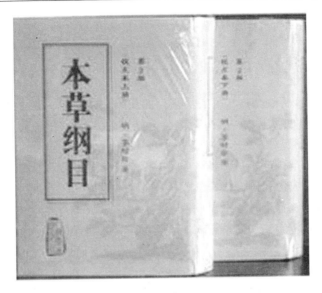

校注本《本草纲目》书影

书"。

　　具有男科学特殊意义的是，李时珍《本草纲目·人部·五十二卷》所论"人傀"篇，对男科学、性医学理论作出了贡献。篇中以较大的篇幅讨论了人类生殖的理论，并讨论了五不男、五不女等先天性不孕不育症。值得指出的是，李时珍所论五不男、五不女的概念、范围与《玄珠密语》《广嗣纪要》是有一定区别的。

六、名著与名家的涌现

　　承袭宋金元的基础，兼之社会经济发展对医学的推动，明清时期名医辈出，医著如雨后春笋，基础理论和临床各科进一步丰富和发展，此际的中医学已进入全面、系统、规范化的总结阶段。

　　对于《伤寒论》的研究，历来受到重视。明清时期，受当时尊经复古风气的影响，张仲景被尊为医圣，《伤寒论》亦被尊为医经之一，成为医家必读之书，并以其治法治则指导临床各科杂病，极大地推动了《伤寒论》的理论研究与临床应用，整理、注释

《伤寒论》者更是名家辈出，如王肯堂《伤寒证治准绳》、方有执《伤寒论条辨》、俞嘉言《伤寒尚论篇》、张隐庵《伤寒论集注》、柯韵伯《伤寒来苏集》、钱天来《伤寒溯洄集》、尤在泾《伤寒贯珠集》、徐大椿《伤寒论类方》、陈修园《伤寒论浅注》等。而作为清代的政府之举，《医宗金鉴》的出版，集医学各科之大成，并将《订正仲景全书》置诸篇首，更显《伤寒论》在各科的重要位置。

临床学科产生了一批高质量的综合性著述和集古代中医学大成的成果，成为我国古代医学发展的顶峰时期。这些成果璀璨耀目，如方药学，有李时珍《本草纲目》、赵学敏《本草纲目拾遗》、朱橚等《普济方》；医学全书，有张介宾《景岳全书》、徐春圃《古今医统大全》；医学丛书，有王肯堂《证治准绳》与《古今医统正脉全书》、万全《万密斋医学全书》、吴谦等《医宗金鉴》；医学类书，有蒋廷锡等《古今图书集成·医部全录》；外科学，有陈实功《外科正宗》、顾世澄《疡医大全》；性病学，有陈思成《霉疮秘录》、片仓元周《霉疠新书》；妇产科学，有王肯堂《妇科证治准绳》、武之望《济阴纲目》；针灸学，有杨继洲《针灸大成》；眼科学，有傅仁宗《审视瑶函》；医案医话，有江瓘《名医类案》、魏之琇《续名医类案》；温病学，有吴有性《温疫论》、叶天士《温热论》、吴瑭《温病条辨》；养生学，有吕纯阳《房术秘书》、高濂《遵生八笺》、洪基《摄生总要》；生殖医学，有岳甫嘉《妙一斋医学正印种子编》《万氏家传广嗣纪要》等。此际，也有了以"男科"命名的临床学著作，如傅山《傅青主男科》、岳甫嘉《妙一斋医学正印种子编·男科》以及王肯堂《济阳纲目》等。

此外，戴思恭《证治要诀》、王纶《明医杂著》、龚廷贤医书系列(《种杏仙方》《万病回春》《寿世保元》《济世全书》等)、缪希雍《先醒斋医学广笔记》、程国彭《医学心悟》等综合性医书，以及楼英《医学纲目》、李梴《医学入门》、汪机《汪石山医书》8种、沈金鳌《沈氏尊生书》、陈修园《南雅堂医书全集》等各类医学著作纷纷出版，反映出中医学术的空前兴旺与发达，成为明清中医学趋于鼎盛的重要标志。而这些著作,所涉男性生理、病理、病证、证治方药之分野,也是极其广泛的,对于推动男科学的发展与进步,意义重大。

明清时期,著名医家云集,而这些名家在理论与临床诸方面均取得主要成就,为中医学的发展与创新做出重要贡献。在此仅以其出生年月先后排序,显示明清时期知名医家辈出,更说明中医学的发展研究完全趋于成熟。他们是:

王履、楼英、戴思恭、虞抟、江瓘、汪机、薛己、万全、高武、李梴、徐春甫、孙一奎、杨继洲、方有执、王肯堂、武之望、吴昆、陈实功、张介宾、赵献可、缪希雍、李中梓、陈思成、李时珍、吴有性、喻昌、傅山、张志聪、方以智、汪昂、张璐、祁坤、李用粹、柯琴、叶天士、薛雪、尤在泾、王维德、徐大椿、吴仪洛、黄元御、吴谦、沈金鳌、赵学敏、魏之琇、陈修园、吴鞠通、王清任、王世雄、章楠等。

这些医家很多人就是著名的泌尿男科学大师,如万密斋、徐春甫、孙一奎、王肯堂、武之望、张介宾、傅山、沈金鳌等。

七、中医学的创新趋势

明清时期,由于为数众多的医家不墨守陈规,使传统医学出现了创新趋势。表现在如下几个方面:以李时珍为代表的药物学研究,出现了许多与传统不同的新认识;王清任对人体解剖学积极探索,标志了中医实证研究到来;以吴有性为代表的"温病四大家",推陈出新,在大量临床实践经验的基础上,创立了温病学说的理论与临床体系等。与此同时,医学界发明了人痘接种法,标志着传统医学开辟了传染病研究的新方向、新途径,并取得重要成果。

八、传染病学理论研究与临床新发现

明清时期,随着社会的发展与进步,中国大中型城市逐步增

多，城镇人口相应集中，为疾病流行提供了前提条件。据不完全统计，在明代 276 年历史之中，发生了 64 次较大规模的瘟疫流行；在清代 266 年中，发生了 74 大规模的瘟疫流行。

此外，社会动荡尤其是战争作为一种直接因素导致社会动荡，在极大程度上影响着医学的发展走向。明清时期，阶级矛盾激化、民族矛盾尖锐，导致农民起义和市民斗争不断发生。加之清代一系列源于欧美列强的侵略战争和中国人民的反侵略战争，人口高度密集的军队本身就是疫病的高发处，部队的行军和由此引起的人口南移更把传染源带至所过之处。因人口南移导致的江南人口剧增，为疫病的高频率发生和大范围迅速传播、发展提供了首要条件。但另一方面，由此带来的江南繁荣昌盛，尤其是为文化乃至中医文化的传播与发展、温病学说的理论研究与临床实践提供了基础。严酷的现实迫使医学界研究新课题，发展新理论，正是在这种社会现实状况下，温病学应运而生，故温病学家多诞生于江南诸地。

明清中医有关"温病"的认识，有一个渐进的历史过程。尽管在《内经》时期就提出了"毒气"之说，但至明代以前，仍然笼统地将其纳入"伤寒"范畴。其实，宋金元时期已有少数医家提出过有别于"伤寒"的认识和新方，但影响有限。至明末清初吴有性《温疫论》出，中医学始对温病病因、治疗进行了系统论述，揭开了温病学理论与临床研究的序幕。乾隆以降，温病学发展至鼎盛阶段，著名医家叶天士、薛雪、吴鞠通、王孟英等，建立了较为系统的温病学理论。温病学术体系的确立，是明清医学史上的重大成就，是中医学面对急性传染病的流行另辟新径。

基于上述理由，加之岭南、闽南和江浙沿海居民在对外交流中受西方来华人员的影响，尤其是妓院的兴起与妓女的泛滥，以梅毒为代表的性传播疾病泛滥，肆虐甚众，病者伤残严重，故为中医性病学的研究提出了社会要求。

1. 关于**梅毒**的研究

现存最早记载梅毒者为生活于 13 世纪的医家释继洪，所著

《岭南卫生方》卷三末记有"治杨梅疮方"，用轻粉口服和外敷。但大多学者认为，本病是明代随着交通航海业的发达，对外交流日益频繁，而传入中国的。故李时珍明确指出："杨梅疮古方不载，亦无病者。近时起于岭表，传于四方。……男女淫猥，湿热之邪既深，发为毒疮，遂致相互传染，自南而北，遍及海宇"。

明代医家韩懋所著《韩氏医通》（1522 年），该书"卷下"载"近时霉疮亦以霞天膏入防风通圣散治愈，别著《杨梅疮论治方》（惜已失传）一卷，滇壶简易方一纸为远近所传，用者辄效"。

明代外科专家薛己《外科心法·卷五》（1525 年），记载了梅毒（杨梅疮）的病名和早、晚期梅毒的病例。书中记述了硬下疳及二期梅毒皮肤溃疡、骨膜炎，并研究发现夜间疼痛是梅毒骨关节疼痛的特点。

汪机在其《外科理例》中记载了数例梅毒病案，发现时医滥用水银造成汞中毒的病例。

陈实功所著《外科正宗》（1617 年），为我国第一部外科学专著，对男科学及性病学的认识多有创新，如下疳、鱼口、便毒、杨梅疮、囊痈靡不骇备。尤其是对梅毒的记载，十分详细。该书卷第三十六设"杨梅疮"一篇、第三十七设"结毒论"一篇，对梅毒的发病因机、三期症状、诊法、治疗方法、治疗经验皆有记述，并附主治方 50 余首，如加味遗粮汤、解毒天浆散、升麻解毒汤、鹅黄散、结毒灵药方、五宝散等。

《霉疮秘录》，2 卷，明代著名医家陈思成撰于崇祯 5 年（1632 年），为史上专论梅毒之首本。陈思成八世为医，自幼习儒，后因家贫，遂弃儒从医，痛感当时梅毒流布，"一旦染疾，终生为废"，故广收博引，采撷家传遗书与诸家密授之验而成本书。全书包括总说 7 则、或问 24 则、治验 29 则、方法 49 条、宜忌 17 条，对梅毒的成因、症候、治法、方药收罗甚详，总结了中国 16 世纪～17 世纪中医学对梅毒的论治成就，反映了当时对该病的认识已达到了较高水平。《霉疮秘录》亦记述了早期先天性梅毒，阐述了胎传梅毒的起因及早期胎传皮肤梅毒的浸润性红斑与斑丘疹的特有症状，对今日梅毒的研究依然具有借鉴意义。

陈思成以降，历代医家对梅毒的研究，皆有一定的成就。普通医书多设有"杨梅疮门"或"梅毒门"。

2. 关于淋病的研究

中医学关于淋病的记载，有其特殊性。在相当长的一个时期内，淋病与淋证是综合论治的。以现代中医学观之，中医学所言淋病与淋证自然有别。

淋病属于中医记载的"淋"证，最早见于《黄帝内经·素问》。《难经》有五淋之说。隋·巢元方等《诸病源候论》提"五淋""二浊"之说。五淋者，血淋、石淋、膏淋、劳淋、气淋；二浊者，即赤浊和白浊。并指出：热气大盛，则令小便不通；热势极微，故但小便难也。其中关于小便不通和困难，以及"膏淋之为病，尿似膏自出"和白浊症状的描述，包括了现代淋病的临床表现。

金元四大家之一的张子和对淋病的症状描述与现代性传播疾病学的认识极为相似，云："茎中作痛，痛极则痒，或阴茎挺纵不收，或出白物如精，随溲而下，得之于房室劳伤及邪术所使，宜以降心火之剂下之，宜服泻心汤、清心莲子饮。"据考证，现存中医文献首次肯定记述淋病者，系明·孙一奎《赤水玄珠》。孙一奎指出："若小便行将而痛者，气之滞也；行后而痛者，气之陷也；若小便频数而痛，此名淋浊。"至明代言情小说《金瓶梅》成书时，文学界已经对此有了广泛的记述。该书第七十九回"西门庆食欲丧命"记载了西门庆死前的临床表现，包括肾囊肿痛，溺尿甚难，龟头生出疳疮等证。

清·王百中《名论集览》记载了淋病的典型症状："筋疝：阴茎肿胀，或溃或脓，或里急筋缩，茎中痛，或白物如精，随溲而下，宜降心之药为主，导赤散、乌头栀子汤。"沈金鳌《杂病源流犀烛》关于淋病的描述亦十分细致："其或房劳邪术损伤肾气，茎中时痛时痒，白物随溲而下，或阴茎纵不收，名为白淫。宜先服泻心汤以降火，次服白龙丸以补肾。"此处所云"茎中痛"、"白物随溲而下"即是淋病的主要表现：尿痛、脓性分泌物。

明清医家认为淋病为性事所伤，淫毒内袭所致。《内外验方秘传》谓其是"少年淫中受毒"；该病病机，诸多医家认为是湿热蕴结，或败精瘀阻，或中气下陷。《杂病源流犀烛》指出："浊病之源，大抵由精败而腐者居半；由湿热流注者居半。其证茎中皆如刀割火灼。而溺自清利，惟窍端时有秽物如米泔，如米粉糊，如疮脓，如目眵淋漓不断，与便尿毫不相混。故曰是精病，非溺病也。"《万病回春》认为："赤白浊，其状漩面如油，光彩不定，漩脚澄下，凝如膏糊，或如米泔赤脓，皆湿热所伤。"《增补病机沙篆》曰："浊之为症，茎中热痛，浑如火灼刀刺，而溲溺仍清，惟窍端时流秽浊如脓，淋沥不断。由败精瘀腐者十之七八，由湿热流注与脾虚下陷者十之二三。"

对淋病的治疗，明清医家提出了急性期以清热解毒、化湿化浊为主；慢性期及恢复阶段可佐以健脾和胃、化湿导浊，并据此提出了诸多治疗方药。

九、解剖学与生理学的探索

对于人体生理解剖的研究，自《内经》以降，历代皆有阐发，但成就不大，尤其是解剖学，囿于传统文化的影响，进展缓慢。至明代，医家王肯堂撰《证治准绳》，明确提出正骨科医生应了解人体骨骼等解剖结构知识。

最值得大书特书的是明代医家龚居中所著《福寿丹书》的解剖学成就。《福寿丹书》，7卷，实为养生专著，成书于明代天启四年（1624年）。包括：一福"安养篇"，阐述衣、食、住、行、宜忌与长寿之关系；二福"延龄篇"，为诸仙修炼图势及秘诀；三福"服食篇"，为抗老防衰、益寿延龄之食疗、食养方；四福"采补篇"，载"吕祖采补延年秘箓"与"房中养生至要"，为房事养生学内容；五福"玄修篇"，为气功、炼丹之术和乾坤交媾之法；六寿"清乐篇"，为清乐之乐；"脏腑篇"，论述了脏腑对人体之重要性与保护之方。本书明天启四年初刊时名《福寿丹书》（一名《五福万寿丹书》），为六卷本。篇目有"安养篇、延龄篇、服食篇、采补篇、玄修篇、清乐篇"。后于崇祯三年修订时，删去了"玄修篇"和"清乐篇"，增补了"脏腑篇"，取名《万寿丹书》，五卷本。就是这篇"脏腑篇"，描述了人体心、肝、脾、肺、肾五脏解剖以及膀胱、胞（前列腺或子宫）、大肠、小肠等，特别是作者根据中医生理知识，绘出了命门图形。本书所绘脏腑图形与现代解剖学非常一致。由于该书长期以来被束之高阁，故其重要的解剖学成就极少为学术界所知。

17世纪末法国学者巴多明（Dominique' Parrenin）用满文译述人体解剖学，定名为《钦定格体全录》，拟刊印时遭到清廷保守派反对而未果，不得已只得将译稿收藏于宫禁内。

晚清医家王秉衡于1808年著《重庆堂随笔》，主张以开明的态度对待西方生理学、解剖学。后其曾孙、著名温病学家王士雄在其医著中，对传入的西医解剖、生理学亦持相同的开明态度。

明清时期对解剖学作出切实探索并取得一定成绩的医家，还有王清任。通过长期的临床学研究与观察，王清任于1830年出版了《医林改错》上下卷。该书以作者多年的临床经验，对活血化瘀理论作出重大突破，更难能可贵的是，王清任首次绘制了人体内脏图形并以文字叙述脏器的生理结构，从而成为中医学关于解剖生理学研究的里程碑。

作为学术兴旺于发达的标志，明代开创了最早的民间医学团体——"一体堂宅仁医会"（隆庆二年，徐春圃主持），清代发行了最早的中医杂志——《吴医汇讲》（乾隆五十八年，唐大烈主编）。学术团体的成立和专业杂志的出版，是学科发展到一定程度的标志。

第三节　明清时期中医男科学发展与进步

截至鸦片战争，在明清近500年的历史长河中，两个朝代都是充满着极大的社会矛盾与阶级矛盾,且满清王朝还充斥着民族矛盾。同样,在上自王公大臣、下迄平民百姓的性活动,亦是"充满矛盾"的。

首先,明朝时期,来自社会层面的程朱理学与贞洁观的性压抑和性禁锢;然而,对这种性的压抑与禁锢的反抗,就是性的张力与革命——淫乱之风的大盛,甚至连医学界也为之推波助澜,典型的表现就是房中理论研究的勃兴与催欲剂风行于社会各个层面。而清朝统治者在总结大明王朝覆灭的原因时,将淫乱靡费归结为重要理由之一,再一次发起对社会性活动更为严厉的禁锢。

第二,随着欧美列强的坚船利炮和西方文化价值观、道德观的"西风东渐",社会性活动的泛滥,对传统性文化发起强烈的冲击,形成了性压抑——性张力,性张力——性压抑,直至性泛滥这一怪圈。而这一些社会变量因素,给中医泌尿男科学的发展产生了重大的影响。男科学的理论研究依然沿着依附于房事养生学,更直接的说就是房中术的发展而发展的道路,而间夹于中医内外妇儿学科之中,甚至是在中药学领域而得以进步。同时,男科学作为独立的学科形态独立于世,甚至可以认为,它已经达到封建社会时期中医男科学的最高水平。

一、房中术理论与实践的最后发展和中医男科学的成就

如上所述,在充满了社会矛盾的明清时代,在性的领域更是充满着压抑与反抗的悖论。一方面,通过封建理学、贞节观实行比前朝更为严酷的性禁锢与性压抑;另一方面,反作用力与作用力形成正比。而道学家所说的"人心不古","淫风大炽",在官宦之间,甚至民间对性的兴趣,对房中药物和男科医学的帮助比任何时代都大得多。这种情况下,房中理论或明或暗地发展。具体说来,表现形式有道教理论、养生理论、生育理论三方面。

1. 道教理论

到了明代,由于道教已远不如汉与魏晋年间封君达、"三张"

时那么兴盛与风行，故道教理论处于相对缓慢发展的阶段。但是，还是绵延不断地在民间及宫廷流传，最具代表性的就是道教代表性人物张三丰。在目前尚存的张氏论述中，只有极少内容涉及房中养生理论。现存《张三丰全集》关于房中术内容甚少，有"玄关交媾曲"、"阴阳交会曲"，《训世文》尚载有"戒淫篇"、"戒淫文"等近乎道统的内容。

房中术与道教有着极其密切的关系，它是随道教的起源与发展而兴盛起来的，在历史上有相当大的进步意义。正统的道家认为，"行房"并非在"行淫"或"行乐"，而是在"行道"，不能有丝毫的"邪念"介入，所谓"凡待药之时，即是灵官执鞭，鉴察护持，如一心行道，便能得药成仙；若淫念一起，立堕三途恶趣，灭迹分形，可不慎欤！"在理论上，"道"和"淫"是水火不相容的，但是事实上其间可能只隔了一层纸。而且，道教派别众多，有些派别并不主张性修炼，而是忌行房事，或禁婚嫁，或只是独身修道。但是，世俗的道士生活留给历史的印象是纵欲，这是不符合历史实际的。

从现存明代房中术理论与实践总结性文献如《摄生总要》《福寿丹书》《紫闺秘书》《素女妙论》《既济真经》《修真演义》《吕纯阳房术秘诀》等书来看，道教关于房中术的理论已达到了历史上前所未有的新高度。

2. 养生理论

中医男科学有关房事养生学内容是源于古代房中术理论与实践，并扬弃其糟粕而形成的医学精华。房中术，是中国古代性科学的总称，也是研究性交技巧的一门学问。

现代性学认为，人类性行为有三个功能：一是快乐的功能，二是健康的功能，三是生育的功能。古代房中术不仅有满足性的需要、获得性的快乐的一面，还包括节制情欲，而这一切都围绕着养生长寿与优生优育（房中求嗣理论与实践）而展开的研究。性交，首先服从于养生，为了养生，有一套特殊的交合方法，有时要尽欢，有时又要节制。所以，古人谓之"天下至道"、"天地阴阳交欢"，故中国古代房中术又可称之为房事养生学。

关于房中术，《辞海》的定义是："古代方士所说房中节欲、养生保气之术"，基本上表达了房中术要义。将其与中医学理论相结合，通过对性活动赋予医学内容，以养生保气、祛病益寿、求嗣延年，使之成为房事养身学，具有重要的、积极的学术意义、学科价值。

明代中期出现了资本主义萌芽，在哲学上出现了严厉抨击禁欲主义，提倡人性解释的"王学左派"（即王阳明"心学"中的左派），人的欲望满足如同"潘多拉魔盒"被打开了，在此社会状况下，道家房中术得以迅速发展，异图若狂，几乎陷于妖邪境地。成化后，王公大臣竞相谈论房中术，朝野内外纷纷献春药、献邪术以邀宠获幸，加官进爵。嘉靖年间，房中邪术、房中方药进一步泛滥，佞臣们争先恐后献药，王公贵族乐此不疲。有大臣名陶仲文者，以符水、春药而得宠，世宗移居西内，日求长生，绝不上朝，不祭宗庙，不见大臣，而与陶仲文日日厮混一起。方士、道士、官吏更是一哄而起，假借圣旨，广征民女，假进药之名而行敲诈勒索之实，危害四方，百姓怨声载道，房中术遂成了旁门左道、淫乱、纵欲的同义词，为道学家、正人君子所不耻。这种房中术已不复初始阶段的本来面目了。这一点，从《遵生八笺》"高子论房中药之害"对房中术、房中方药滥用的批评即可窥其一斑。

到了清初，随着统治者重新倡导程朱理学，房中术受到严厉的遏制，严厉惩罚以房中术行骗的道士、术士和骗子。房中术遂转入地下与江湖，不足为外人所道也，但它并未就此彻底灭亡。

道家房中术的修炼法术精髓与糟粕互见，但不外乎如下三个方面：一是房事炼气，即以"吸取天地精华"的方法修炼，即房事气功、导引按摩等；二者乃"采补"，即所谓采夺女气——采阴补阳（反之谓之采阳补阴）的方法来修炼，且二者又有共通之处；第三即是房中求嗣。道家的第一种修炼方法为现代气功之源，有许多保健的科学道理，而第二种修炼方法则有很大的偏向。道家站在以男子为中心的立场上（尽管在房中术理论上亦有以女子为主采夺男气之说，但前提在于"损人益己"的非道德观），以性追求长生，对性的修炼太强调男方的滋补、加强，而以女性为工具，采阴补阳，其本质是损人利己的。正因为如此，房中术易为统治者所利用，从而发展到纵欲淫乐，甚至以十分残忍和荒诞的方法以女子为性榨取对象，使房中术初背离了养生延寿、为民众祛除疾苦的初衷。

但是，以上所述实际上都是外在原因，真正使道家房中术式微的原因在于其自身的消极因素促使其走向了反面，并趋于危殆。张道陵倡导房中术，本来面向平民，深受大众欢迎，具有强大的生命力与深厚的社会基础。但后来异化为王公贵族服务，脱离了普通群众，并以养生为主旨逐渐蜕化为性享乐服务，逐渐失去其本来意义与价值。

作为一种法术甚至是一场运动，房中术在统治者严厉打击下已经走向了覆灭，但是，作为具有科学形态的房中术的理论与实践，特别是其男科学、女性学、性医学、生殖医学思想的合理内核则被中医学吸收了，对于建构中医男科学具有重大的影响。

3. 生育理论

《孟子》云："不孝有三，无后为大。"《千金要方》认为生育是"人伦之本，王化之基"。数千年的封建农耕文化造就了我国特有的生育文化，即多子多福、人多力量大的"多子孙现象"。

房中术就是在接受了传统的生育文化观之后，把优生优育思想纳入到房中术求嗣之中。中医男科学对这些观点采取了迎合的态度。在现存的房中术文献中，把生育求子思想、道教思想、性养生文化相结合的专论专篇较多。值得指出的是，由于明清时期的社会性压抑——性张力与社会、家庭对子嗣的高度重视，在中医学临床著作中收录了大量的房中术养生、求子篇章。典型者如《福寿丹书》《古今医统大全》等，多专设"种子之法"一篇，尚可窥其大要，云：

夫人生于世，一夫一妇，古之道也。有夫妇，则欲子嗣，养生送死，道之常也。《书》云：不孝有三，无后为大。世人须存夫妇之道，不知交合之情，种子之法，徒然交感，故不能成胎。凡无子者，皆交合不得其道，或男情动，而精气过泄，缘妇人情未动，而阴门未开，须阳精至而不纳；或妇人情先动，阴门开张，男子兴未动，而女人兴已过矣。纵然阳精至，阴门固闭不纳，亦无子也。故曰：欲要子者，以何术也？予曰：男子须先补养丹田，真气壮盛，亦要妇人调燮身中血气均平，然后用功交合，要两情俱动，无不验也。若阴血先至，而阳精后冲；则血包精，精入骨而成男子；若阳精先至，而阴血后添，则精包血而成女子。若阴阳并至，则非男非女也。

夫达者，深究此情，两情正美，觉精欲泄，然后纳玉茎于妇人极乐处，女则耸睡承接，收精入宫，男女各不可动，待片时同收毕，然后抽退玉茎，令女人正身仰卧，男子仍依前引法；黄河水逆流法，自己缩胁提腰四十九次方睡。凡要男用太阳时，要女用太阴时；又要女子经脉通净；然后三五日内之际，红脉未止，黄水收之际，阴门正开之时，下种尤妙。主生男，血气壮盛，必无疾病。越此三五日后，阴门闭矣，虚文交感，又曰日期不等。

————《福寿丹书》

天地闭，万物匦。男女秘，百嗣发。闭秘之法不可传，传之匪人天必罚（闭者，闭藏之义。在天地如冬时气化，蓄藏不施；在人如固闭精气，一不妄泄，故万物百嗣，生育之多也。此二仪合闭之机，品物流行之妙，天人感通，先成一道。上达自能心悟，下士不可言传）。

左右掌连心，心火暗能达。分主客，各相擦（言手心与心脉相通，右手掌擦左掌心，则左为主，而右为客；左手掌擦右掌心，则右为主，而左为客，此乃运火与脐之术。心火归脐，与肾相接，合和而不走，则坎离交媾，真元自固，而谷神可灵矣。夫谷神者，虚而能应，感而遂通者也。谷神灵则剑气劲；谷神弱则剑气锋萎。

此难女相感，气机发动，自然之妙）。

　　数用重阴六十八，须知十减四七五（此相擦之数也。如一遍六十八，二遍五十八，三遍四十八，四遍三十八，五遍二十八，是擦以十减，五遍递减四七之数也。其遍叠至七八九遍，皆擦二十八遍而止）。

　　莫教火候过离下（离属心，离下则属肾矣。言不可使火太过，反动精也）。

　　一擦一度伏脐间，九九老阳互相压，又知九息上增九，八十一息纯乾卦（言擦一次即将手伏压脐中，令热气入脐中，鼻中呼吸每次九息，是息以九增，如一遍九息，二遍十八，三遍二十七，九遍渐增至八十一息也。乾数用九，九九则为纯乾之卦。心火属阴，故擦用重阴；肾气属阳，故息取老阳。其法于子后入室，盘坐良久，心定气平，以左手仰置左膝上，用右手心擦之六十八遍，即以左手心伏于其间，而以左手压于右手之上，鼻中呼吸增九息，成一十八息，亦用意存想，使息息归脐，此第二度。以后左右换手，上下伏压，存想俱同，但擦以十减。息以九增，共九度而足。如此四十九日，祖气足，方可取鼎）。

　　春夏秋冬四名时，二十四气尸生化，三五七九夺气机，一夺一吸深取之，周而复始天不远（此房中之术，言采夺女之气之机也。三五七九皆阳数，言与女交时，但至四数皆深入其中，上以鼻息，下以肋提，而夺取之，使女之气过我也。周而复始者，三五七九既毕，向又再从三起也。周天之数，三百六十；三五七九，共二十四数，以合二十四气。交时先仰行六遍，每遍二十四，得数白，四十有四。后合行九遍，每遍亦二十四，得二百一十有六，共成三百六十，以合周天之数。此妙理也，非仙莫悟；仰合即天地否泰，男女上下，互相迭施之道，非梦漫真人，不足以语此云）。

　　饮水常胜离，离火易焚灭。仙草占仙春，互得阳阴复结，浓煎湿注参仙诀。离火才欲燃，满口莫入咽。漱无声，吐无决。暖席取溺壶，徐将肝火泻，心惝作曝蟆，虚脊凡七跌。功成敌万人（真元莫浪泄、离火易焚者，言男子之精易动，待其将动之时，即将浓浓温茗，满口含之，缓漱慢吐，不可使耳闻之，又取夜壶小便，以泻肝火。又作虾蟆仰曝之状，以两手两足着床席，与脊向上跌，凡七次，则精即上升而不走矣）。

要算坎水潮生月，信进我退投，信退我进接，一二炼法不可缺。更有一言只须说，左男右女肩间截（言遇女癸水生时，必候其三日潮退，方与之交合。一二炼法，指夺气机之法而言。左男右女肩间截者，此生男之诀也。女人怀胎，在左为男，在右为女。男子将泄之精，必要向女子偏左射之，仍以手向女子左肩立砍一掌，即女子左边气即上缩，精随入左，必胎男矣）。

此是多男三炼法，六炼可长生，九炼能飞越，约尔他年逢建业（阴阳妙，二气之运，坎离八卦之门，天地之大，尽于是焉。天地生人，物之散殊，亦尽于是焉。故离火易燃，坎水易竭，阴阳动静，杂揉不齐，真元不固，谷神不灵矣。兹三炼法，《易》谓"天地氤氲，万物化醇"，非耶？天人合一，余恐是法将若六炼、九炼没没而无传也，故嘱之梓。威凤山人书于三山海上）。

　　　　　　　　　　　　——《古今医统大全·秘验多男三炼法》

二、房事养生学文献中的中医男科学

明清时期房中术中关于男科学的文献，如《既济真经》《修真演义》《吕纯阳房术秘诀》《素女妙论》《紫闺密书》等；间附于临床理论的男科学内容，见于《万氏家传全书》之《养身四要》和《广嗣纪要》《古今医统大全》《遵生八笺》《景岳全书》《龚廷贤医学全书》《妙一斋医学正印种子篇》《外科正宗》《本草纲目》《证治准绳》《济阳纲目》《外科活人定本》《广嗣要语》《类修要诀》《摄生总要》《福寿丹书》等。《既济真经》《修真演义》和《素女妙论》，前两部代表了这一时期道家学术思想，第三部却不属特别门派的。

1.《既济真经》

《既济真经》，全称《纯阳演正孚祐帝君既济真经》。"纯阳"，当指"八仙"之一的吕洞宾，显系托名之作。著者及成书时间待考（大约在明季）。笺注者邓希贤开章乃云：此书得之于大仙吕洞宾。洞宾将要义传授，邓氏则用自己的文字将其传授要旨发挥出来。全书分有九段，以高深含蓄、音韵工整的文字表现出来，以军事术语表述两性活动，将男女双方的交合喻为两军对垒。如非行家，抑或粗看尚有误认为是兵书者。

上将御敌，工挹吮吸，游心委形，瞑目丧失。

欲击不击，退兵避敌。修我戈矛，似战复畏，待彼之劳，养我之逸。

盗兴凭陵，魔兵猬臻，吾方徐起，旗钲出营。交戈不斗，思入冥冥。彼欲操兵，破我坚城。深沟高垒，闭困不惊。时复挑战，敌兵来迎。如不应者，退兵缓行。

敌势纵横，逼吾进兵。吾人遂走外，敌必来凌。吾谓敌人，我今居下，汝处居上，上亦了了，彼扰我专，无不胜着。

敌既居高，以高临下，我兵戒严，遂控我马。龟蟠龙翁，蛇吞虎怕。撼彼两军，令彼勿罢。我觉兵惊，使之高往，勿下勿斗，候其风雨，须臾之间，具化为水。敌方难降，我善为理，俾其心服，翻为予美，亦戢兵藏高垒。

再吮其食，再挹其粒，吮粒挹密，短兵复人。

敌兵再战，其气必炽，吾又僵仰，候兵之至，以挺阖彼。风雨愈下，如无能者，敌人愈奋，予戒之止。两军相对，不离咫尺，与敌通言，勿战勿弃，坐延岁月，待其气止。心愈如灰，言温如醴，以缓自处，缓以视彼。

我缓彼急，势复大起，兵亦既接，入而复退，又吮其食，挹其粒，龟虎蛇龙，蟠怕吞翁，彼以弃兵，我收风雨，是日既济，延寿一纪。收战罢兵，空悬仰息，还之武库升上极。为山九仞，功始一篑。匪德不传，全神悟入。

——《既济真经》

2. 《修真演义》

《修真演义》，全称《紫金光耀大仙修真演义》。原题"紫金光耀大仙（邓希贤）著"。成书年代欠详，为一部纯粹的房中术修炼专著。本书的内容较广，论述了在何种情况下不宜交合，如何选择性伴侣，如何引起对方性兴奋，如何壮阳，在性交时如何自控，如何防止射泄，以及还精、采补等，然除修炼技术之外，基本理论观点并未脱前人之窠臼。

《修真演义》全书分为 20 章，计 6000 余字。即：①弃忌当知；②神气宜养；③房内灵丹；④炉中宝鼎；⑤男察四致；⑥女审八到；⑦玩弄消息；⑧鼓舞心情；⑨淬锋养锐；⑩演战练兵；⑪制胜妙术；⑫锁闭玄机；⑬三峰大药；⑭五字直言；⑮采炼有序；⑯搬运有时；⑰全义尽伦；⑱回荣接朽；⑲还元返本；⑳种子安胎等。其中，"弃忌当知"所述，提出了女性病态的"五弃"，值得在生殖医学领域进一步观察。《修真演义》云："凡御女人，先明五弃：声雄皮粗，发黄性悍，阴毒妒忌，此一弃也；貌恶面青，头秃腋气，背陀胸凸，雀跃蛇行，二弃也；黄瘦羸弱，体寒气虚，经脉不调，三弃也；癫聋音哑，跛足眇目，癣疥瘢风，大肥大瘦，阴毛粗密，四弃也；年四十以上，产多阴衰，皮宽乳慢，有损无益，五弃也。"文中所述，虽是针对房中养生、采补而言，但作为对女性生理、病理的一种细致观察，当然有其科学性，如女性男性化的"身雄皮粗，发黄性悍"，"阴毛粗密"，"貌恶面青"；脾肾阳虚的"黄瘦羸弱，体虚气寒，经脉不调"，"产多阴衰，皮宽肉慢"所致不孕不育者，实属科学之见。可与《医心方》《千金要方》所言"恶女"互参。又，提出了"交合五忌"，关于性交避免日月薄蚀、大风大雨、雷电交加、大寒大热等自然变化和自身大饥大饱、久病方痊、醉酒、远行疲乏之后，以及女方没有兴趣、产后不足四十九日。犯此者，不惟自损，抑且其子禀赋不正，残疾不良。

如何通过房事活动提高男性的性能力，即是现代性医学尤其是性治疗学研究的重点所在，亦是古代房中术、古代男科学研究的关键所在。《修真演义》以"展茎"之说，对此作出了回答，《淬锋养锐》篇指出："交合之时，男若玉茎长大，填满阴户者，女情必易畅美，展茎亦有法焉。《语》曰：工欲善其事，必先利其器。不可不知也。当于每日午后午前，阴消阳长之时，静室中披衣，向东端坐，凝神展虑。腹不宜饱，饱则气漱血滞；惟俾无饥，饥则血气流行。口嘘浊气，随口鼻吸清气，漱津液，闭咽，送下丹田，运入玉茎，以七数为度，或二七、三七，至七七止。将两手搓热如火，右手托阴囊，并撼玉茎，左手于脐下左转摩八十一次，次换右手，脐下右转摩八十一次，再伸右手于尾闾玉茎根提起向上，就根捏住，以茎于左右腿上摆击，不计其数占乃后抱女，缓缓内玉茎于阴户，采女津液，吸女鼻气，闭咽存送玉茎以养之。后复以两手如搓索状，搓之不计其数，久久自觉长大矣。若行采战，先用气，咽送丹田，随提尾闾起接，使上下相思，助壮阳势，然后行事。"就本文内容来看，实为性修炼、房室气功法术。

防止早泄，延长性交时间，使男女共同达到性高潮，实现性和谐，是古今医家一致的追求。《修真演义》谓之"演战练兵"、"制胜妙术"，指出："初下手时，务遏除欲念，先用宽丑之炉演习，庶兴不甚感，亦不至于欢浓，尤易制御也。须缓缓用功，柔入刚出，三浅一深，行九九之数为一局。倘精少动，即当停住制退，上留寸许，俟心火定息，复仍用前法，次行五浅一深，后九浅一深。忌心急性躁，按行半月则纯熟矣。""凡得真美之鼎，心必爱恋。然交合时，须强为憎恶，按定心神，以玉茎于炉中缓缓往来，或一局，或二三局。歇气定心，少顷依法再行，俟彼欢浓，依觉难禁，更加温存，女必先泄也。其时可如法攻取。若自觉欲泄，速将玉茎掣退，行后锁闭之法，其势自息。气定调匀，依法再攻，战不厌缓，采不厌迟，谨而行之可也。"中心思想在于反复训练，降低性兴奋程度，防止性焦虑，这一点与现代性心理学观十分相似。至于文中所言"锁闭玄机"、"五字真言"与《摄生总要》《紫闺秘书》《福寿丹书》之论并无二致，不外房事呼吸吐纳、忍精不泄而已。文中另有"种子安胎"一篇，是集萃了《褚氏遗书》、丹溪之说和

《圣济总录》求嗣观而成，兹不赘言。

3. 《摄生总要》

《摄生总要》，9 卷。明代洪基辑于崇祯十一年（1638 年）。洪基，字九有，明末安徽新安县人，生平欠详。本书是一部综合性著作，囊括了诸家医籍中有关内、外、妇、儿、五官科及男科的方药、医论，尤其是对男科种子的研究具有较高的参考价值。《摄生总要》的另外一个重大贡献在于辑录了房事养身书数卷。全文包括《摄生秘剖》4 卷、《摄生种子秘剖》2 卷、《种子方剖》1 卷、《房术奇书》2 卷。

《摄生秘剖》，亦称《胞与堂丸散谱》，虽然仅收集 80 种有效方剂，却为洪氏二十余载中从上万种方剂里精选而出，其剂型不但包括丸、散、膏、酒，而且内容涵盖内、外、妇、儿、五官科及男科诸领域。书中多数方剂因为具有较好的临床效果，故为后世医家广泛应用。

《摄生种子秘剖》分上下两卷，上卷着重介绍养生、导引、种子，尤其对十月胎形的阐述，是从解剖学角度对胎儿的形体加以描述，对胎养、产前都具有较高的指导意义。下卷为房中之法术要旨，谓使男欢女畅而不伤身，叙述存、缩、抽、吸、闭、展六字延生诀及壮阳益女延寿的方药。

《继嗣珍宝》内含种子法、调经法、种子吉辰歌、种子吉凶歌及选择生男、生女的方法。是从种子的时间、方法、禁忌等多方面加以阐述，对胎儿的优生优育奠定了良好的基础。《金精直指》以周易学说阐述求嗣种子之理，文深理奥，但言简意赅，具有很好的临床参考价值。

《摄生种子秘剖》，亦称《种子养生大法》。上卷为养生、导引、种子、十月胎形，下卷为房中之法术、要旨，使男欢女畅而不伤身。

《种子方剖》，包括《继嗣珍宝》《金精直指》。《继嗣珍宝》内含种子、调经及选择生男、生女的方法，《金精直指》则以阴阳

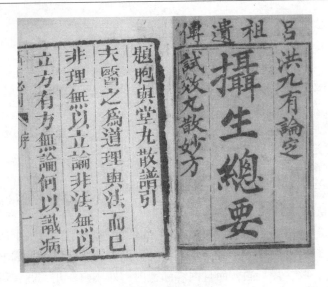

《摄生总要》书影

八卦阐述求嗣种子之理。

《摄生种子秘剖》"卷下"设安置炉鼎篇、大锁方闭篇、回躬御女篇、从心求味篇、还精采气篇、赫赫金丹篇、炉中呼吸诀、展龟秘诀、进火还元诀、玉泉无漏法、运精填脑诀、搬运秘诀、取火煮海、诀子午流通诀、消息散法、六字延生诀（存、缩、抽、吸、闭、展）、就炉铸剑法、三峰采战房中妙术秘诀等，皆属于房中修炼之法术，几乎为房中术之大全。此外，文中列出了宽皮汤洗龟法、兴阳蜈蚣袋、武则天花心动房术，锦帐生春丹、固本壮阳丹、延寿固精丸、滋阴壮阳丹、一度终身想、一捻丹、神仙至妙诀、兴战立阳丹、四时入门欢、相思锁、鸳鸯扣、滋阳快活丹、固本丹、一度十年想、始皇童女丹、鱼水相投散、强龟益女丹、种子方和松柏道人百补丸等助勃起、延缓射精时间、提高男女性兴趣以及生精助孕的方药。必须指出的是，此类方药的命名，显然是受到了房中术的影响。

这些方药名称虽然有过于夸张之嫌，但其组方原则、主治功效、治疗适应症则是完全符合中医学原理的。值得指出的是，这些方药的剂型、给药途径在保留传统中医给药途径的基础上，又有所发展与创新，如宽皮汤洗龟法，首创运用中药熏洗性器官以之治疗性功能低下症；兴阳蜈蚣袋首创将中药置入"素白绢，作成袋，扎于玉茎下"，可以使阴茎"舒展长大，粗不可言，其龟苍老，后不须用药以固定元阳，方可入炉采战，取胜无厌"；武则天花心动房术是将中药为面，"临时以唾津手心内调，涂玉茎头上入炉"，谓可使男女"行事双美"；一捻丹，乃是采取"为末，摊于纸上固脐，然后酒调少许涂玉茎上"（这种通过阴茎头黏膜给药的方法，现代医学依然使用）；相思锁，乃是将药"为末，用龟血调为丸，麦子大，用一丸下于马口内"（这种把药物塞于尿道口的方法，与现代医学将前列腺素 E 乳膏涂于尿道口的给药途径有异曲同工之妙）。从今日的临床实践来看，此际房中方药在诸多方面的成就，依然值得现代男科学、中医男科学借鉴与继承。此外，洪基十分强调在使用这类药物之际，要将"房术气功"相结合，认为可提高临床疗效。

在"春方药性歌"中，列举了十种男科兴阳药物，指出："药中何物最兴阳？石燕堪扶最健强。至大至坚须蛤蚧，无休无歇赖羚羊。固阳壮气川巴戟，补血生精蜀地黄。硬熟茱萸并五味，最兴故纸与蛇床。更有一般通水道，蚯蚓只奔到膀胱。"在"助阳丹歌"中提出了十余种壮阳药："附子青新尖草芽，茴香没药共天麻。海马麝香石燕子，蝎稍十个不须加。丁香川椒菟丝子，临丸可碾好朱砂。若是鼻中闻此药，不是黄瓜是菜瓜。"值得说明的是，上述两首歌括中提出的某些药物的壮阳之效，于传统中药学所言是有其特殊性的，即传统中药学并没有言及这类药物的兴阳起痿之功，如羚羊、蚯蚓、附子、茴香、没药、天麻、蝎尾等，有待于进一步研究。

《房术奇书》，亦称《陈希夷房术玄机中萃篡要》，传抄自任拱辰。陈希夷，名抟，字图南，号希夷先生，为五代至宋初真源人。该书内容包括筑基、铸剑、调神、聚财、结友、择地、择鼎等章节，主要论述以性养生、性气功修炼，以达到延年益寿的方法，后附增强性欲，治疗阳痿、早泄和性功能低下的 50 余首方药，并有《房中炼己捷要》的五字妙诀，即"存缩抽吸闭"五种修炼法术。书中称其为"延生之密旨，归真之根，还原之本，可参天地阴阳之造化"。

该书所附方药的命名不可避免地、明显地带有房中术意味，如金枪不倒方、汉孙妃暖炉丹、乐安公主热炉、双妙丹、双美丹、贴脐膏、金锁玉连环、窄阴方、长相思、浴炉吹、四时双美散、铁钩丸、惹意牵裙散、绿珠进石崇延寿补益汤、安禄山彻夜恋情、隋炀帝幸群女遍宫春、秦宫朱后浴盆双妙丹方、太平公主万声娇、高衙内秘录自送佳期求配方、元顺帝御制金枪不倒方、秦始皇识嫔妃操守方、汉武帝御制遍宫思、林灵素进宋徽宗素女丹及宋徽宗幸李师师命和剂局制龙骨珍珠方等，并且，这类方药大多是在性器官各个部位给药，颇值得现代中医男科学临床、科研进一步研究。

在"兰房秘诀采战春方药性歌"中，洪基以歌括形式把具有壮阳功能的药物列举出来，其中有一部分是传统中药认为不具有"补肾壮阳"功效者，如木香、人龙（蛔虫）、丝瓜子、乳香、没药、远志等，歌云：

> 洞房何药可兴阳？海马相兼石燕强，
> 蛤蚧丁香共巴戟，熟地茱萸五味良，
> 坚强更有破故纸，能令快美姜蛇床，
> 硫黄性热宜轻用，木香麝香要参详，
> 人龙木鳖丝瓜子，乳香没药是奇方。
> 远志紫稍堪动兴，桂心晟脑白矾添，
> 柏子鹿茸香附子，洞房彻夜可追欢，
> 蜂房细辛地龙等，阴阳并美乃仙传。
> 狗骨干姜和淀粉，相思美妇不能忘，
> 花椒沉香菟丝子，杏仁蓖麻共茴香。
> 石灰胡椒乌骨胆，金樱苍术酸枣当，

人参茯苓能大补，于姜三柰菊花凉。
苁蓉青木香龙骨，石榴皮要用心煎，
全蝎红花兼山药，诃子砂仁与僵蚕，
狐心干葱阳起石，朱砂五倍瓦松全。
蚕蛾藿香川牛膝，川芎甘遂白砂霜，
封脐红蜻蜓二个，更兼绝妙安息香，
此是洞房神妙药，春方配合若遇仙。

4.《福寿丹书》

《福寿丹书》，7卷，亦称《五福万寿丹书》。明代医家龚居中撰于天启四年（1624年）。龚居中（？—1646），字应圆，号如虚子、寿世主人，豫章云林（今江西金溪）人。擅长内、外、妇、儿等科。著有《痰火点雪》《外科活人定本》《外科百效全书》《女科百效全书》《小儿痘疹医镜》《幼科百效全书》等书。其中，《外科活人定本》《福寿丹书》涉及泌尿男科内容较多。本书初刊时名《福寿丹书》（一名《五福万寿丹书》），为6卷本，篇目有"安养篇、延龄篇、服食篇、采补篇、玄修篇、清乐篇"。后于崇祯三年修订时，删去了"玄修篇"和"清乐篇"，增补了"脏腑篇"，名曰《万寿丹书》五卷本。

本书是一部专门论述养生的著作，其内容为：一福《安养篇》，二福《延龄篇》，三福《服食篇》，四福《采补篇》，五福《玄修篇》，六寿《清乐篇》《脏腑篇》。其中，《安养篇》内设节欲、养老、戒忌诸部分，乃从医学及修身养性的角度论述，多为经验之谈，符合医理及人身生理规律，值得重视。《延龄篇》辑录了《修身秘旨》《葛仙周天火候诀法》《葛仙金液还丹诀》《张三丰玄要篇摘锦》等篇章内容，多为道家修身养性学说，为内丹男女双修之诀要。《采补篇》亦是摘录道书吕祖、张三丰等氏房中养生秘要以及其他道书中有关内丹修炼、采补的内容。《玄修篇》专论内丹修养、气功等。

作为与男性学相关的内容，"四福"《采补篇》辑录了《吕祖御敌既济真经》《吕祖采补延年秘录》《碧霞采补长生要诀》《三峰采战秘诀》《戒忌时段进》《素女论》《投好得入》《阴中八遂》《交合九势》《锁关十要》《男子六错》《女子五迷》《四季养性》《子午进火运火》《精妙要机》《玄关要言》《刘海蟾玉泉无泄歌》《秘旨鹧鸪天》《种子七法》《汉钟离老祖阴阳二仙丹》和《玄修篇引》等22篇，言简意赅，说理深刻，可操作性强。

《吕祖御敌既济真经》，即《既济真经》；《吕祖采补延年秘录》设置鼎、锁闭、卸女、精气、金丹、呼吸、展龟、搬运、流通、六字等内容，大多与《医心方·房内》内容相似，无非是房中术修炼、采补法术，亦可用于男科性功能障碍的治疗和自我性功能的改善与提高；《碧霞采补长生秘要》设修真养气、房中补益、择炉炼丹、戏弄女精、男察四至、女审九到、交合取胜、采练太和、惜气养精和洗心全神十篇，其中，关于男察四至，根据阴茎勃起的程度提出了血气、骨气、神气与意气的关系，补充了秦汉以来认识的不足。龚氏云："夫玉茎不强，血气未至；强而不振，振而不硬者，骨气未至；硬而不热，神气未至；心欲而兴不美者，意气未至。凡男子与妇人交合，必待强而振，振而硬，硬而热，察其四气至行之，若一未至，即不可交。"

《交合取胜》篇将性交时的心理修炼与行为方式相结合，以延缓射精时间，共臻高潮，并以之防治疾病。其中，龚居中强调性交不可插入太深，亦不可急速动作，否则，乃是取病之途。龚氏云："凡遇美色者，心虽爱恋，当自逆予于心情，则与不爱者相似。必须按定心神，用玉茎插入炉内，慢慢浅深，往来行五七十次，以至百次，当可歇住。须要定心，再依前行五七十次，至二三十次，觉妇难禁温存，必先泄也。此时正好用功采取，须再依前法行之，若自己微觉情动，将玉茎插出，如龟藏体，六物皆缩，闭口吸气，一把提起，自然不泄，还精补髓，乃阴输阳胜也。慎勿进之太深。若急速太深，则颠倒五脏。强忍情欲，则精流入肾胞，令人外肾冷痛，阴汗浸润，更生小肠奔豚气，膀胱气疝是也。诀曰：凡行功时：鼻内微微吸气，渐渐出气，但觉喘息，便宜歇住。俟气调匀，可再依前法行战。然战不厌缓，采不厌速，如此有益，慎而行之，不可忽也。"

在《戒忌十段锦》篇中，龚居中提出了性交禁忌，以当今观点来看，依然是科学而实用的。龚氏以歌括形式作了说明，云："大戒：忍尿行房要作淋，尿头行房大损神，水火行时须且待，徐徐插入力须均。防伤：莫令玉女抚腰堂，吞下田精忌女伤，两手脉经休被起，拍郎双肾切须防。戒急：女意未动休急欢，四肢皆硬内门干，更兼悲喜忧惊后，犯者男伤女不安。忌饥：肚饥交感百神悲，气出神昏五脏衰，此是仙家名百福，一交胜似百交疲。忌饱：大醉大饱俱独宿，免教五脏背反覆，喘呕晨昏吐血涎，未免疮痍生手足。忌交：休依瘦病生新疾，产后之炉损丈夫，年少若教亲老妇，阳衰阴盛是危途。交感：十分只可入三分，来往时时把乳吞，出入往来将百步，急须着力送连根。两伤：女垂男仰两相务，大怕浓精入肾肠，女病成劳难救治，男伤渐渐觉痿黄。指迷：意懒莫强战，强战生百损，渴后食凉浆，温时切莫饮。感华：战罢须当便养神，就床端坐咽津频，瞑目看心耳听肾，自然神气复调匀。"

至于《素女论》，依然是对房中术修炼的演绎，是龚氏自己的阐述，抑或是《素女经》的摘录或另有其他，尚不得而知。所设《交合九势》篇，所云九种性交姿势及其临床意义，与《医心方·房内》"九法第十二"大同小异；至于"男子六错"之说，是对传统"性交禁忌"的发挥，值得参考。

5. 《紫闺秘书》

《紫闺秘书》，10 卷，明代杏溪浣香主人撰于嘉靖二十九年（1550 年）。杏溪浣香主人，真实姓名不详。本书为收集《吕纯阳房中秘术》《汉武帝房中提要》《孙真人房中长要记》《三峰采战房中妙术》《宁府秘传房中炼己提要》等房室养生及男科学文献汇编而成。由于我国封建文化及女性学研究的缺如等原因，故该书内仅有泌尿男科学之理、法、方、药。又因历史之故，该书的传承情况不详。近年始有整理读本，如 1994 年中国台湾刘研之校本、1998 年刘达临《中国历代房内考》影印刘研之校本、2007 年樊友平等整理《中华泌尿男科学古典集成》点校本。

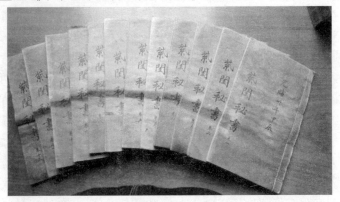

《紫闺秘书》书影

由于本书是汇集古代房中术文献之大成者，所以并无作者个人之见。但是，本书所汇集的很多内容，早已失传，故有重大的文献价值。如《汉武帝房中提要》《孙真人房中长生要记》，此二书作者当为托名，原著散佚，亦不见于他书所载，但《紫闺密书》据此保存了大量的男科学、性医学内容，较之《摄生总要》《吕纯阳房术秘诀》等经典著作之功，可谓有过之而无不及。

6.《吕纯阳房术秘诀》

《吕纯阳房术秘诀》，作者佚名，成书年月欠详。分 3 卷，第一卷为"房术秘诀"，辑录了任拱辰《房中秘诀》中安置炉鼎、大锁方闭、回躬御女、从心求味、还精采气、玉泉无漏、运精填脑、搬运秘诀、取火煮海、子午流通、消息散气、六字延生、就炉铸剑、吕公乐歌诸内容。第二卷为"金丹诀"，辑录了孙真人金丹诀、归根复命诀、度量情意、采取玄妙、回避入室、补养长生、进火运水、举要歌、长生导引总括；第三卷为"采战秘方"，该卷上半部全文收录了《三峰采战房中妙术秘诀》之房室方药（缺"陶真人养生丹诀"），下半部列"宫选经验春方三十八种"。该书为一部纯粹房室气功、性养生、性治疗类专著。其中有关性养生类论述，虽不乏时代的糟粕，但书中多处仍闪耀着性学和男科学的历史光彩，实为房中术修炼秘法。排除所谓的采补、还精之不经之说外，这些法术可以为中医男科学、现代男科学、现代性治疗学提供参考。以现代性治疗学观点，这些法术可用于性功能障碍的临床治疗，与现代性心理治疗学尤其是性行为治疗学如人类性感集中训练疗法、新性治疗法有诸多相似之处。书中方药，对泌尿系统、生殖系统疾病及性功能障碍、生育障碍的治疗有一定作用。

　　本书现有上海中医药大学图书馆珍藏的海内孤本。由于本书及其相关房中术典籍的原因，历史上该类书籍经历了较多人为的"磨难"，世人难睹其真面目，甚至几度濒于灭顶之灾。1997年，作为中华人民共和国教育委员会科研课题《中华性医学珍籍集成》的子题，樊友平等人据上海中医药大学藏本进行整理，由广东人民出版社出版。2000年整理出版的《四库未收书辑刊》对于本书而言，功莫大焉。它是在《续修四库全书》《四库全书存目丛书》《四库禁毁书丛刊》之后出版的又一部巨型丛书。1995年刘享龙先生出资2600万人民币，邀集中国当代古文献学、版本学、目录学家罗琳先生担任主编，根据20世纪20年代罗振玉等30多位学者拟定的《四库未收书分类目录》，收集清四库馆臣未见及乾隆以降至清末问世的书籍，袭《四库全书》体例编纂而成。总计301册（含索引1册），收书1328种，其中经部288种，史部278种，子部249种，集部513种，共分十辑精装出版。版本上，尽量选用《四库未收书分类目录》著录之版本。该书第9辑10册第693页为《广嗣要方》2卷，《吕纯阳房术秘诀》1卷，《孙真人金丹妙诀》1卷，《宫选经验奇妙春方》1卷，后云"（明）不著撰者，清刻本"；该书第9辑10册第735页为《三峰采战房中妙术秘诀》1卷，《钟吕二仙采真问答》1卷，《种子秘诀真传》1卷，后云"（明）不著撰者，清刻本"。

由此可知，《吕纯阳房术秘诀》是汇集了当时可见的房中术典籍而成的房事养生学文献。

7.《素女妙论》

《素女妙论》，作者佚名。约成书于明季。原本散佚。荷兰汉学家高罗佩（1910—1968）所著《秘戏图考》称其曾在日本时见到两种版本《素女妙论》，一为 1592～1596 年间日本改编本，并附有"秘戏图"；一为 1880 年前后的日本抄本。该书正文前编者自署"洪都全天真校"，序题"摘洪楼主人"，文末题识"丙寅十一月西园主人予暖香阁中"。从文中内容来看，当为明季房室养生类著作。作者据当时流行的《素女经》《洞房子》等名典辑录，并参以己见编纂而成。本书假托黄帝、素女之名，以问答形式讨论了男女房室养生、修炼、求嗣、疗疾等内容，与当今存世《长沙马王堆汉墓医书》《医心方》《双梅景闇丛书》所载相关文献具有同等重要的医学价值，值得进一步研究。

《素女妙论》共分八个篇目，讨论分析了交合的特性与益处，指出男女交合是否科学对本人健康、寿命乃至后代的优生具有重要的影响。

在"九势篇"中，作者撷取《医心方》所描述的"九个位势交合法"而加以扩大和发挥。在"深浅篇"中，作者提出了阴茎插入的深浅与性感受的关系以及性交禁忌。作者认为，男女交合不可太深，女子丹穴在脐下三寸，勿令伤之，如深至谷实（五寸），则伤肝，乃发眼昏多泪之病，四肢不遂；至昆户（七寸）则伤脾，乃发面黄腹胀；至北极（八寸）则伤肾，乃发腰膝痠软。关于性交禁忌，指出："大饥勿犯，大饱勿犯，大醉勿犯，神劳力倦勿犯，忧愁悲恐勿犯，病新瘥勿犯，丧服勿犯，女子经中勿犯。"具有广泛的医学意义。

第五卷为"大伦篇"，在本书中占有重要的位置，它不仅提出了孕子之法，更重要的是提出了人伦如何契合；不仅强调了性和谐，更重视心理意义上的和谐；既重视性活动中的男子的应有地位，更强调了男女双方在性活动中的性平等、双方的忠诚。文中引素女云："女子不能察丈夫之意，男子不晓妇人之性"，都不能达到性和谐；而"各顽劣多淫，各怀不足，互填愤怨，或弃自己妻妾而通外妇，又欺丈夫而野合奸淫，又男子痿软不满欲情……终生厌恶"。

第六卷为"大小长短篇"，以与现代性科学十分一致的观点讨论了阴茎长短大小与性活动的关联性。指出：男子阴茎有大小长短硬软之别，乃天生所定，有人矮而阴茎长者，或人高而阴茎短，或人瘦而阴茎肥硬，或人胖而阴茎小软，不一而足，但对性交快感的产生并无二致。作者强调性器官的大小是"外观"，而男女的感情是"内情"，"内情"比"外观"重要得多。本文把"情"置诸"性"上，把性器官大小置诸情下，较之某些房中术只见物不见人，只见性不见情，甚至采阳补阴或采阳补阴等损人利己的做派，自有霄壤之别、云泥之异。

帝问曰：男子宝物，有大小、长短、硬软之别者，何也？素女答曰：赋形不同，各如人面，其大小、长短、硬软之别，共在禀赋，故人短而物雄，人壮而物短，瘦弱而肥硬，胖大而软缩。或者专车者，有抱负者，有肉怒筋胀者，而无害交会之要也。

帝问曰：郎中有大小、长短、硬软之不同，而取交接快美之道，亦不同乎？素女答曰：赋形不同，大小长短异形者，外观也；取交接快美者，内情也。先以爱敬系之，以真情按之，何论大小长短哉！

帝问曰：硬软亦有别乎？素女答曰：长大而痿软，不及短小而坚硬也；坚硬而粗暴，不如软弱而温籍也。能得中庸者，可谓尽美尽善焉矣。

帝问曰：方外之士，能用药物，短小者，令其长大；软弱者，令其紧硬，恐遗后患乎？将有补导之益乎？素女答曰：两情相合，气运贯通，则短小者自长大，软弱者自坚硬也。有道之士能之，故御百女而不痿。得修养之术，则以阴助阳，呼吸吐纳，借水救火，固济真宝，终夜不泄。久久行之，则益寿除疾。若用五石壮阳之药，腽肭增火之剂，虚炎独烧，真阳涸渴，其害不少。

帝问曰：有修养之术者，亦不禁乎？素女答曰：气运巡环，临事而合，应时而止，只量力而施，其余勉强迷惑，则修养之士，亦至枯败焉。服药三朝，不如独宿一宵，前哲之诫也！

——《素女妙论·大小长短篇》

第七卷为"养生篇"，该篇讨论了保养精气的重要性，并举出男子在不同年龄阶段适宜的射精次数，突破了秦汉以来传统性医学那种呆板的年龄与性交频次框框。针对特殊条件下的射精情况对身体的危害，强调适度的性生活应该一以贯之，指出："常泄而偶不漏，反生疮痈；常秘而偶泄，则患暴虚，各害养生之道。"此观点是符合辩证法的，更符合人体实际，亦为现代性学所证明。

历代性养生诸家皆强调保养肾中精气的作用，《素女妙论》亦不例外，指出："养生之道，以气为本。气能运血，血能化精，精能美神，神在则生，神散则死也。气者，神之本也。能炼气者，入火不焦，入水不溺，固守其精而不散，故终夜御女而不泄。若不能保守精神，而狂妄任意者，必失神丧气，名之为夺命之斧。"所以，作者主张"凡人年少之时，血气未充足，戒之在色，不可过欲暴泄"。但也反对那些强抑性欲、忍精不泄者，认为适度的性生活是必需的。否则，"年已及壮，精气满溢，固精压欲，则生奇病"。在这里，作者采取了实事求是的态度——"不可不泄，但不可太过，亦不可不及"。

此外，作者已经对阴茎夜间勃起现象进行了科学研究，指出："人阴器夜间勃然起立，腾然兴发者何？……晨昼暮夜，此一日中之四时也。故阳气生子时，于卦为复；至丑时，而二阳生下，于卦为临；寅时，三阳已全，于卦为泰。"

作者把时间医学引入到性科学领域，明确反对半夜性交，认为"若人半夜暴泄，则阳精枯损，年未五十，必发头晕腑痛，目昏耳塞。又有五伤"。

关于男子性交五伤，《素女妙论》所述与前贤之论不一，既与《诸病源候论》卷三十八所云带下三十六疾之"五伤"（一者穷孔痛，二者中寒热痛，三者小腹急牢痛，四者脏不仁，五者子门不正引背痛）有异，亦与《玉房秘诀》所载五伤（一曰精泄而出，则气伤也；二曰精清而少，此肉伤也；三曰精变而臭，此筋伤也；四曰精出不射，此骨伤也；五曰阴衰不起，此身伤也。凡此众伤，皆由不徐交接而卒暴施泻之所致也）迥别，认为所谓本病是由于泄精过度，精液渴乏所致，指出："又有五伤，其一，男女交会，精泄而少者，为气伤；其二，精出而浡者，为肉伤；其三，泄而疼者，为筋伤；其四，精出而涩者，为骨伤；其五，临门忽痿垂涎者，为血伤。"关于"临门忽痿垂涎"之证，与传统中医男科学所谓"五不男"之"却"、现代男科学所谓"心理性阳痿"基本一致。

总之，《素女妙论》是一部承前启后的房事养身学专著，文字浅显易懂，说理清楚，值得深入探究。

值得说明的是，在明清时期的中医药典籍中，依然也有一些文献收录了房中养生、房中求嗣的篇章，如《万氏家传广嗣纪要》《妇科玉尺》《竹林寺女科》《外科活人定本》等。此外，亦有严厉批评借房中术之名以行纵欲之实、行骗之实的不良风气，如《遵生八笺》。

8.《遵生八笺》

《遵生八笺》，明·高濂撰于万历十九年（1591年）。该书为一部修身养性学著作，8种19卷，包括《清修妙论笺》2卷、《四时调摄笺》4卷、《起居安乐笺》2卷、《延年却病笺》2卷、《饮馔服食笺》3卷、《燕闲清赏笺》3卷、《灵秘丹药笺》2卷、《尘外退举笺》1卷。全书从衣、食、住等多方面论述养性延生之法，内容涉及饮食、起居、调摄、气功、导引、按摩、八段锦、方药等内容。作者极力强调清心寡欲以养性，力斥社会滥行房中术、滥施春方春药的恶习，尤其是该书所附《色欲当知所戒论》，反映了高氏房事养生思想重视戒欲的观点，阐述了纵欲使五脏俱损的机制。"水先枯竭，则木无以主，而肝病矣，木病则火无所制而心困矣。火焰则土缕厨脾败矣。脾败则肺金无资，五行受伤。"认为"养生之方，首先节欲"。

宋元已降，春药盛行，明代尤甚，这是在豪强妻妾成群、妓院众多的基础上产生的。"纵而无厌，疲困不胜，乃寻药石以强之，务快斯欲。因而术人方士得以投其好而逞其技矣。"《遵生八笺》中载述了当时流行的多种春方春药的方药名称、用法、危害及作用机制。指出：

高子曰：自比觉泥水之说行，而房中之术横矣。因之药石毒人，其害可胜说哉？夫人之禀受父母精血，厚者其生壮，即多欲，尚可支；薄者有之，未有弱者恣欲而寿者矣。饮食男女，人之大欲也，不可已，亦不可纵。纵而无厌，疲困不胜，乃寻药石以强之，务快斯欲，因而方人术士得以投其好，而逞其技矣。拘热毒之药，称海上奇方。入于耳者，有耳珠丹；入于鼻者，有助情香，入于口者，有沉香；合于手吞者，有紫金铃，封于脐者，有保真膏、一九金、蒸脐饼、火龙符；固于腰者，有蜘蛛膏、摩腰膏；含于龟者，有先于一粒丹；抹其龟者，有三厘散、七日一新方；缚其龟根者，有吕公绦、硫黄匣、蜈蚣带、宝带良香短、香罗帕；兜其小腹者，有顺风旗、玉蟾棍、龙虎衣；搓其龟者，有长茎方、掌中金；纳其阴户者，有揭被香、暖炉散、窄阴膏、夜夜春；塞其肛门者，有金刚楔。此皆用于皮肤，以气感肾家相火。其时坚举，为助情逸乐。用之不已，其毒或流为腰疽，聚为便痈，或腐其龟首，烂其肛门。害虽横焰，尚可解脱，内有一二得理，未必尽虎狼也。若服食之药，其名种种。如桃源秘宝丹、雄狗丸、闭精符之类颇多。药毒误人，十服九毙，不可救解。往往奇祸惨疾，溃肠裂肤。前车可鉴，此岂人不知也。

欲胜于知，甘心蹈刃。观彼肥甘淳厚，三餐阔护，尚不能以月日起人癃瘴使精神充满；矧以些少丸末之药，顷刻间致痿阳可兴，疲力可敌，其功何神？不过伐彼热毒，如蛤蚧、海马、狗肾、地龙、麝脐、石燕、倭硫、阳起、蜂房、蚁子之类，譬之以烈火灼水，燔焰煎博，故肾脏一时感热而发，岂果仙丹神药，乃尔灵验效速也耶？保生者，可不惕惧以痛绝助长之念！客曰：某某者，每用某药，今以寿考，何子之泥也？余曰：是诚有之也。但外用者十全二三，内服者无一全于十百。若内若外，岂真无异术者哉！何能得其异传？况比觉为大道旁门，得阴阳之妙用，率归正脉，其说匪徒淫媾快欲之谓。人之一身，运用在于任督二脉。督为阳父，任为阴母。尾闾、夹脊，为督脉之关；中脘、膻中，为任脉之钙。任气聚于气海，督气聚于泥丸。故阴阳升降，吸即升也，起于脐；呼即降也，转于海。其行气交会，行之至肛门，深提则气会，行之至地户，紧闭则气交。真气一升，则各气出耳。故《经》曰：神驭气，气留形，不须别药可长生。如此朝朝并暮暮，自然丹满谷神存。生死要关，须知穷此妙境，为吾生保命大药，乃于金石虎狼，求全遁化神灵，具谬矢不既多乎？吾重为死不知害者感也。

——《遵生八笺·高子论房中药之害》

作为非医学专业工作者、养生学家，高氏的认识无疑具有重要的临床学乃至社会学意义。对于局部给药的各种春药，高氏尽管极尽否定，但依然能进行客观的评价，认为"有一二得理，未必尽虎狼也"。从现代男科学实践来看，排除房中方药的过度使用、毒品滥用以外，其特殊的给药途径、有效成分的提取和对有毒成分的剔除后，对于男科临床新药研发，不无启迪。

然而，纵欲之害，人尽皆知。高氏之论，乃是就纵欲五脏俱损而阐发的，指出："肾水先枯竭，则木无以主，而肝病矣。木病则火无所制，而心困矣，火焰则土燥而脾败矣，脾败则肺金无资矣。"所以，高氏养生学观首重节制性生活，指出："养生之方，首先节欲。"

古代房事养生学家十分重视性交禁忌，一般典籍都载有性禁忌的条目，但多有神鬼忌日等臆想成分，谓犯者减寿，生子不详。

《遵生八笺》认为，先贤医家们之列时日禁忌之本，乃示人以节欲。但是，立教太严甚至繁琐至极，不但使人们不相信，乃至于反感。高氏遂提炼了古代性禁忌内容，归纳为十个方面：

色欲知戒者，延年之效有十：
阴阳好合，接御有度，可以延年；
入房有术，对景能忘，可以延年；
毋溺少艾，毋困青童，可以延年；
妖艳莫贪，市妆莫近，可以延年；
惜精如金，惜身如宝，可以延年；
勤服药物，补益下元，可以延年；
外色莫贪，自心莫乱，可以延年；
勿作妄想，勿败梦交，可以延年；
少不贪欢，老能知戒，可以延年；
避色如仇，对欲知禁，可以延年。

9. 《医方类聚》

《医方类聚》，为朝鲜医家金礼蒙等于 1445 年据中国明代及其远之 150 余种医学著作相关内容汇粹而成，且书中所载文献在我国亦有部分散佚，故对整理、研究古代中医文献具有重要参考价值。具有传奇意义的是，该书在朝鲜亦早已失传，约于 1852 年间，日本医家丹波元坚将家藏本书残卷（缺 12 卷）约友人参考诸书加以补充，并仿原本活字铅印，于 1861 年刊行（即江户学训堂本）。

全书历经三朝帝王，长达 34 年而告峻。据考证，原书流传至今仅存世一部（朝鲜祖本现存于日本宫内厅书陵部）。共 365 卷。原刻为 266 卷，存世 262 卷。它汇辑了 152 部中国唐、宋、元、明初著名医书及 1 部高丽医书《御医撮要》，从中辑录各医家的论述及方剂，用中文分类汇编，分为 92 门，收方 5 万多条，约 950 万字，博引历代各家方书，兼收传记、杂说以及道藏佛书等有关医药内容，有论有方，共计 153 部。日本嘉永五年（1852 年）喜多村直宽着手复刻原刊本，至文久元年（1861 年）历时十年完成。这就是最著名、最实用的文久元年本，其反响之大，在日本医界传有"家无此书，不必言医"之说。该巨著堪称中朝医方之集大成者，首创中医古籍方药结合之作。其重要的价值之一在于它保存了中国历史上已经失传的医书三十余种，为我国明以前医方之集大成著作。

该书 199 卷至 205 卷为"养性"。其中，有关泌尿男科内容较多，收录了《千金要方》"房中补益"、《修真秘诀》"房中补益"等篇章的内容。《修真秘诀》亦早已散佚，既不见于《四库总目》，亦不载于《道藏》，幸赖金氏之笔而得以保存，然原作者及其生平则无从了解，仅于书末"总论"首句冠以"颖阳子曰"4 字。而文中所托之名多系上古之人，又以作者编排次序分析，可推为宋以前典籍。

尽管该书为中医医方代表性著作，但亦收录了中国古代房中术及其相关养生学内容。《房中补益》篇引素女云："交接之事，既闻之矣。敢问服食药物，何者易得而有效？彭祖曰：使人丁壮不老，房室不劳损，气力颜色不衰者，莫过于麋角也。取麋角括之为末，十两，用生附子一枚合之，服方寸匕，日三服，大良。亦可熬麋角令微黄，单服之，亦令人不老。然迟缓不及附子者，服之二十日，口口。又，湿治不生也。"此观点与孙思邈一致，亦不排除金氏接受甚至引用了《千金要方》部分内容甚或《素女经》的原文。

对于肾精生理作用和葆全肾精的重视，《房中补益》继承了传统房中家的思想，并且认为实行房中术有正反两个截然相反的结果，指出："以金理金，是曰真金；以人理人，是曰真人。房中之事，能杀人，能生人。故知能用者，可以用生；不能用者，立可致死。"在养精葆精法术中，强调正常性生活的意义，太过不及，皆是舛错。作者认为，男子不欲无女，女子不欲无男，若强而闭之，则意动情逸，神扰心乱，难持易失，梦与神交，精流自出，意未感动，阳道先屈。而"疏于学性，已损于未萌，以此成之，犹多病患，况夫世人不能畜养元和之气，保惜形容，妄服丹砂，恣助情欲，神魂不附身，茫茫元元，精魂俱丧，空然质朴，以示外观，旨趣都忘，身婴痼疾，求起不得，枕席是依，劳历妻奴，绵缀岁序，良由不知道，性贪绚庸情而已"。

明代房中养生学著作，可谓浩如烟海，但以胡文焕编《类修要诀》（二卷、续附一卷）之道家气味最浓，受道家影响亦最大。胡文焕字德甫（一作德父），号全庵，一号抱琴居士，钱塘（今浙江杭州）人。能诗文，精音乐，兼通医术。著《素问心得》《灵枢经心得》《金鉴本草》《香奁润色》《文会堂琴谱》《诗学汇选》及《格致丛书》等。本书乃胡氏集古人有关省身明性、养生却病延年之论，从饮食起居、四时调摄，到劳逸房室、七情宜忌以及导引按摩等，都广为采录，共五十七篇。在这本书中，有一些道家歌诀，都涉及房中养生术，如"交媾法""固精诀""采产芝田歌诀""采战六字延生歌诀"等篇，皆涉及房中术性技巧、呼吸吐纳和采补内容，晦涩难懂，更有臆想成分，现代学者少有涉足者。

此外，明清时期还有冷谦《修龄要旨·起居调摄》、黄承昊《折肱漫录》和赵献《医贯》等，都强调了男科养生、节欲与性交禁忌，值得进一步研究与发掘。

三、临床学科中的中医男科学

与历代中医学蕴含男科学的理论和临床经验的作法一样，明清时期，中医临床学科诸如内科、外科、妇科、儿科、针灸，乃至基础理论著作、中药学、方剂学和养生学中皆广泛涉及男科学，而明清时期对男科学的研究以及取得的成就毫无疑问，自当更胜前朝，使中医男科学研究成果达到封建时期的顶峰。此类著作如《万密斋医学全书》《古今医统大全》《景岳全书》《证治准绳》《遵生八笺》《济阳纲目》《赤水玄珠》《医学纲目》《本草纲目》《张氏医通》《杂病源流犀烛》《冯氏锦囊秘录》《辨证录》《妇科玉尺》《傅青主男科》《医钞类编》等，无不包含丰富的男科学内容。

1.《万氏家传养生四要》

《万氏家传广嗣纪要》，简称《养生四要》，收录于《万密斋医学全书》，由明代著名医家万密斋撰于嘉靖二十八年（1549 年）。

万密斋（1499—1582），亦名万全，湖北罗田大河岸人，是我国明代著名医家，以擅长治疗儿科、妇科、痘疹病症著称于世。万氏一生著述甚丰，其所著《养生四要》《保命歌括》《伤寒摘锦》《广嗣纪要》《万氏女科》《片玉心书》《育婴家秘》《幼科发挥》《片玉痘疹》《痘疹心法》共 10 种，合编为《万密斋医学全书》，计 108 卷。该书对临床各科具有重要的参考价值，对儿科、妇科、生殖医学、内科病证的辨证论治研究较深入，且对《伤寒论》等经典理论著作的研究及养生保健、男科学诸方面皆有阐述，是与李时珍齐名的明代大医学家。清初被皇帝封为"医圣"。

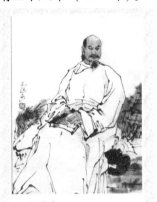

万密斋（约1488-1580），字事、名全，罗田县大河岸人。明代著名的医学家，清初被皇帝封为"医圣"，撰写了《万密斋医学全书》，是中国医学史上继《千金要方》后的又一部中医全书。

万密斋像

万全原为廪生，科场累试不第，遂弃儒从医。因其家学渊源，为世代医家，以"医药济世"，得天独厚，乃勤学苦练，尤专于妇儿、内科杂病，其所发明的"万氏牛清心丸"，至今仍是治小儿急惊风的传世名药。

在繁忙的诊疗之余，万密斋勤于笔耕，深入总结和整理了先祖和自己的临床实践经验，每写一卷，就由弟子传达誊抄，印行全国各地。其著作皆收入《四库全书》，颁行天下。据《万氏家谱》记载，尚有 37 种抄本未付印，现除《万氏秘传外科》和《万氏家传点点经》两部外，余均已失传。

万氏医著，具有说理深入浅出，明白易懂的鲜明特色，且有很大一部分是用诗、词的形式写的，宜于诵习，便于记忆。临床多有独到而精辟的见解，为后学所推崇。清代医家沈金鳌、武之望，日本医家丹波元坚、汤本求真，朝鲜医家许浚，对万氏著作累有引述，评价甚高。

《养生四要》，计5卷。作者认为，养生须摒嗜好、适寒温、顺翕张、调滋渗，故名"四要"。卷一论"寡欲"，极言"养生莫过于寡欲"，针对时行的纵欲之风，力主坚忍不射之法，列叙七损八益、肾阴虚、食伤、酒伤等证治，并创七损丸、八益丸；卷二论慎动，以静坐、调息、气功等法保定其气，列叙五志所伤、五劳所伤之证治；卷三论法时，叙春夏养阳、秋冬养阴，以从其根；卷四论祛痰，倡治未病、初病，并创十数首补养方药；卷五为养生总论。全文以药饵补益、慎动修德、全精保气等法以促进男性保健，治疗男科疾病。

《养生四要》卷之一"寡欲第一"强调，养生的四个关键，即寡欲、慎动、法时和却疾。指出："夫寡欲者，谓坚忍其性也；慎动者，谓保定其气；法时者，谓和于阴阳也；却疾者，谓慎于医药也。"

"孔子曰：少之时，血气未定，戒之在色。盖男子八岁，肾气实，发长齿更；二八，肾气盛，精气溢焉。精者，血之液；气者，精之导也。少之时，气方盛而易溢，当此血气盛，加以少艾之慕，欲动情胜，交接无度，譬如园中之花，蚤发必先萎也，况禀受怯弱乎！古人三十而娶，其虑深矣。"由此可见，万氏的性养生观依然是节欲保精思想的继承者，且更重视青年时期的葆精意义。在这一点上，万氏与孔子之论、《素问·至真要大论》的学术观念是一致的。

对于七损八益的认识，自秦汉以降，历代皆有医家研究，且每有至论。尽管1973～1974年长沙马王堆汉墓医书出土后，人们对七损八益的认识逐渐趋于统一，但并不掩盖先贤的不同认识的理性之光。如万氏之论，乃是从男女精血之变之化，及其调养方药，亦属发前人所未发。《养生四要》"寡欲"云："何谓七损八益？盖七者，女子之数也，其血宜泻而不宜满；八者，男子之数也，其精宜满而不宜泻。故治女子者，当耗其气以调其血，不损之经闭而成病矣；男子者，当补其气以固其精，不益之则精涸而成病矣。古人立法，一损之，一益之，制之于中，使气血和平也。"据此，万氏独创了男子方用八益丸、女子辅以七损丸。八益丸，以熟地黄、知柏、莲子肉、芡实肉为丸，温酒下，谓能"补气固精"；七损丸以香附米、当归、川芎为丸，茴香汤下，谓能"抑气调血"。

自南齐褚澄《褚氏遗书》首次论及老年男子阴已痿而思色，精已绝而复射其精之证后，历代多有引论，至日人丹波元坚《杂病广要》出，遂谓之"老人淋"，然均有论无方。万氏首次提出了本证的原因在于"皆不能清心寡欲"，治之以补肾利窍丸，方论云："其男子伤精，病小便淋痛，大便干涩者，以肾开窍于二阴，前溺塞者，气病也；后阴病难者，血病也。宜补其气，则津液行而溺自长；补其血，则幽开通而便自润也，宜补肾利窍丸主。"以今观之，褚澄、万全及丹波之论"老人淋"者，当涵盖了现代医学所谓男性前列腺增殖症也。

历代中医论述房室伤，多谓之"房室伤精"，而万氏将其发展为"所谓交接多则伤筋，施泄多则伤精。肝主筋，阴之阳也，筋伤则阳虚而易痿；肾主精，阴中之阴也，精伤则阴虚而易举；阴阳俱虚，则时举时痿，精液自出"。对于这一关于房劳病理学的科学论述，中医学者多疏于深究，尽管皆谓房室伤于肾精，亦有谓房室伤及肝肾精血，但都未能详尽其病理机制。万氏所谓"筋伤阳虚而痿"、"精伤阴虚而举"之论，前者是对《素问·痿论》之"筋痿"学说的发展，后者是对"阴虚阳强"的发挥。

就在房中术大行其道，好事者甚嚣尘上之际，万氏以一个医生的良知对房中术的理论核心诸如采阳补阴、采阴补阳、九浅一深、还精补脑等，进行了无情的否定与批判，明确指出："以御女为长生之术，如九一采战之法，谓之夺气归元，还精补脑。不知浑浊之气，渣滓之精，其机已发，如蹶张之弩，孰能御之耶？已泄之精，自不能制，岂能采彼之精气耶？或谓我神不动，以采彼之气，不知从人之路何在也，因此而成淋沥者有之；或谓我精欲出，闭而不泄，谓之黄河逆流，谓之牵转白牛，不知停蓄之处，为疸为肿者有之。非以养生，适以害生也。"可谓振聋发聩，值得深思。

万氏在"卷之四·却疾"中，对肝肾损伤之虚劳证，从肝肾生理、命门功能进行了详细的讨论，并提出治疗方药。作者认为："夫真精、真气、真脉也，其原皆出于肾，故曰原。《丹经》所诣'水乡铅'者是也。精者，五脏之真精也。《经》云：肾者，主受五脏六腑之精而藏之，故五脏盛，乃能泻。谓之天癸者，天一所生之水也。两肾之间，谓之命门。《难经》云：命门者，诸精神之所舍，原气之所系也。原气之出于肾者，如此脉之动也者，肾间之动气所发也。故人之脉，以尺为主，如树之根，此真脉之出于肾者如此。夫肾者，生之本，为阴阳之枢纽，荣卫之根柢，所以有补泻也，丹溪滋阴大补丸最佳。"

对于精神损伤、心神不宁之性障碍者，万氏之论，甚为恰当。《养生四要·却疾》云："有交接之时，其精易泄，流而不射，散而不聚，冷而不热者，此神内乱，心气不足也。"在治疗方案上，万氏主张用螽斯丸，并强调据五脏之变而作用药加减，云："宜各随其脏气之不足而补之。在肝则益肝，如当归、牛膝、续断、巴戟之类；在肾则益其肾，如熟黄、苁蓉、杜仲之类；在心则益其心，如五味、益智、破故纸之类。用枸杞、菟丝、柏子仁以生其精，使不至于易乏；山茱萸、山药、芡实以固其精，使不至于易泄。"谓本方不惟对上述男性性功能障碍症有效，还可以治疗男性不育症。

2.《古今医统大全》

《古今医统大全》，简称《古今医统》，100卷，综合性医籍。明代著名医家徐春甫撰于嘉靖三十五年（1556年），次年刊行。

徐氏早年习医于汪宦，曾供职太医院。该书系作者辑录明朝及其以远历代医籍及经史百家有关医药学、养生学百余种文献分类汇编而成。包括历代医家传略、内经要旨、各家医论、脉候、运气、经穴、针灸、内、外、妇、儿等临床各科证治方药、历代医案、验

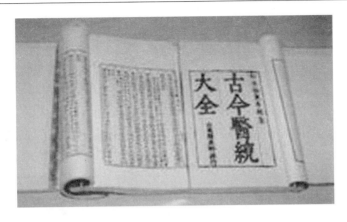

《古今医统大全》书影

方、本草、制药、通用诸方、房事养生、求嗣等内容。书中除引古说外，在医理、方药上均有阐发。书中所载医家传略是研究医史的重要资料。

《古今医统大全》卷58、71、84、99、100，除引用先贤之说外，参以己见，对男科学、房中养生、求嗣、炼精、养生等内容作了全面而精辟的论述，对当今男科学、性医学研究与临床实践有重要的参考价值。

《古今医统大全》卷之58设"前阴十证"，对男科（亦包括女性部分）性器官病变如阴缩、阴纵、阴痿、阴肿、阴痛、阴痒、阴湿、阴寒、阴臊、阴吹等进行了系统研究，徐氏先以古人之论叙述该类病变因机与经脉所属，次言病证，再附"十证诸方"及针灸穴位。在"经脉所属"中，引用《内经》之论，明确了本病与经脉、解剖关系。所附方药既有前贤名方，亦有个人经验的总结。卷之70设"梦遗滑精门"，系统讨论了男子遗精、滑精的病因病机、脉候、证治方药。对遗精滑精的论述，受到后人的重视。如徐氏认为，遗精病机有五，即心火炽而心神虚、肾虚而下元虚败、壮年节欲而经络壅滞、所愿不得而情不遂欲、湿热壅滞。认识到遗精的病理与生理现象之异。对于某些遗精病证，主张药物疗法、针灸疗法和气功疗法（徐氏谓之"导引法"，计有三种法术）。卷之73设"便癃证"，专论小便不通，徐氏认为，大凡癃闭，多因胞移热于膀胱，即所谓热在下焦，实则为癃。在治疗上，徐氏主张理气清热。对于便癃气闭，并用吐法：气虚用升麻、参芪等，先服后吐，或参、芪药中探吐之；血虚用四物汤，先服后吐，或芎归汤中探吐之亦可；痰多用二陈，先服后吐。若痰气闭塞，二陈汤加木通、香附探吐之，以提其气；实热者，当利之先，砂糖汤调牵牛末二、三分，或山栀之类。有热有湿，有气结于下，宜清、宜燥、宜升。诸如此类的催吐法治疗癃闭证，在今日看来，依然是徐氏独辟蹊径之举，也是对张子和"吐法"的发挥，更是对传统的"提壶揭盖"——即所谓宣肺通腑法的延伸。

对于癃闭证所涵盖的"急、慢性尿潴留"，传统中医治法较多，且多有一定的效果，但缓不应急。自唐代名家孙思邈首创"葱管导尿法"之后，一直没有创新的疗法。徐氏经过多年的研究，发明了新的导尿法：用猪尿胞一个，底头出个小窍儿，著翎筒通过，放在窍内，根底用细线扎定口，细杖子堵定，上用黄蜡封尿胞口头，吹满气七分系定了，再用手捻定翎筒根头，放黄蜡，堵塞其翎筒，放在小便头，放开翎筒根头，手捻，其气透里，自然小便即出。

《古今医统大全》卷八十四为"螽斯广育"，设"原始要终论"一篇，专论人类生殖之生理、病机、遗传病、胎教等内容。对于男性不育症的原因作了如下分析："及夫男子之病，亦在所当知也。其有不足者，有肾虚精滑，有精冷精清；或临事而不坚，坚即流而不射；有盗汗梦遗，有便浊淋涩，有腰疲不能转摇，有好色以致阴虚，有劳热者，有虚寒者，是皆精气不足者也。诸如此类，亦必按证施药而补益之"。可见，徐氏对不孕不育症的病因病机十分重视男性因素，而对时行的治不孕专门责之女性的做法，以详实的理由进行了否定。指出："夫男而无以上诸病，然后可以独责乎妇。若此者，诚男子之责也，奈何归咎于妇哉？妇无恙，亦未如之何也已矣。妇之经脉既调，男之真精亦足，所谓阴阳和，气血平，则百病不生，而乐有子乎且寿矣，奚艰嗣之有哉！"

《古今医统大全》的养生学思想，见于《老老余编》《养生余录》等篇，《养生余录上·总论养生篇》指出："夫人禀二仪之气，成四大之形，愚智贵贱则别，养生惜命皆同。贫乏者力微而不逮，富贵者侮傲而难持；性愚者未悟而全生，智识者或先于名利。自非至真之士，何能达保养之理哉！"认为养生非至真之人，而不可为。养生大要在于"一曰啬神，二曰爱气，三曰养形，四曰导引，五曰言语，六曰饮食，七曰房室，八曰反俗，九曰医药，十曰禁忌。过此以往，义可略焉"。并提出了养生的方法在于以良好的生活方式补养人体的精气神，其关键在于啬神、养气、养形、惜精、悦志、饮食、起居、服饵、少言和生活禁忌等。"惜精"一章，反映出徐氏的男科养生思想，指出："天地氤氲，万物化醇；男女媾精，万物化生。此造化之源，性命之根本也。故人之大欲，亦莫切于此。嗜而不知禁，则侵克年龄，蚕食精魄，暗然弗觉，而元神真气去矣，岂不可哀？人之可畏者。"

徐氏养精的方法，在于惜精节用。认为：房中有节，不恣情欲，乃惜精准则。虽美色在前，不过悦目畅志而已，决不肯恣其情欲以伐性命。徐氏云："是以古人于此，恒恒有节度。二十以前，二日复；二十以后，三日复；三十以后，十日复；四十以后，月复；五十以后，三月复；六十以后，七月复。又六十闭户。故时加撙节，保惜真元，以为一身之性命。不然，须勤于吐纳，导引服饵之术，而根本不固，亦终无益。……能知七损八益，则血气、精气二者可调。不知用此，则早衰之节也。……盖谓男精女血，若能使之有余，则形气不衰而寿命可保矣。不然，窍漏无度，中干以死，非精离人，人自离精也，可不戒哉？养生之士，忌其人者有九：或年高大，或唇薄鼻大，或齿疏发黄，或痼疾，或性情不和，或有苗强硬，或声雄，或肉涩肢体不膏，或性悍妒忌，皆能损人，并不宜犯之。"关于男性性活动的禁忌有十一种：醉酒、饱食、远行疲乏、喜怒未定、女人月潮、冲冒寒暑、疾患未平、大小便讫、新沐浴后、忍小便与无情强为等，这是符合实际的告诫，也有着一定的临床价值。

3. 《医学纲目》

《医学纲目》，明代医家楼英撰于嘉靖四十四年（1565 年），40 卷 11 部，综合性医书。该书以阴阳脏腑分病为纲，条分缕析，纲举目张。为汇集明代以前中医文献之学术大成，并结合作者自己的临床经验与理论学识所及，分部详论。每论一证，先述先贤之论，所引皆注明出处；辨证强调"洞烛脉证"；治法分为正门与支门，体现了中医异病同治、同病异治之精髓，为后世所珍视。

卷 1～9 为阴阳脏腑部，属医学总论，详述阴阳、脏腑、察病、诊法、用药、针灸、调摄、禁忌等；卷 10～15 为肝胆部；卷16～20 为心与小肠部；卷 21～25 为脾胃部；卷 26 为脾肺部；卷 27 为肺大肠部；卷 28～29 为肾膀胱部；卷 30～33 为伤寒部；卷 34～35 为妇人部；卷 36～39 为小儿部；卷 40 为运气部。全书分别介绍各脏腑有关病症症治以及男妇杂病。作者根据病证的症候特点，分别归属脏腑，并分门论述，如将中风、癫痫、痉厥、劳风、瘛、怒气、破伤风、子痫、目疾等症归入肝胆部。所述病症多属

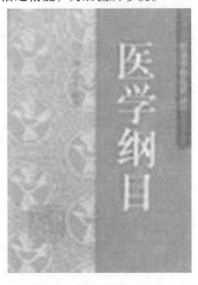

校注本《医学纲目》书影

常见病，以内科杂病为主，兼及外科、妇科、五官科等病症。本书资料丰富，纲目清晰，受到后世重视。

该书"肝胆部""肾膀胱部"等篇章有一定的内容涉及男科学病证及其治疗，如诸疝、闭癃遗尿、前阴诸疾、梦遗白浊等。

与传统综合性医籍不同的是，该书对女性泌尿病变、妊娠泌尿

病变、产后泌尿病变皆有阐发，篇中所设，即有胎前产后淋闭、妊娠遗尿、产后遗尿等内容，弥补了传统医学对女性泌尿病变研究之缺憾。

尤其值得称道的是，《医学纲目》所设"小儿部"对婴幼儿泌尿男科诸疾作出了大量研究，对多数小儿泌尿男科病变提出了理法方药。

《医学纲目·小儿部》设小儿偏坠、阴肿、囊肿、脱囊、疝痛、小便不通、淋病、遗尿等八篇，其论简，其方亦简，便于临床，如论治"脱囊"，云："脱囊，即外肾肿大。木通、甘草、当归、黄芩，上水煎服。"又，"淋病，治血淋神效方：紫草、连翘、车前子各等分，水煎服。"相较于成人用药，可谓药精效宏矣！

4.《赤水玄珠全集》

《赤水玄珠全集》，明代医家孙一奎（1522—1619）撰。一奎，字文垣，号东宿，安徽休宁县人。因其一生行医注重人体元气之生生不息，故别号"生生子"。孙氏曾师事著名医家黄古潭，为汪机的再传弟子，著有《赤水玄珠》、《医旨绪余》、《孙文垣医案》（亦称《孙氏医案》）等书，后合编为《赤水玄珠全集》。

《赤水玄珠》，撰于万历十二年（1584年），综合性医著。其学术思想受到《黄帝内经》、《难经》及张仲景、易水学派、薛己、朱丹溪和汪机的广泛影响，而孙一奎本身就是汪机的再传弟子。本书30卷，77门，每门详列病症，对内、外、妇、儿各科深究，指出："凡证不拘大小轻重，俱有寒热、虚实、表里、气血之分"，且病始同终异之变，故治法灵活多变，重视保护三焦元气，反对滥用寒凉之品。孙氏治学严谨，反对"徒以方书为捷径"，笃嗜经典，旁骛诸家，学验俱丰，名显一时。对命门、三焦、相火学说有独特的见解。其男科学思想亦较丰富，后世多有引论。

孙一奎继承和发展了《难经》关于命门和肾间动气理论，并融入《易经》中太极生万物的思想，阐发为命门肾间动气说。他根据《难经·六十六难》"三焦者，原气之别使也，主通行元气，

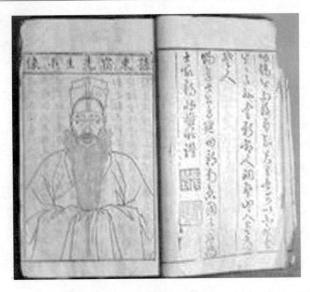

《赤水玄珠》书影

经历于五脏六腑"的论述，提出三焦为命门原无生气。

　　癃闭，是男科的急重症，自《内经》以降，历代不乏研究者。现代中医认为，肾藏精，肾主水，肾阳温煦，膀胱气化乃能出也。下元虚寒，气化不及州都，则下焦决渎失权，膀胱气机运化失常，癃闭乃成。孙一奎认为本病乃"下元罢惫，而气馁弱不能施化，故小便淋沥点滴而下，是又称为淋也。肾气郁，致小肠膀胱不利"。

　　《赤水玄珠》第11卷、15卷分别设"白浊门""梦遗门"，并附"精滑不禁""小便不通门"。孙氏设"闭癃遗溺不禁辨"一章，对男性泌尿学科常见病进行了分析。认为肝主小便淋溲，所生病者，遗尿闭癃。又，督脉者，女子入系廷孔。其孔，为溺孔之端也。其男子循阴茎下至篡，与女子等。故治疗上，当取厥阴与督脉之腧穴。遗尿证，传统中医多认为是膀胱失约，治以固涩收敛之法。孙一奎则认为遗尿是先天禀赋不足，后天调摄失常，肾虚及脾，气不摄津所致，指出："遗尿者，良由下元不足，肾与膀胱虚冷所致。故古方多用温补下元之剂，肾气实则气固而溺有统摄，则不致遗失也。"病位在膀胱，病变之根在肾，病性为肾虚失于统摄所致。

孙一奎非常推崇薛己"治病必求真阴真阳"之说，每于《赤水玄珠》病证条下引用薛己之说来阐述病机病证、处方用药，脾肾同治，将益气与温阳结合起来。孙一奎创"命门动气"之说，对汪机培元固本的学说作了进一步的发挥，使培元固本的理论更趋全面和成熟。孙一奎不仅创立了肾命学说，重视肾的生理病理作用，临证治肾亦积累了丰富的男科治肾经验，具有独特的治肾特色。孙氏的经验与特色在于注重温补下元，以使元气自归；注重补益肾精，精气同治；脾肾同治；反对过于偏性使用苦寒或辛热、疏导及渗利之剂。

《医旨绪余·续命门图说》云："命门乃两肾之动气，……造化之枢纽，阴阳之根蒂，即先天之太极，五行由此而生，脏腑以继而成。"孙氏将肾命学说应用到临床施治中。对于梦遗、癃闭诸症，孙一奎认为与三焦元气虚寒关系密切，故强调应温补下元。《赤水玄珠·梦遗》谓："肾衰则不能管摄，故妄行而出精不时也。鹿茸、从蓉、菟丝子等补阳之药是也。"

肾中精气是肾中所藏有形精微物质，包括先天之精和后天之精。后天之精主要来源于饮食水谷，它不断地滋养补充先天之精，与先天之精共同促进人体的生长发育与生殖功能。《孙氏医案》载：有患者年逾不惑而未育，每天早晨经常有肠鸣腹泻，晚上泄泻一次。诊其脉，见寸尺脉象短弱，右关脉滑大。他据此判断患者君相二火不足，处以六君子汤加破故纸、桂心、益智仁、肉豆蔻、杜仲。服用后乃效，第二年即举子。此案乃先后天同治，脾肾同治的典型案例。《灵枢·经脉》云："人始生，先成精。"肾藏精，主发育与生殖，精是构成人体的基本物质，先天之精，秉受于父母，藏之于肾；后天之精，源于饮食，由脾胃化生，两者相互转化。人类生殖赖先天之肾气而生，得后天谷气以立。患者久泻，脾胃运化失常，化生不足明矣；肾中精气乏源，故久无子嗣。孙氏以六君子汤健脾和胃、升降枢机，以故纸、桂心、益智、肉蔻、杜仲等益气温阳之品助生化之机，俾肾气得养，肾精得充，故病去子举。

　　从上述可见，孙一奎对男科学的贡献是多方面的。

5.《证治准绳》

　　《证治准绳》，亦称《六科证治准绳》。明代医家王肯堂撰于万历三十年（1602 年），8 卷。王肯堂，字宇泰，又字损庵，号念西居士，又号郁冈斋主。明代金坛（今江苏省金坛县）人。王氏为著名的中医多产作家，著述计 70 卷。包括《证治准绳》《医镜》《医辨》《医论》《灵兰要览》《胤产全书》《胎产证治》《郁冈斋医学笔塵》《医学穷源集》，以及为数不少的医论、医话、医案等。《证治准绳》为王氏代表作，包括杂病证治准绳、杂病证治类方、伤寒证治准绳、疡医证治准绳、幼科证治准绳、女科证治准绳等六类专集。本书详于理论，为集明以前临床之大成者，所论证治，

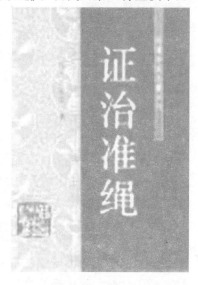

校注本《证治准绳》书影

博采众长，条分缕析，平正公允。所述病证皆以证治为主，涉及各科病种，颇为广泛，每一病证先综述历代医家治验，然而阐明自己见解，采录资料十分丰富，论述颇为精审，治法极为详备，选订诸方大多切于实用，有"博而不杂，详而有要"的特点。

　　王肯堂学验俱丰，对泌尿男科学理论与临床的研究尤有心得。首创以活血化瘀法治疗淋浊腹痛，疗效尤著，为后世医家所推崇。前阴诸疾，是谓隐疾，以其隐蔽之处，难以言隐之病也。王肯堂认为前阴病变，是由于肝经和督脉受邪所致，王氏谓："前阴所过之

脉有二:一曰肝脉,二曰督脉。"并引《素问·骨空论》之记述以证明之。《证治准绳》设"前阴诸疾"篇,讨论了阴缩、阴纵、阴痿、阴汗臊臭、阴冷、阴痒、阴肿痛、阴吹等病的因机证治、理法方药。王氏认为男子阴痿,"皆耗散过度,伤于肝筋所致","肾脉大甚为阴痿"。对于本病的治疗,王氏有补有泻,补泻兼施,如对"湿气下临,肾气上从,阴痿,气衰而不举者",补以张仲景八味丸,并据其体质与四季寒热温凉之异,酌为加减;对于"阴痿弱,两丸冷,阴汗如水,小便后有余沥臊气,尻臀并前阴冷,恶寒而喜热,膝亦冷"之因肝经湿热者,用固真汤、柴胡胜湿汤以治湿气而制肾。

《素问·痹论》首次提出了胞痹,"胞痹者,少腹膀胱按之内痛,若沃以汤,涩于小便,上为清涕。"王氏据膀胱乃州都之官,气化出津之生理,推导出"风寒湿邪气客于胞中,气化不出"之病理,提出了以肾着汤、茯苓丸、巴戟丸、肾沥汤治之,补充了《痹论》关于胞痹有论无方之憾。

自《内经》以降,历代对疝的研究多宗《素问·骨空论》之说,证分七种,即所谓"七疝",至于七疝所包括的具体病名历代医家各有不同的记述。《素问》所记为冲疝、狐疝、㿉疝、厥疝、瘕疝、癀疝、癃疝;《诸病源候论》等书多另有所指;金代张子和《儒门事亲》所述为狐疝、癀疝、寒疝、气疝、水疝、筋疝、血疝,较前代之论述更加确切,后世多沿袭之。王肯堂《证治准绳》论疝与历代理论不同,认为"任脉是疝病之本源,各经是疝病之支流"。王氏对众说纷纭的七疝进行归类,并指出其发病因机和女子疝的发病情况,云:"或问疝病,古方有以为小肠气者,有以为膀胱气者,惟子和、丹溪专主肝经而言,其说不同,何以辨之?曰:小肠气,小肠之病;膀胱气,膀胱之病;疝气,肝经之病。三者自是不一。昔人以小肠、膀胱气为疝者,误也。殊不知足厥阴之经,环阴器,抵少腹。人之病此者,其发睾丸胀痛,连及少腹,则疝气之系于肝经可知矣。小肠气,俗谓之横弦、竖弦,绕脐走注,少腹攻刺。而膀胱气则在毛际之上,小腹之分作痛,与疝气之有形如瓜，有声如蛙，或上于腹，或下于囊者不同也。但小肠、膀胱，因经络并于厥阴之经，所以受病连及于肝，则亦下控引睾丸为痛，然止是二经之病，不可以为疝也。"在此基础上，王肯堂提出了七疝的治疗方药。

此外，王肯堂对男科皮肤性病如下疳疮、肾脏风、毛际疡等病的发病与证治提出个人见解："隐处瘙痒成疮，挟有耳鸣目痒，鼻赤齿浮，指缝白等证，为肾脏风。疮生于阴头为阴头痈，生于窍口为下疳疮。今但生于阴茎者，皆为下疳，姑从之。"又，"毛际疡：或问小腹至阴之下，玉茎之根，痒极，沸汤沃之，稍止而复作，有三四窍，黄水淋漓，何如？曰：此广疮结毒也。询之，幼时曾生恶疮。旬日后，大痛肿甚，饮食少进，作结毒治之。"

6.《东医宝鉴》

《东医宝鉴》，朝鲜医圣许浚（1539—1615）撰于光海君二年（1610年），1613年正式刊行。为世界上第一部被列为入联合国教科文组织世界记忆遗产名录的医学著作，是朝鲜古代药学史上的巨著。

其始，朝鲜宣祖命许浚与御医杨礼寿、金应铎、李命源等一同设编辑局，着手医书编纂，期间遇"壬辰倭乱"，编书工作一度停顿。待至乱事结束，继续编纂工作，历经十数年的努力，直至光海君二年宣告完成。

《东医宝鉴》共25卷，25册，分"内景篇"、"外形篇"、"杂病篇"、"汤液篇"和"针灸篇"五大部分。"内景编"述精、气、肾、血、津液等和五脏六腑的功能；"外形编"载显现于外在的解剖、生理、病理学现象与相关疾病；"杂病编"乃关于诊察法和病因，不含"内经编"和"外形编"已述各种疾病、妇产科及小儿科病证；"汤药编"记方药名称；"针灸编"为针法和灸法。

实际上，《东医宝鉴》是一部汇集了16世纪以前东亚医学知识，最主要的是中国古代中医药学理论与临床典籍而成的百科辞典，并传播到日本，对东亚传统医学的发展做出了较大贡献。其

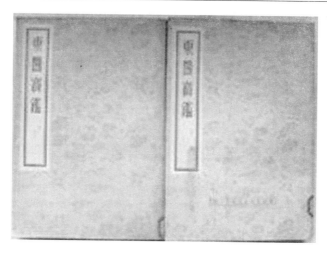

《东医宝鉴》书影

中，针灸学等内容大部分是继承、发展乃至抄录了中国古代医学典籍而成。主要参考书目有《素问》《灵枢》《伤寒论》《证类本草》《圣济总录》《直指方》《世医得效方》《医学正传》《古今医鉴》《医学入门》《万病回春》《医学纲目》等83种中医古籍和高丽古医籍如《乡药济生集成方》《御医撮要方》等。

　　《东医宝鉴》收方15类，计1400多种药材。选方丰富实用，每方均注出处，并收录民间单方。在朝鲜医学家所撰的东方医书著作中最负盛名，对指导临床和文献研究颇具参考价值。书成后，朝鲜王光海君对许浚作了崇高的评价，并将其与中国中医大家相提并论，云："东垣为北医，丹溪为南医，刘宗厚为西医，许浚为朝鲜之医，谓之东医。"

　　作为世界知名的古朝鲜医籍，与男科学相关的内容无疑是广博宏富的，主要篇章集中于"内景篇"之"身形附修养——附养老"、"精"，"外形篇"之"前阴"和"杂病篇"之"求嗣"等。

　　肾为先天之本，肾所藏之精，包括先天之精和后天之精。肾精在人类性健康尤其是男性性健康中占据十分重要地位。男科学理论认为：肾精足则气充神旺，反之则为病矣。《经》云：气化精，精化气，精足则气盛。精可益神，精满则神旺。《东医宝鉴·内景篇》云："先宝其精，精满则气壮，气壮则神旺，神旺则身健，身健而少病。内则五藏敷华，外则肌肤润泽，容颜光彩，耳目聪明，老当益壮矣。"若人不能积精葆精，使精妄泄，则难免神气失聪，"欲竭其精，以耗散其真……故半百而衰也"（《素问·上古天真论》）。许浚的养护肾精的思想体现在秘精藏精、节欲储精、秘诀炼精、恬淡补精四法。

大凡男子精气清冷，其脉微弱而涩，为无子之证。精为身之本。许浚认为，精为人体之至宝，五脏皆有精，应该秘藏。秘精宜常服金锁思仙丹、大风髓丹、秘真丸、玉露丸、金锁丹。

"节欲以储精"，是《内景篇》的又一宝精思想。许浚根据《内经》以八八之数为精髓竭之年，是时当节欲藏精，以图长生久视。指出：人年四十以上即精减肾虚，顿觉气力衰退，众病蜂起，久而不治，遂至不救。若年过六十，有数旬不得交合而意中乎平者，自可闭固也。凡觉阳事辄盛，必谨而抑之，不可纵心竭意。对阳势常兴，欲望频频者，处以《古今医鉴》的"缩阳秘方"。

许浚根据《医学真诠》《医学汇言》子时掩脐兜外肾、凝神内肾的气功方法而使肾精旺盛之法，谓之"炼精有诀"。同时，以导引法治遗精，以手兜托外肾，一手摩擦脐轮，左右轮换，久久擦之。认为"不唯可以止精，且可以补下元。更擦肾俞、胸前、胁下、涌泉，但心窝忌擦"。

在"外形篇·前阴"以重大的篇幅讨论了诸疝、阴纵、阴缩、脱阳证（该书所云脱阳，乃大吐大泻后亡阴卵内缩者，非后世交接太过精滑阳亡者）、阴痿、阴冷、阴肿、囊痈、阴囊生湿、阴蚀疮、下疳疮等男科病的因机证治。文末考证、总结并附有治疗男科甚至女性泌尿生殖系统病变的中药名录：白矾、硫磺、甘澜水、牛膝、蛇床子、地肤子、沙参、淫羊藿、海藻、茴香、玄胡索、狼牙、桂皮、槐白皮、黄柏、楮木叶、枳实、川椒、川楝子、乱发灰、鳖甲、乌贼鱼骨、原蚕蛾、鳗鲡鱼、地龙粪、蜘蛛、橘核、覆盆子、桃叶、杏仁、葱白、雀肉、鹿肾、牡狗阴茎、腽肭脐、牛外肾、貂鼠四足、青鼠足、黄狐足等近四十种药物。而这些药物对男科临床的作用，已经大多不为当代医书所记载或医生所使用，似应引起学者的重视。

文中附有"弱阳诸物"，如传统记述的水银和兔肉、蓼、蕺、蕨等可使男性阴茎疲弱，性功能下降，宜避免使用或直接接触性器官，值得重视。

此外，《东医宝鉴》还汇集了中国针灸学治疗男科病的经验，颇值得研究。许浚云："针灸法：遗精梦泄，心俞、白环俞、膏盲俞、肾俞、中极、关元等穴，或针或灸（《纲目》）。失精、精溢，中极、大赫、然谷、太冲等穴皆主之（《纲目》）；虚劳失精，宜取大赫、中封（《纲目》）；遗精，五脏虚竭，灸曲骨端一穴，四七壮，穴在前阴横骨中央，曲如月，中央是也（《纲目》）；便浊失精取肾俞，梦泄精取三阴交，各灸二七壮，神效（《得效》）。"

7.《济阳纲目》

《济阳纲目》，武之望撰于明·天启六年（1626年），108卷。乃武氏继其《济阴纲目》之后，总结明代以前内、外科杂病理论与实践经验而汇集的一部大型综合性医学专著。编撰体例同《济阴纲目》，虽名为"济阳"，实非单一男科专著，包括中风、中寒、中暑、感冒、瘟疫、内伤等84种内科疾病和24种外科疾病，如破伤风、折伤、面、目、口、齿等疾病证治方药。但是，本书对泌尿男科学的研究，其篇幅之大，所涉及泌尿男科病变之多，理法方药之完整，亦是令人赞叹的。书中引载《男女论》《求嗣全书》等传统文献，当为近代男科学界所未睹之散佚典籍。

《济阳纲目》从人类肾精的生理现象及其特殊生理改变、病理过程、病证研究入手，提出系统的治疗方案。该书"卷五十六·遗精"篇云："噫！精字从米从青，生于谷之清气也，养生者昧之。四十以后，劳伤气血，不能固守者，养荣汤加减，吞单樗皮丸，或小菟丝子丸；如早年欲过，至年高阳脱者，究源心肾丸、青娥丸、黑锡丹、缩泉丸、金锁正元丹；气陷者，神芎汤。"作为本篇的重点，武氏对遗精研究十分精详。武氏认为，引起遗精的原因多种，而其证治亦相当复杂，并将其分为生理性遗精和病理性遗精，后者属心肾不交、元阳不固、湿热下注等证，选取辰砂妙香散、秋石固真丸等37首治疗方药。而对于生理性遗精，亦主张心理指导。

武氏对风靡于世的房中术亦是持否定态度的，认为即使"清心静坐养精神者，但好色种子犹在，不免有时发露，或被盲人指示房中补益之说，以为可以止精不漏，然对景忘情，实际不复恋乎猥亵之事矣。故曰：学仙不断淫，蒸砂饭不成。养生者慎之！"

在"卷六十七·种子"，作者根据《求嗣全书》种嗣学说，强调生育为男女双方气血冲和，厚积时发。生育"其艰且晚者，由禀受虚弱，荣卫偏胜，故资药饵调摄，抑太过，助不及，俾就冲和已耳"。武氏用方，最忌大辛大热之品，认为"父吞刚剂，子患热淋。且性燥多火，男女皆然，况造化之妙，岂可专恃药饵乎？"可见，武氏嗣育思想在于男精女血，气血阴阳调和，脏腑之充盛，无太过无不及以及用药非大热非大寒的"中庸观"、"折衷观"。

武氏认为，男子不育，往往因其阳精微薄，平时嗜欲不节，施泻太多所致。治疗上，"宜补精元，兼用静功存养，无令妄动，候阳精充实，依时而合，一举而成矣"。武氏在此对于求嗣种子者，提出"静功存养，无令妄动"，就是双方必须安神定志，不妄交合，积气储时，待时而泻。武氏指出："凡心有所动即是欲，心主血而藏神，肾主精而藏志，心神外驰，则肾志内乱，其于交会之际，殊无静一清和之气，所泻之物，同归腐浊而已，安能发育长养于其间哉！欲寡神完，不惟多子，抑且多寿。"

在治疗上，武氏善于补肾之法，又擅长于阴中求阳、阳中求阴。武氏指出："若见命门脉微细或绝，阳事坚举，法当补阳；若见命门脉洪大鼓击，阳事坚举，是为相火妄动，法当滋阴。若或肾脉浮大芤紧，遗精尿血，法当补阴；若带洪数，兼以泻火；若见肾脉微甚欲绝，别无相火为病，法当阴阳双补。附脱痿弱，精冷府薄，或来慢，不能直射子宫，命门脉微细者，还少丹、打老儿丸；
精清淡者，雀卵丸；阳痿不举，命门脉虚欲脱者，巨胜子丸、壮阳
丹；肾气欠旺，来慢不能直射子宫者，续嗣丹、混肾丹；精漏无火
者，金锁思仙丹；阴虚有火者，大造丸、肾气丸、补阴丸、虎潜
丸。四十以后，纵有火动者，只宜小菟丝子丸、天门冬膏，忌用知
柏、芍药寒凉。阴阳两虚者，八味丸、二神交济丹、通用种子大补
丸、玄牝太极丸、五子衍宗丸、十子丸、加味苍术膏、何首乌
丸。"且武氏所用方药，大多为异类血肉有情之品。《济阳纲目》
"种子"篇所选 17 方，如延龄育子方、全鹿丸、真精妙合丸等 11
方选用了龟板、鱼鳔、鹿茸等动物药，尤其是鹿茸（或鹿角胶、
鹿角霜），计占 7 方。颇有意味的是，这类方剂所用动物药，大凡
一方，仅用一味动物药，绝少两味以上者。

作者针对妇科、儿科的发展状况，首次相应提出了"男子科"
的学科名称，在男科学史上是应该大书一笔的。

8.《外科活人定本》

《外科活人定本》，四卷。明代龚居中（应圆）撰于崇祯三年
（1630 年）。龚氏生平及著述已详于《福寿丹书》。本书卷 1 为调治
心法、秘传口诀；卷 2、卷 3 列述疮疡诸症；卷 4 叙外伤、虫兽
伤、中毒等，末附龚氏经验通用方，其中设有"帏战"一篇，载
房事保健、兴阳促欲方 16 首，对早泄、阳痿诸证治疗有一定的价
值。

9.《景岳全书》

《景岳全书》，明代医学大家张介宾撰于崇祯九年（1636 年）。
张介宾（1563—1640），字会卿，号景岳，别号通一子。祖籍四川
绵竹，后迁浙江会稽（今浙江绍兴）。出生于兼通医药的官宦世
家，加之聪明好学，博览经史百家，幼承庭训，其父张寿峰曾指导
其读《内经》，十四岁随父进京，拜名医金英为师，尽得真传。壮
年时投笔从戎，足迹遍历东北各地，后转辗回乡，专事医学，将经

史、天文、术数、堪舆、律吕、兵法等知识熔于一炉，运用于岐黄学术，著《类经》《类经图翼》《类经附翼》《质疑录》《景岳全书》等书。

张介宾对《黄帝内经》研究有素，研究历史长达三十余年，并十分注重在临床实践中检验和发展《素问》《灵枢》理论，著《类经》32 卷，分摄生、阴阳、脏象、脉色、经络、标本、气味、论治、疾病、针刺、运气、会通十二类。并以图解形式，对阴阳、五行、运气、经络等学说系统阐发，撰成《类经图翼》11 卷；将其对《内经》的独特认识集为《类经附翼》4 卷。作者晚年结合其临证经验，撰成《景岳全书》，涉及临床各科，理法方药，靡不赅备，为一部较完整的"中医百科全书"。晚年复辑短论 45 篇，名《质疑录》。

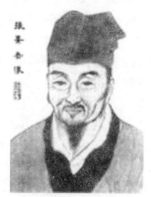

张介宾像

介宾一生，手不释卷，著述等身。受其业师金英"补元气"的影响，学术上重视肾元，尊水重阳，喜用熟地和温补方药，人称张熟地，是易水温补学派的重要人物之一。作为温补思想的理论核心，介宾极力否定"阳常有余"之说，专举形气、寒热、水火之辨，证明"一生之活者，阳气也；热能生物，寒无生意；水之生物，水之化气，皆赖阳气"。无论自然界抑或个体生命，乃至某个具体脏腑"都是阴之所恃者，惟阳为主也"，"阳为阴之主，阴为阳之根"，"命门总主乎两肾，两肾皆属于命门"，一阳虽居于二阴之中，然是以阳为主，真阴之化五液，赖真阳之蒸功，五气之所以绵续，更赖真阳之化生。

《景岳全书》，64 卷，100 多万字，为中医全书，该书是记录了张景岳毕生治病经验和中医学术成果的综合性著作。全书包括传忠录、脉神章、伤寒典、杂证谟、脉神章、妇人规、小儿则、本草正、外科钤和古方八阵、新方八阵等部分，将中医基本理论、诊断辨证、内外妇儿各科临床、治法方剂、本草药性诸领域囊括无遗，论述精详。首创"补、和、攻、散、寒、热、固、因"之"方药八阵"分类新法。自创《新方八阵》，载方186首，悉为其临床心得。作者将处方体会、用药特长融于一炉，"此其中有心得焉，有经验焉，有补古之未备焉"。

对于男性疾病的具体治疗，见于《杂证谟》之遗精（卷29）、阳痿（卷32）等篇；《外科钤》收载性传播疾病"杨梅疮"。卷中记载

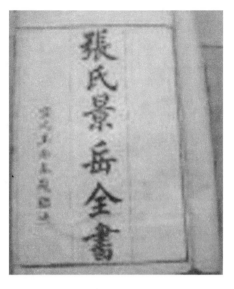

《景岳全书》书影

了遗精、淋浊、遗溺、阳痿、疝气、癃闭、带浊遗淋、杨梅疮、囊痈、悬痈等病证，特别是求嗣、养生学等男科医学方面的大量资料，并首次记述了运用鹅翎筒穿透法治疗急性尿潴留，是对孙思邈"葱管导尿术"的继承和发展。此外，首创阳痿病名，沿用数百年。综观张介宾一生，其对中医学的影响是多方面的，对泌尿男科学的理论与实践具有创造性贡献。

对于男科疾病治疗的论述，《景岳全书》的行文格式为：首先广泛征引《内经》有关本病证的理论论述，继之批判地吸收前代名医对该病的论治，再以《内经》理论和历代名医之论结合张介宾个人临床经验，确立该病证治；叙述历代治疗方剂选粹，并创制新方充实和补其不足。

关于阳痿，张景岳完成了本病辨证论治的理论建构。《景岳全书》卷三十二首次将阳痿作为杂证中一个独立的病证列出，并一改前代"阴痿"的称谓，定名"阳痿"，然后分别以"经义""论

证""论治""述古""简易方""阳痿论列方"等部分对阳痿加以论治。自此，阳痿在中医学中得以名定实俱。《景岳全书》先引载《内经》条文 13 篇和历代医家有关肝肾病变和湿热致痿之论，尔后增加了心脾病变和情志变化致痿的新认识，从而扩大了阳痿的病机范围，并据此提出论证和论治，对阳痿分证予以治疗。值得注意的是，作者率先提出对因思虑惊恐等情志因素而罹患的病例，在药物治疗的同时，强调"必大释怀抱，以舒神气；庶能奏效。否则，徒资药力无益也"的心理治疗，这是对《素问·痿论》"思想无穷，所愿不得，意淫于外"的心理性阳痿理论研究与临床实践的新发展。

张景岳首次提出了具有现代男科学意义的阳痿病名。主张辨证论治，反对滥行辛热壮阳。大凡命门火衰者，用右归丸；"血气薄弱者"，用左归丸；思虑惊恐过度者，用归脾汤；肝肾湿热者，用滋阴八味丸。张景岳所创补肾名方左归丸、右归丸、赞育丹，在男性性功能障碍、虚劳和男性不育等疾病中被广泛应用。

凡男子阳痿不起，多由命门火衰，精气虚冷。或以七情劳倦，损伤生阳之气，多致此证；亦有湿热炽盛，以致宗筋弛缓，而为痿弱者。譬以暑热之极，则诸物绵萎。经云：壮火食气，亦此谓也。然有火无火，脉证可别。但火衰者十居七八，而火盛者仅有之耳。

凡思虑、焦劳、忧郁太过者，多致阳痿。盖阴阳总宗筋之会，会于气街，而阳明为之长，此宗筋为精血之孔道，而精血实宗筋之化源。若以忧思太过，抑损心脾，则病及阳明冲脉，而水谷气血之海，必有所亏，气血亏而阳道斯不振矣。经曰：二阳之病发心脾，有不得隐曲，及女子不月者，即此之谓。

凡惊恐不释者，亦致阳痿。经曰：恐伤肾，即此谓也。故凡遇大惊卒恐，能令人遗失小便，即伤肾之验。又或于阳旺之时，忽有惊恐，则阳道立痿，亦其验也。余尝治一强壮少年，遭酷吏之恐，病似胀非胀，似热非热，绝食而困。众谓痰火，宜清中焦。余诊之曰：此恐惧内伤，少阳气索，而病及心肾，大亏证也。遂峻加温补，兼治心脾，一月而起，愈后形气虽健如初，而阳寂不举。余告之曰：根蒂若斯，肾伤已甚，非少壮所宜之兆。速宜培养心肾，庶免他虞。彼反以恐吓为疑，全不知信，未及半载，竟复病而殁。可见恐惧之害，其不小者如此。

——《景岳全书·卷三十二贯集·杂证谟》

"论证"，是《景岳全书》据《内经》理论，结合自己的临床经验对阳痿的病机分析，共计三条。第一条为总论，将阳痿的病机分为：命门火衰、精气虚冷，七情劳倦、损伤阳气，湿热壅盛、宗筋弛缓。景岳认为，阳痿虚、劳病变为其主要病机，"但火衰者十居七八，而火盛者仅有之耳"。第二，思虑焦劳，忧郁太过，多致阳痿。第三，惊恐不适，恐伤肾，惊恐则"阳道立痿"。综上所述，可见张氏对情志病变导致阳痿（亦即现代医学所言心理性阳痿）的强调，较之前代单纯责之于肾，无疑是对本病认识上的一大突破。

"论治"，是张介宾据"论证"而提出的方药，亦分为三条：第一条，命门火衰，精气虚寒证，治以右归丸、赞育丹、石刻安肾丸等，皆为温补肾阳之品。在此基础上，又分出气虚血弱证，治以左归丸、斑龙丸、全鹿丸等，皆为补益精血之品。第二条，思虑惊恐，脾肾亏损证，治以七福饮、归脾汤等补益心脾之品。伤于肾阳者，加桂附之属，以温补肾阳。在应用中医药治疗的同时，张景岳强调"必大释怀抱，以舒神气，庶能奏效，否则徒资药力无益也"。这种男性性心理治疗方法，是值得现代中西医男科学借鉴的。第三条，肝肾湿热证，治以滋阴八味丸、大补阴丸、虎潜丸等滋阴坚肾之品。兼见火甚者，以滋肾丸、大补丸之属，以滋阴降火。

"述古"，为《景岳全书·杂证谟》体例之一，为收集前人的相关论治。该篇列举薛己从肝论治阳痿，用龙胆泻肝汤清肝泻火、化湿导浊，以治肝经湿热所致阳痿；以六味地黄丸滋肾填精、补养肝血，以治肝经燥热所致阳痿。

"简易方"，为治疗本病的简便廉方药。张景岳以蛇床子、菟丝子、五味子三药组成的简易方，具有补肾滋阴之功，谓可通治阳痿诸证。蛇床子，温肾壮阳、燥湿杀虫，主治阳痿湿痒，是传统的治疗阳痿之品；菟丝子，益阴固阳，为补肝益肾之要药，亦为传统治疗阳痿之品；五味子，滋肾涩精，多用于脾肾虚寒之阳痿滑精。全方配伍温而不燥，寓"阴阳互根"之意，三药皆为《医心方·卷廿八》治疗阳痿的最常见药物。

"阳痿论列方"，为张景岳罗列"论治"阳痿中所载18方（包括"述古"中薛己施治2方和薛氏言明不宜随意使用的3方，计18方）。在此15方中，有张氏5首，即右归丸、赞育丸、左归丸、七福饮和滋阴八味丸。它们遍及张氏分类的各种症候的阳痿，至今仍是治疗阳痿的首选方、常用方。分析这些方剂的用药倾向，又可看出著者治阳痿重在滋补肝肾、阳中求阴、阴中求阳、清理肝胆、释怀舒神的临床特点，体现了张介宾治肾起痿的独到经验。当代男科学关于阳痿的理论与临床与之相较，恐难云已脱其窠臼。

"癃""淋"二证，明以前医家多统而论之，自明代始将二证分而论之。《景岳全书》设"癃闭"专篇，其对病因之论述，尤其精辟独到："凡癃闭之证，其因有四，最当辨其虚实：有因火邪结聚膀胱者，此以水泉干涸而气门热闭不通也；有因热居肝肾者，则或以败精，或以槁血，阻塞水道而不通也；若此者，本非无水之证，不过壅闭而然。病因有余，可清可利，或用法以通之，是皆癃闭之轻证也。惟是气闭之证，则尤为危候。然气闭之义有二焉，有气实而闭者，有气虚而闭者。夫膀胱为藏水之腑，而水之入也，由气以化水，故有气斯有水；水之出也，由水以达气，故有水始有溺。《经》曰：气化则能出矣。"此处之论，言及败精瘀血、热壅肝肾、热灼津枯所致癃闭者，也有因"病气虚而闭者，必以真阳下竭，元海无根，水火不交，阴阳否隔，所以气自气；气而不化水，水自水，而水蓄不行。气不化水，则水腑枯竭者有之；水蓄不行，则浸滞腐败者有之。气既不能化而欲强为通利，果能行乎？阴中而无阳，而再用苦寒之剂，能无甚乎？"张氏气与水之论，实乃

"气行则津行"，"气滞则津停"之理，对于今日癃闭临床治疗，或补或泻，或清或利，固无胶滞之论，仍不失指导作用。

对于血精，张氏认为病位在精宫血海，指出："精道血海，必自精宫血海，而出于命门"。病理因机乃房室过度，火扰营血所致。临床分四型论治：三焦火盛者，宜清火凉血为主，以生地、芍药、丹皮、地骨皮、茜根、栀子、槐花，及芩连知柏之类主之。肾阴不足而精血不固者，宜养阴养血为主，以左归饮之类主之。肾虚不禁，或病久精血滑泄者，宜固涩为主，以秘元煎主之。心气不定，精神外驰，精血失守者，宜养心安神为主，以天王补心丹之类主之。气虚下陷，不能摄血者，宜归脾汤主之。并就血精与尿血进行了鉴别。其卷三十"血证"篇，是古代医籍中关于血精论述最全面的文献。

对于遗精，认为病变与心关系密切。"遗精之始，无不病由乎心。心为君火，肾为相火，心神不安，心君火动，肾之相火必与之相感应。故儿以少年多欲之人，或心有妄思，或外有妄遇，以致君火摇于上，相火炽于下，则水不能藏，而精随以泄。初泄者，不以为意，至再至三，渐至不已，及其久而精道滑则随触皆遗。"指出了精神因素淫思妄想对遗精的发病意义。所以，"求治则尤当以持心为先，然后随证调理，自无不愈。使不知求本之道，全持药饵而欲望成功者，盖亦几希矣"，这是中医史上首次提出遗精先予心理疗法的文献。

介宾以降，众多明清医家对阴阳互济理论及其左、右归丸（饮）从多方面进行了阐释及临床应用，对后学颇有启迪。张介宾关于补肾原则"阳中求阴"、"阴中求阳"，"精中生气"、"气中生精"之论，已经成为现代中医学的经典理论和临床圭臬，也是中医男科学临床补肾的不二法门。

秉持《黄帝内经》养生学的丰富思想，张介宾兼收并蓄儒、佛、道家性学理论，形成了张介宾性养生学思想尤其是张氏男科养阳宝精的学术思想。《素问·生气通天论》"阳气者，若天与日，失其所则折寿而不彰"之论予张景岳以重大启发，使之毕生重视元阳之气在养生学、临床学中的意义；而《周易》"天尊地卑"之说，亦影响到张景岳"命门元阳"观的形成，认为在阴阳矛盾体系中，阳是矛盾的主要方面。张介宾的治形宝精思想，亦被深深地打上了《黄帝内经》和老庄思想的烙印。张介宾据《素问·上古天真论》"醉以入房，以欲竭其精，以耗散其真"和《庄子》所谓"无劳女形，无摇女精，乃可以长生"的观点，提出了"养生当治形、治形当宝精"的主张。《景岳全书·传忠录·医非小道记》指出："修身心于至诚，实儒家之自治；洗业障于持戒，诚释道之自医。"可见，张氏的养生学思想与儒、佛、道家学说的渊源关系。具体如下。

第一，养生要以养阳为主。张景岳认为万物之生由乎阳，万物之死亦由乎阳。人之生长壮老，皆以阳气为之主；精血津液之生成，皆由阳气为之化。张氏基于阳气为主导的思想，提出了"阳强则寿，阳衰则夭"。指出："夫阳主生，阴主杀；凡阳气不充，则生意不介，而况于无阳乎？故阳惟其衰，阴惟畏其盛，非阴能自盛也，阳衰则阴盛矣。凡万物之生由乎阳，万物之死亦由乎阳，非阳能自盛也，阳衰则阴盛矣；凡万物之生由乎阳，万物之死亦由乎阳，非阳能死物也，阳来则生，阳去则死矣"，从而提出阳气的盛衰关系着人之寿夭的论点。故性养生和临床性治疗必须遵循养阳与补肾壮阳之大则。

第二，养生要固护元气，保养命门。张介宾关于命门之述，发人深省，强调"命门之火，谓之元气；命门之水，谓之元精。五液充，则形体赖而强壮；五气治，则营卫赖以和调。此命门之水火，即十二脏之化源"。以生理功能言，命门所藏之阴精，一名元阴，又叫做真精、真阴，是含火之真水；命门之火，一名元阳，又叫真阳，是养于水中之真火。它们都是人类生命的存在形式和运动体现。"此命门之水火，即十二脏之化源，故心赖之则君主以明，肺赖之则治节以行，脾胃赖之济仓廪之富，肝胆赖之资谋虑之本，膀胱赖之则三焦气化，大小肠赖之则传导自分"，从而把各有专司而又相互协调的脏腑功能统一于兼水火的命门，水火又统一于物质基础的阴精。把十二脏之化源与周身元气阴液之本归结为命门的重要作用,落实于物质基础之上。所以,张介宾的养生、疗病之观,自然在于保养命门了。

第三,养生要以治形宝精为先。张景岳认为,生命之所依赖者,是为形体。所谓养生,实质上就是"治形",即保养人的形体。张介宾指出:"吾之所赖者唯形耳,无形则无吾矣。"然则"治形",须精血以养。精血互生,乙癸同源,二者是产生形体和维持形体的物质基础。故张介宾指出:"凡欲治病者,必以形体为主;欲治形者,必以精血为先。"储精养血之法,必须遵循节欲惜精的原则,"欲不可纵,纵则精竭;精不可竭,竭则真散。盖精能生气,气能生神,营卫一身,莫大乎此"。服用药饵,应滋肾养肝,使之充裕不匮,所创左归丸、三阴煎、大营煎、地黄醴等名方皆为补益精血、养肝补肾之品,皆重用熟地、山茱萸、枸杞、山药、菟丝子、当归等药。

第四,重视房事养生与优生优育。同明代大多数医家一样,《景岳全书》亦是将有关房中术的内容置于"求嗣"篇章加以阐述的。《景岳全书·妇人规·子嗣类》之论"十机",虽是在论及子嗣人事时所提出,实际上其涉及的内容已经进入了男性学、女性学和性学的研究范畴,真正做到了独辟蹊径,发前人所未发。较之《天下至道谈》《合阴阳》《素女经》《玄女经》等经典之论,又有了较大的进步。作者申明"柞胤之猷,或非渺小",也就是说,于此讨论的是关系到后嗣的大事件。《子嗣类》又分为"宜麟策""盈虚吟""辨古""述古"和"子嗣类论列总方"几部分。其中重点部分的"宜麟策"除总论外,还以天时、地利、人事、药食、疾病五部分收载著者论述十一段。在形式上,张介宾认为夫妇性和谐、获嗣和优生,常与男女合机之迟速、畏机之强弱、会机之远近、生机之盈虚、气机之劳逸、情机之怀抱和阳机之两火有关,与女方动机之阖辟、时机之童稚相联系,且亦与男方失机之暗产多有影响。由此可见,夫妇的性和谐与否与男女双方的体质、情欲、动作、生活密切相关(十机中占有七机),而不能将两性生活的失调或无孕育归咎于男女某一方，符合临床实际。

　　文中以较大的篇幅，论述了男女性活动的相关事项，从房事前身体的劳逸状态，到房事时的情感投入、插入深浅、性兴奋迟速和性欲强弱的协调等问题着手论述，把握了男女欲完美交合的要点，虽因时代局限或因"辞太近亵"而不屑于对房中术理论直白描述，但在理论阐释上更为深入，在某些方面反而避免了前代房中书过于强调的程式局限，如对"六字真言"、房中秘术之法等，只字不提，但从男科学、性医学理论研究方面来看，确实更加切合于对临床的实际指导意义。

　　该篇之嗣育对后世生殖医学理论具有重大影响，无名氏曾作《宜麟策》，全文照录了张介宾《景岳全书·妇人规·宜麟策》，并在此基础上对人类生殖医学理论更作发挥，亦成为求嗣名篇。

　　作为明代著名的中医学理论与临床大家张景岳，对历代医籍尤其是《内经》《难经》和张仲景《伤寒杂病论》研究有素，撰写了大量的中医学专著，往往具有独到的见解。张氏曾研究《内经》数十年，积累了丰富的理论和经验。曾据《内经》"阳强不能密，阴气乃绝，阴平阳秘，精神乃治，阴阳离决，精气乃绝"之论，认为：阴不可以无阳，非气无以生形也，阳不可以无阴，非形无以载气也，故物之生也生于阳，物之成也成于阴，此所谓元阴元阳，亦曰真精、真气也。作者在《类经附翼·大宝论》中进一步指出："先天因气已化形，阳生阴也；后天因形已化气，阴生阳也。形即精也，精即水也；神即气也，气即火也。阴阳二气最不宜偏，不偏则气和而生物，偏则气乖而杀物。"张氏据此提出了"阳常有余，阴常不足"之论，强调"善补阳者，必于阴中求阳，则阳得阴助而生化无穷，善补阴者，须于阳中求阴，则阴得阳升而泉源不竭"的著名论断。

　　张介宾在《类经附翼·真阴论》中指出："肾者主水，受五脏六腑之精而藏之，故五液皆归乎于精，而五精皆统乎肾，肾有精室，是曰命门，为天一所居，即真阴之俯……欲治真阴而舍命门，非其治也。此真阴之藏，不可不察也……治病必当求本，盖五藏之本，本在命门，神气之本，本在元精，此即真阴之谓也。"作者又据《内经》"阳病治阴，阴病治阳"，"从阴引阳"，"从阳引阴"和王太仆"壮水之主，以制阳光；益火之源，以消阴翳"等经典之论，倡导温补之说，首次明确地将这一法则贯彻到阴阳精气水火不足证的立法组方中，创造性地提出了最具代表性和影响性的方药，即左归丸（饮）、右归丸（饮）。张景岳指出："其有气因精而虚者，自当补精以化气；精因气而虚者，自当补气以生精。又如阳失阴而离者，非补阴何以收散亡之气？水失火而败者，非补火何以苏随寂之阴？此又阴阳相济之妙用也。故善补阳者必于阴中求阳，则阳得阴助而生化无穷；善补阴者必于阳中求阴，则阴得阳升而泉源不竭"；"善治精者，能使精中生气；善治气者，能使气中生精。"左归丸（饮）为壮水之剂，宜于精血亏损、津液不足者；右归丸（饮）为益火之剂，主治肾阳不足、命门火衰者。现代男科学界多用以治疗阴阳两虚的男科病症，从而丰富了中医男科临床治疗的内容，使男科肾学说理论更趋完善和深化。

10.《云林先生医书十八种》

《云林先生医书十八种》，亦名《龚廷贤医书十八种》，明代知名医家龚廷贤撰，计 18 种 89 卷。龚廷贤，一作龚应贤，字子才，号云林，明金溪霞漈龚家（今合市乡龚家）人，与陈自明、崔嘉彦、严用和、危亦林、李梴、龚居中、喻昌、黄宫绣、谢星焕并列为江西历史上十大名医。其父龚信，字瑞芝，号西园，精于医术，曾任明太医院医官，著有《古今医鉴》16 卷。

龚廷贤从小爱好医学，幼承庭训。曾习举子业，屡试不中，转而随父学医，继承祖业，以"良医济世，功同良相"自励。日间从事诊治，余暇攻读医书。既博考历代医书，自《内经》以下，莫不穷源究委；又善于总结继承家传诊疗实践经验，虚心向别人学习，博采众家之长，贯通医理。经过长年累月的刻苦钻研及临床实践，至成年后，无论内科、外科、妇科、儿科都已精熟，尤擅长于儿科。龚廷贤临床诊治尊古而不拘泥，深明五脏症结之源，决生死多奇中，因治愈鲁藩元妃之疾，入御医院任太医。皇帝曾特赐双龙"医林状元"匾额一块。龚氏一生著述甚富，有《济世全书》9卷、《寿世保元》10卷、《万病回春》8卷、《小儿推拿秘旨》3卷、《药性歌括四百味》、《药性歌》、《种杏仙方》4卷、《鲁府禁方》4卷、《医学入门万病衡要》6卷、《复明眼方外科神验全书》6卷、《云林神彀》4卷等。并为其父续编并出版《古今医鉴》。另著《痘疹辨疑全幼录》《秘授眼科百效全书》《云林医圣普渡慈航》《医学准绳》等，惜已佚。其中《小儿推拿秘旨》是我国医学史上最早的一部儿科推拿专著。《万病回春》和《寿世保元》两书流传最广，二书从理论上分析病理、症状和治法，并附有方剂，还有400味药性歌诀。17世纪中叶，他的学生戴曼公将其著作携入日本，美国国会图书馆也藏有《云林神彀》全书。其弟廷器，二子守国、守宁，侄子懋官，门人吴济民，皆得其传，亦以医名。

作为中医学理论大家和临床学大师，龚廷贤在泌尿男科学领域亦有重大贡献。其男科学思想体现在《种杏仙方》《万病回春》《寿世保元》《济世全书》等著述之中，尤其是《寿世保元》，研究成果累累。

精可化气，精可助阳，精满则思欲。《寿世保元》指出："男子以精为主，女子以血为主，精盛则思室，血盛则怀胎。"肾精是人类性欲产生的物质基础，男子性欲的旺盛与否，以及阴茎的勃起，除了阳气的激发，命门之火的温煦之外，肾精充足具有很重要的作用。肾精亏乏，则火衰阳虚，性欲淡漠，阳痿无子，接踵而来。故历代治疗阳痿，多从补肾入手，往往效如桴鼓，道理即在于此。

节欲宝精，是中医男科学家、养生学家一致认可的黄金标准。龚廷贤认为，中青年男子应节制房事，行房有度，不可终日纵欲；及至老年，纵然阳事辄盛，亦当慎而抑之，不可纵心恣意，倍力行房，否则即如龚氏所说"火将灭更去其油"，如其人衰者，更宜慎之。

现代男科学、养生学十分重视日常生活的饮食生精法。认为饮食是精液生成的原料，即所谓后天之本养先天之本，肾所藏之精，只有得到后天饮食的水谷精微不断化生，方能泉源不竭。即《内经》所说"精气生于谷"。自《内经》以降，对饮食补益与饮食养精法十分重视，并取得了重大成就。对于男子精亏诸症，龚廷贤主张以小雌鸡两三只，每日用人参煮米喂养，待鸡生蛋，每日食蛋三五个，不过百日，立见功效。此法可谓中医饮食生精法的首创。又，《济世全书》记载了"家传阴炼秋石法"，为自家秘传之制药方法——以童子小便和猪牙皂一同提取秋石，当为现代制药技术的绒毛膜促性腺红素提取之先声。

龚氏十分重视对人体衰老机理的研究，在其《万病回春》《寿世保元》《济世全书》等著作中多处强调先天之本和后天之本最为重要，指出："夫二五之精，妙合而凝；两肾之间，白膜之内，一点动气，大如箸头，鼓舞变化，开阖遍身，熏蒸三焦，腐化水谷，外御六淫，内当万应。"龚氏在此提出的两肾之间一点动气，与同时代的孙一奎、晚于龚氏的张介宾及赵献可的命门学说有相似之处，尤其与孙一奎的命门动气更为相似，认为此一点动气对维持人体的生命活动，抗御外邪起重要作用，也是人类生殖与性活动的原始动力。

在人体的生命活动过程中，如不知保护肾间之动气，"所虑昼夜无停，八面受敌，由是神随物化，气逐神消，荣卫告衰"。龚氏在此认识的基础上，进而提出了摄生养性以防衰老的具体方法与原则。因衰老的原因在于肾虚精亏，故龚氏十分重视节色欲，反对纵欲，主张晚婚，首次提出"男子破阳太早则伤其精血，女子破阴太早则伤其血脉"，认为早婚会对人体健康和寿命带来危害。具有十分重要意义的是，龚廷贤在《万病回春》《寿世保元》和《济世全书》中提出了近百首补脾益肾的方药，并且是适宜于老年人长期服用的膏剂、酒剂，如神仙延寿酒、益寿比天膏、延寿瓮头春、千金封脐膏、补精膏、阳春白雪膏和彭祖小接命熏脐秘方等，皆可补肾添精、延年益寿，尚可用于肾虚脾弱所致遗精白浊、阳痿不举、艰于子嗣者。

值得一提的是，龚廷贤在其诸多的著述中，都有关于"种嗣"的研究，《种杏仙方》《寿世保元》和《万病回春》等书尽皆载有治疗不孕不育症的方药和理论研究成果。又，《寿世保元》载"宝生杂志"一篇，对男子房事养生多有阐述。

11.《外经微言》

《外经微言》，清初医家陈士铎约撰于康熙二十六年（1687年）。陈士铎，字敬字，号远公、朱华子、大雅堂主人。治病多奇中，每不受人谢，年八十余卒。陈氏乃一代名医，著述甚丰，有《内经素问尚论》《灵枢新编》《本草新编》《脏腑精鉴》《脉诀阐微》《石室秘录》《辨证录》《辨证玉函》《六气新编》《外科洞天奥旨》《伤寒四条辨》《婴孺证治》《伤风指遗》《历代医史》《济士新方》《琼笈秘录》《黄庭经注》《梅花易数》等书行世。

《外经微言》全书9卷，每卷9篇，合为81篇，分论养生、经络、脏腑、阴阳、五行、病机、治则等内容，为一部别具理论价值的著作。其中，关于男科学的内容论述较丰富，如《阴阳颠倒篇》《顺逆探原篇》《回天生育篇》《红铅损益篇》《天厌火衰篇》等，发前人所未发，值得深入研究。

作者首列"阴阳颠倒篇"，所谓阴阳颠倒者，源于《诗经》"东方未明，颠倒阴阳"之意，即专论男女房事养生内容。陈氏云：

"黄帝闻广成子窈窈冥冥之旨，叹广成子之谓天矣。退而夜思，尚有未获。遣鬼臾区问于岐伯天师，曰：帝问至道于广成子。广成子曰：至道之精，窈窈冥冥；至道之极，昏昏默默。无视无听，抱神以静，形将自正。必静必清，无劳汝形，无摇汝精，无思虑营营，乃可以长生。目无所见，耳无所闻，心无所知，汝神将守汝形，形乃长生。慎汝内，闭汝外，多知为败。我为汝遂于大明之上矣，至彼至阳之原也；为汝人于窈冥之门矣，至彼至阴之原也。天地有官，阴阳有脏，慎守汝身，物将自壮。我守其一，以处其和，故身可以不老也。天师必知厥义，幸明晰之！岐伯稽首奏曰：大哉言乎，非吾圣帝安克闻至道哉！帝明知故问，岂欲传旨于万祀乎，何心之仁也！臣愚，何足知之？然仁圣明问，敢备述以闻。窈冥者，阴阳之谓也；昏默者，内外之词也；视听者，耳目之语也。至道无形而有形，有形而实无形。无形藏于有形之中，有形化于无形之内，始能形与神全，精与神合乎。鬼臾区曰：诺。虽然，师言微矣，未及其妙也。岐伯曰：乾坤之道，不外男女；男女之道，不外阴阳；阴阳之道，不外顺逆。顺则生，逆则死也。阴阳之原，即颠倒之术也。世人皆顺生，不知顺之有死；皆逆死，不知逆之有生，故未老先矣。广成子之教示帝行颠倒之术也。鬼臾区赞曰：何言之神乎！虽然，请示其原。岐伯曰：颠倒之术，即探阴阳之原乎。窈冥之中有神也，昏默之中有神也，视听之中有神也。探其原而守神，精不摇矣；探其原而保精，神不驰矣。精固神全，形安能敝乎？鬼臾区覆奏帝前。帝曰：俞哉，载之《外经》，传示臣工，使共闻至道，同游于无极之野也。”

　　对于上述内容，陈士铎自注云：“此篇帝问而天师答之，乃首篇之论也。问不止黄帝，而答止天师者，帝引天师之论也。帝非不知阴阳颠倒之术，明知故问，亦欲尽人皆知广成子之教也。”由于陈氏所论，有别于《黄帝内经》之观，故以“外经”名之。

　　在“回天生育篇”，陈氏讨论并扩大了对男女不孕不育证发病因机的认识，即所谓男子九病、女子十病。指出：“男子不能生子者，病有九；女子不能生子者，病有十也……男子九病者：精寒也，精薄也，气馁也，痰盛也，精涩也，相火过旺也，精不能射也，气郁也，天厌也；女子十病者：胞胎寒也，脾胃冷也，带脉急也，肝气郁也，痰气盛也，相火旺也，肾水衰也，任督病也，膀胱气化不行也，气血虚而不能摄也……精寒者，温其火乎；精薄者，益其髓乎；气馁者，壮其气乎；痰盛者，消其涎乎；精涩者，顺其水乎；火旺者，补其精乎；精不能射者，助其气乎；气郁者，舒其气乎；天厌者，增其势乎，则男子无子而可以有子矣，不可徒益其相火也……男无子有九，女无子有十，似乎女多于男也。谁知男女皆一乎，知不一而一者，大约健其脾胃为主，脾胃健而肾亦健矣，何必分男女哉！"

关于男性性器官先天发育不全，陈氏亦有论述，如先天性小阴茎症，陈氏谓之"天厌"，亦作天阉，《灵枢·五音五味篇》作"天宦"，传统所谓"五不男"作"天"或"生"。陈氏设"天厌火衰篇"，指出："世有天生男子音声如女子，外势如婴儿，此何故软？岐伯曰：天厌之也……天地有缺陷，安得人尽皆全乎？容成曰：天未尝厌人，奈何以天厌名之。岐伯曰：天不厌而人必厌也，天人一道，人厌即天厌矣。容成曰：人何不幸成天厌也？岐伯曰：父母之咎也。人道交感，先火动而后水济之，火盛者生子必强，火衰者，生子必弱；水盛者，生子必肥；水衰者，生子必瘦。天厌之人，乃先天之火微也。容成曰：水火衰盛分强弱肥瘦，宜也，不宜外阳之细小。岐伯曰：肾中之火，先天之火，无形之火也。肾中之水，先天之水，无形之水也。火得水而生，水得火而长，言肾内之阴阳也。水长火，则水为火之母；火生水，则火为水之母也。人得水火之气以生身，则水火即人之父母也。天下有形，不能生无形也，无形实生有形。外阳之生，实内阳之长也。内阳旺而外阳必伸，内阳旺者，得火气之全也。内阳衰矣，外阳亦何得壮大哉！容成曰：火既不全，何以生身乎？岐伯曰：孤阴不生，孤阳不长。天厌之人，但火不全耳，未尝无阴阳也。偏于火者，阳有余而阴不足；偏于水者，阴有余而阳不足也。阳既不足，即不能生厥阴之宗筋，此外阳之所以屈而不伸也，毋论刚大矣。"陈氏认为，"外阳（阴茎）之大小，视水火之偏全，不视阴阳之有无耳"。后来，陈氏在《辨证录》中，提出了本证的原因是肝气不足，处以补天丹，弥补自《内经》以来关于本病有论无方的缺憾。后世在此基础上创出驴肾长龟丸等方药。

12.《辨证录》

《辨证录》，清代著名医家陈士铎（陈氏生平已详于《外经微言》）约撰于康熙二十六年（1687 年），综合性医书。分伤寒、中风、中寒、梦遗、阴阳脱、淋症、疝气、阴痿、遗尿、强阳不倒、种嗣和囊痈等 126 门，计 770 余证。每证详列作用及配伍关系，各有一个主方，另附备用方一首，以资之参。本书以"辨病体之异同，证药之攻补"为特点，故名《辨证录》。全文说理精当，析证中肯，遣方切病，用药灵活，师古而不泥古，辨证重于鉴别，广为学者所推崇。其《辨证冰鉴》《辨证奇闻》乃本此书而成。

　　《辨证录》卷 8 列梦遗、阴阳脱、淋证，卷 9 列小便不通、疝气、阴痿，卷 10 列遗尿、阳强不倒和种嗣诸男科病证的因机证治。陈氏认为，男子阴茎之大小，是由肝气盛衰而所决定，指出："人之阳物修伟者，因其肝气之有余；阳物细小者，由于肝气之不足，以阴器为筋之余也。又属宗筋之会，肝气旺而宗筋伸，肝气虚则宗筋缩；肝气寒则阴器缩，肝气热则阴器伸，是阳物之大小全在肝经盛衰寒热之故也。"与传统的专事补肾相较而言，陈氏所言为中医男科学治疗阴茎发育不良提供了新的途径。中医学认为，前阴乃宗筋之所聚也，而肝主宗筋，足厥阴肝经绕阴器，肝有疏泄精血，生发条达之生理功能。不惟如此，陈氏由此提出病理方面的佐证，如寒袭肝经，则可发生缩阴症；而肝经湿热，则可诱发强中症。对于男子阴茎发育不良，并兼见不育者，以滋补肝肾精血为主，佐以养心安神治疗，为现代治疗先天性阴茎、睾丸发育不良提供了启示。陈氏指出："男子有天生阳物细小而不得子者，……要使小者增大，要非补肝不可。然而，肾为肝之母，心为肝之子，补肝而不补其肾，则肝之气无所生；补肝而不补其心，则肝之气有所耗，皆不能助肝以伸其筋，助筋以壮其势，故必三经同补，始获其验。方用夺天丹。"药用龙骨、驴肾、人参、当归、白芍、补骨脂、菟丝子、杜仲、白术、鹿茸、山药、五味子、熟地、山萸肉、黄芪、附子、茯苓、柏子仁、砂仁、地龙等。

　　对于男科病论治，陈氏重视病因论治，尤其重视治"心"。对于梦遗，其治疗以滋阴为基本方法，兼佐清热、益气、安神等，补肾助阳之方绝无，以其梦遗耗散肾精也。如陈氏对于"用心过度，心动不宁，以致梦遗"者，治宜益气滋阴，养心安神，方用静心汤；对于"朝朝纵欲，酒色不厌，遂至梦遗不能止"者，治宜滋阴清热涩精，方用旺水汤；对于"怒气伤肝，忽然梦遗，久而不止。凡增烦恼泄精更多"者，治宜养血柔肝、清热健脾，方用润木安魂汤；对于"素常纵欲，又加劳心思虑，终宵仍然交合，以致梦遗不止"者，治宜滋阴清心，方用两宁汤；对于"专攻书史，诵读不辍，至四鼓不寝，遂成梦遗之症。久则玉茎著被，精随外泄，不著则否"者，治宜气血双补、滋阴安神，方用绝梦丹等。

陈氏认为，性交不射精是因纵欲伤精、阴阳虚损所致。《辨证录》云："人有过于好色，入房屡战，以博欢趣，则鼓勇而战，不易泄精。……治法必须大补肾中之水，……方用六味汤大剂煎饮。"

对于早泄，《辨证录》无专篇论述，而散见于各篇，有时将本证与阴痿并论。陈氏云："人有天分最薄，无风而寒，未秋而冷。遇严冬冰雪，虽披重裘，其身不温。一遇交感，数合之后，即望门而流。此命门之火太微也。"治宜温阳益阴、补气安神，方用扶命生火丹。

又云："人有精薄精冷，虽已能交接，然半途而废，或临门即泄。"乃因脾肾阳虚所致，治宜健脾益气、温阳补肾，方用火土既济丹。"男子有精滑之极，一到妇女之门，即便泄精。欲勉强图欢不可得，且泄精甚薄。治法：补心火之不足，不可泻相火之有余。"治宜温阳益精、益气安神、清心涩精，方用济火延嗣丹。以上三证，认为皆属阳虚，故治以温附为主，于阴中求阳。

对于阳强不倒证，历代多认为是肾中火炽，或虚火内焚所致。陈氏云："人有终日举阳，绝不肯倒，然一与女合，又立时泄精。精泄之后，随又兴起，人以为命门之火，谁知阴衰之极乎！"治宜滋阴填精，方用平阳汤、济阳汤或引火两安汤。

《辨证录》论治阴痿，专列五条，所论精当，尤其陈氏指出了"交感之时，忽然阴痿不举，百计引之，终不能鼓勇而战"的"心气之不足"，"年少之时，因事体未遂，抑郁忧闷，遂至阳痿不举，举而不刚"的"心火之闭塞"，以及"中年之时，阳事不举，虽妇女扪弄而如故，即或振兴，旋即衰败"之"心包之火大衰"等心因性、精神因素在阳痿发病学中的作用，此说与现代性心理学观基本一致。陈氏指出："忧愁则火气不扬，欢愉则火气大发。而木性条达，摧阻则木气抑而不伸，悠扬则木气直而不屈。处境之坎坷，值人伦之乖戾，心欲怡悦则不能，肝欲坦适而不得，势必兴尽致索，何风月之动于中，房帷之移其念哉！久则阴痿不振。"并指出"心肝二气之滞"乃导致阳痿的主要病机。治疗上，陈氏主张心理治疗，应以药物舒达心肝之郁滞，"舒其心气，则火得遂其炎上之性，吾顺其肝气，则木得遂其条达之性矣。自然木火相通，心肾相合，可以久战以消愁，叮以尽欢以取乐"。方用忘忧散、宣志汤、启阳娱心丹等。

《辨证录》卷之十设"种嗣门"，计9条。论及阳气大虚、天分之薄、水亏火旺、心包火衰、心肾两虚、体肥多痰、营血虚少、心肝气滞、阳物细小等证所致男性不育，分别主以助气仙丹、火龙丹；生髓育麟丹、添精续嗣丸；平火散、镇阳丸；温精毓子丹、胜寒延嗣丹；济火延嗣丹、补天育麟丹；宜男化育丹、纯一丸；当归补血汤、滋血绳振丸；忘忧散、适兴丸；夺天丹、展阳神丹等。

对于"阴阳脱"，本属男女急证，俗有"阳脱为男、阴脱为女"之说。陈氏认为，房事昏厥，无论男女均属阴阳虚脱："人皆以男脱精为阳脱，女脱精为阴脱。其实，男女俱有阴阳之脱。不必分男女以治之也。"临床上，往往事出突然，"差之毫厘，谬以千里"，应该积极救治，否者危殆立至。陈氏指出：

男子久战不已，忽然乐极情浓，大泄不止，精尽，继之以血，气喘而手足、身体皆冷。人皆以男脱精为阳脱，女脱精为阴脱，其实男女俱有阴阳之脱，不必分男女以治之也。大约脱症俱宜治阳，盖精脱之后，精已尽亡，是无阴也，而阳气亦在将脱未脱之际，若不急救其阳气，则阳气一散，归阴甚速。况阴性迟而阳性速，徒补其阴，则迂缓之极，何济于事乎！倘执补阴之说，阴已尽泄，内绝真阴之根，又从何处补起？是补阳可以续阴，而补阴难以引阳也。然阴尽继之以血，似乎血亦宜止，而止血之药，要不外涩药以闭之，但内已无阴，何从闭塞？不若用补气之剂，以助其阳气，阳旺而阴自能生，阴阳交济，气血交通，自然精生血闭，不涩之涩也。方用续阴救绝汤……

人有并不与妇人交感，一闻妇女之声音而淫精流出，虽非阴阳脱症之重，然亦脱症之渐也。夫阴阳不相离者也，久战不泄者，肾火与肾水俱旺。惟肾水衰而火易动，肾火衰而水难固。久战不泄者，非惟肾中水火之旺，亦心中水火之旺也。心火旺，肾火不敢夺其权；心水旺，肾水不敢移其柄。惟心中水少，而肾中之水始有下竭之忧，心中火少，而肾中之火始有下移之患。闻妇女之声，淫精即出，此心中水火虚极而动也，而肾中水火随心君之动而外泄矣。若流而不止，此阴阳将脱之候，尤为危症。苟不急治，亦与鬼为邻，治法宜大补其心肾，万用交济汤。

——《辨证录·卷之八·阴阳脱门》

13. 《傅青主男科》

《傅青主男科》，清代医家傅青主著。傅青主，本名傅山，山西阳曲（今太原市尖草坪区向阳镇西村）人，初名鼎臣，字青竹，后改青主，别号公它、公之它、朱衣道人、石道人、啬庐、侨黄、侨松等，世居山西大同，后徙于忻州。他是著名的学者，博通精史诸子和佛学之道，凡哲学、医学、儒学、佛学、诗歌、书法、绘画、金石、武术、考据等无不涉猎，尤精于医学，还被史学界视为明末清初保持民族气节的典范人物，与顾炎武、黄宗羲、王夫之、李颙、颜元一起被梁启超称为"清初六大师"。康熙时征举博学鸿词，以死拒不应试。特授中书舍人，仍托老病辞归。

傅青主医名甚著，当时有"医圣"之誉。傅氏广览历代前贤典籍，处方用药，精纯和一，绝无浪行攻泻；辨证明了，说理精当；行文流畅，言简意赅；注重气血，攻补相兼；方药化机，神出鬼没，既不落于先贤之窠臼，亦不失于方家之准绳。所处药方，多为时方、单方和验方。医学著作之体例，多为一论一证一方，条分缕析。既以女科闻名，亦以男科见长。后人辑有《傅青主女科》《傅青主男科》等医籍存世。

《傅青主男科》，亦名《男科杂证》。虽名曰男科，非纯粹单一男科学著作，实为以男性为主的内科著作。本书男科学内容丰富，对后世男科学有一定影响。2卷。约清初顺治四年（1647年）成书，原系抄本，至道光七年（1827年）年始有刊本。本书以内科杂病证治为主，分伤寒、火症、郁结等24门207论，每门分列病证，先论后方。每一病证皆分析病因、病机，确定治疗大法和方药。末附杂方、小儿科及女科等，其中女科内容，多系《傅青主女科》所未载者。

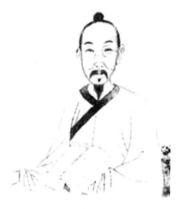

傅青主像

作为中医学第一部以男科命名的著作，其对精滑、遗精、小便不通、淋证、阳强不倒、阳痿不举、肾子痛、疝气、偏坠等多种男科疾病的病因病机、治则方药的论述简易明了；其辨证重视脏腑关系，评议具有独特见解，处方法度严谨，用药平稳，可谓"谈症不落古人窠臼，制方不失古人准绳"。此书对后世男科理论研究有较大的启发作用，对男科疾病的治疗亦有一定的参考价值。

与历代大家相似，傅青主之论男科，首重在肾。病变机理，傅氏认为肾元虚惫是多种男科疾病的关键所在，云："盖因平日不慎女色，精亏以致气虚，又如不慎起居，而有似乎风者，其实非风也。""精亏以致气虚。""阳痿而不振者，乃平日过于琢削，日泄其肾中之水，而肾中之火，亦日消也。盖水去而火亦去，必然之理。"

傅氏认为极意房帏，耗伐肾精，以致肾元虚惫，故于治疗男科疾病时，每每以补肾为先，兼顾肾中阴阳。傅氏云："肾中之水，有火则安，无火则泛。倘人过于入房，则水去而火亦去，久之则水虚而火亦虚，水无可藏之地，必泛上为痰矣。治之法，欲抑水之下降，必先使火之下温，当于补肾水之中，加大热之药，使水足以制火，火足以暖水，则水火有既济之道，自不上泛为痰矣。"所用方药，每取"少火生气"之意，以八味肾气丸之熟地、山萸肉、肉桂等同用，以冀阴中求阳、阳中求阴，俾阳生阴长。傅氏治疗男性不育症，尤喜用五子衍宗丸，本方由枸杞子、菟丝子、车前子、五味子、覆盆子等组成之，

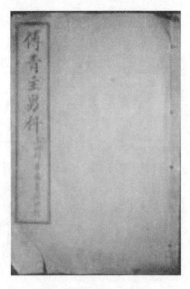

《傅青主男科》书影

傅氏誉之为"古今第一种子方，有能世之服此药，子孙蕃衍"。

　　傅氏十分重视心肾相互关系，明确提出精滑梦遗与心肾相关，强调了从心肾论治精滑梦遗的新观点。《傅青主男科》云："肾，水脏也；心，火脏也。是心、肾二经为仇敌矣，似不可牵连而合治之也。不知心、肾相克而实相须，肾无心之火则水寒，心无肾之水则火炽，心必得肾水以滋润，肾必得心火而温暖。"傅氏按五脏相生相克之理，推导出"心肾虽相克而实为相须，无心之火则成死灰，无肾之水则成冰炭。心必得肾气以滋养，肾必得心火温煦"的理论。同篇"梦遗"更是明确指明了心肾同治、水火既济的必然性，傅氏云："盖肾中之火虚，由于心中火虚也，徒补肾火而不补心火，则反增上焦枯渴。故欲补肾火，乃必须补心火，则水火相济也。"

　　对于梦遗滑精的治疗，傅氏多从心论治，临床常用茯神、菖蒲、枣仁、远志、五味子、麦冬、柏子仁、莲须等，以益心气、养

心阴、宁心神、通心窍。傅山认为："此证人以为肾虚，不独肾病也，心病也。""如人惊惕不安，梦遗精泄，皆心肾不安之故。人以惊惕为心之病，我以为肾之病；人以梦泄为肾之病，我以为心之病；非颠倒也，实有至理焉！人果细心思之，自然明白。""此治肾正所以治心，治心即所以治肾也，所谓心肾相依。"

14.《冯氏锦囊秘录》

《冯氏锦囊秘录》，47 卷。综合性医籍。清代医家冯兆张撰于康熙三十三年（1694 年）。冯兆张，字楚瞻，浙江海盐人，清代知名医家。冯氏自十三岁习医，"行游浙东西间，所全活无算。浙东西士以医名者，咸俯首出齐下"。"祖轩岐，宗仓越，发刘张李朱及前后各家言，博综其义，断以己见。"历时三十余载，完成本书，是冯氏学术思想的集大成之作。全书包括内、外、妇、儿各科病症，并加以民间验、效方。卷 14 列淋证、小便不通、小儿遗尿及白浊、梦遗、滑精、白浊、阴窍漏气、阳痿、疝症等男科学病证的证治方药，既有对前贤所论之继承，亦有自己的理论与实践之总结，值得深入研究。

文中所涉病证，均先引述《内经》及前贤之论，继之以冯氏个人之见与临床经验，方药化机，条分缕析，富有见解。《冯氏锦囊秘录》"方脉阳痿篇"云："五脏皆有精。精者，人之本也。肾为藏精之都会，听命于心君，若能遗欲澄心，精气内守，阴平阳秘，精元固密矣。或纵欲劳神，则心肾不交，关键不固。《经》曰：怵惕思虑则伤神，神伤则恐惧，流淫而不止。又曰：恐惧而不解则伤精，精伤则骨痠痿厥，精时自下。又曰：五脏主藏精，伤则失守，此皆痿之渐也。"冯氏强调了肾阳在男科学中的重要意义，认为极意房帏，戕伐肾精，伤损元阳，不惟可致阳痿，亦且引起无子。

夫阳痿一症，《经》文谆谆言之，而后贤诸书，并无专门证论，以其事多隐曲，难以明言，犹恐后人复肆强阳，嗜欲无度，耗竭精气。与其强而纵欲，不若痿而绝欲也，所以置而不论。爰是阳痿一病，并无专门查考，往往少年犯此，无从调治，难于施化，致斩万世之传，恐也非仁人之所乐闻也。况《易》曰：天地氤氲，万物化醇；男女媾精，万物化生。《灵枢》曰：两神相搏，合而成形。则靖精一道，实关阴阳之大端。《书》又曰：老年多欲者寿。以其阳强而固也。则少年阳痿，而天之义，已寓于中矣。若不广集经文，光明昭著，何以垂救于无疆，保全于先后哉！况能施而节，谓之节欲，至于卦数既终，体天道而绝之，谓之绝欲，是皆得养生之道。诚有益于精气，犹富家节用，自然财源广蓄也。至于痿者，阳气败绝，阴气消亡，阴阳内竭之候，欲用而难施，有施而难化，一则能动，血心以节之摄之，一则心欲动，而物不为用也。此根本既伤，发生难长，虽经年绝欲，难见其功，少有感触，便觉其害，犹贫家猛力节俭，财源无自充足也。然四肢为身之辛伍卑贱，尚有痿痹，尚谓根本有伤，枝叶先萎，多方调补为事，此则更为宗筋之要领，阴阳之交会，冲、任、督三脉所流通，水火两肾之外候，生人活命之根本，诸经筋脉结聚之总都。若不内填精血，固注元阳，求其至理而充之，误取外治辛热强阳之法，益竭其内，尤非保生良法矣。故犯精滑者，当于《梦遗门》查看；难于得子者，当于《女科嗣育门》兼看；犯阳痿者，当于本门查看。三门互参，则固精种子，壮阳之道得矣。然阳者生人生物之本，天地造化之机也。得而保之，可以生发而无疆；得而纵之，是绝长养于化育，更非张之广集经文专门方论之心矣。幸尊生者鉴诸。

——《冯氏锦囊秘录·方脉阳痿》

　　冯氏对阳痿的病因病机进行了深刻的阐发，《冯氏锦囊秘录·卷十四·杂证》认为，早年欲伤过度、禀气不足、病后劳后不节、劳心忧愁、思虑动作劳力太过、嗜饮凉水太过、纵酒嗜味太过、因于久旷等导致阳痿："奈有劳心过度，及思虑无穷。心主神，过思则神驰于外。肾主精，过劳则精耗于中。君火伤而不能降，肾阴亏而不能升。亢阳运用于上，孤阴日衰于下。《经》曰：'阴阳离决，精气乃绝'，以致上下不交，水火不济而阳痿。"关于阳痿的治疗，历代皆谓之肾虚、肝郁或湿热所致。冯氏根据乙癸同源，肝血肾精互生互化之理，强调肝肾同治，精血共补之法治疗男子阴虚勃起障碍。同时，冯氏谓可一并治疗精滑、精冷、精清、便浊、淋证与男科虚劳诸证，指出："夫阳道为宗筋之所会，肝肾之所钟，元阳之所聚。其有不足者，有肾虚精滑，有精冷精清，或临事而不坚，坚即流而不射。坚者，肝火强于外也；不射者，真阳弱于中也。有盗汗梦遗，有便浊淋涩，有腰悉不能转摇，有好色以致阴虚，有劳热者，有虚寒者，是皆精气不足。而治之者，总不外乎肝肾二家，滋补精血元阳，盖乙癸同源也。"

15.《张氏医通》

《张氏医通》，16 卷，清·张璐撰于康熙十四年（1675 年）。张璐，字路玉，号石顽老人，江南长洲（今江苏苏州）人，与喻嘉言、吴谦并称清初三大医家。张氏年少聪颖，通晓儒学，尤精研《伤寒论》，业医六十余载，"勤求古训，博采众长"，以"千古明贤至论，统叙一堂；八方风气之疾，汇通一脉"。一生著述颇丰，编著《张氏医通》《本经逢原》《伤寒缵论》《伤寒绪论》《伤寒舌鉴》《千金方衍义》《伤寒兼证析义》和《诊宗三昧》。本书是一部以杂病为主的综合性医籍，为张氏学术思想的代表性著作，包括内、外、妇、儿、五官、皮肤等科各种疾病的证治及临床验案。卷七淋、小便不通、小便不禁、小便黄赤、遗精、赤浊白浊、前阴诸疾、疝及交肠诸章节讨论了泌尿、男科诸疾，卷十四据前论处方施药。其于男科学理法方药齐备，值得进一步研究。

在"前阴诸疾"篇中，列"阴缩、阴纵、阴痿、阴冷、阴肿痛、阴中痒"等病证。张氏指出："前阴所过之脉有二，一曰肝脉，二曰督脉。《经》云：足厥阴之脉，入毛中，过阴器，抵少腹，是肝脉之所过也。又云：督脉者，起于少腹以下骨中央，女子入系廷孔，循阴器，男子循茎下至篡，与女子等，是督脉之所过也。"

关于阴缩、阴纵，张氏根据《内经》理论和张仲景学说，以经络和寒热论治。指出："足厥阴之筋，伤于寒则阴缩入，伤于热则挺纵不收，治在行水清阴器。阴缩，谓前阴受寒入腹内也。本虚，四逆汤加人参、肉桂；挟表邪发热，黄芪建中加熟附三五分；挟食，枳实理中汤加熟附五七分；发热面赤，戴阳，稍加黄连三四分。阴纵者，谓前阴受热，挺纵不收也，小柴胡汤加酒黄柏；湿热，龙胆泻肝汤。强中，有肝火盛强，有金石性发，其证茎盛不衰，精出不止，多发消渴痈疽。若因下焦伏火，宜用知母、生地、麦冬、黄芩、黑参、甜桔梗、黄连、栝蒌根、地骨皮、石膏、生甘草、大豆、猪肾之类，以解毒为主；若因肾虚肝热，宜用熟地、龟板、丹皮、茯苓、黑参、沙参、天冬、麦冬、泽泻、五味之类，以补阴为主；夏子由奇方治玉茎长硬不痿，精出，捏之则脆痒如刺针，方用补骨脂、家韭子各一两为末，每服三钱，水煎日三。"

《张氏医通》谓："气不耗，归精于肾而为精。"关于阳痿，张氏认为"当责之精衰，斫丧太过所致。《经》云足厥阴之经，伤于内则不起是也。仲景八味丸特妙，甚者加人参、鹿茸，或加巴戟、苁蓉、锁阳、枸杞"。可见，张氏治疗阳痿，往往于滋补肾精方中，再予以温肾益气、健脾补气之品，目的就是使之入肾化精。

对于阳痿，历代皆谓之肾阳不足，命门火衰所致，张璐发前人所未发，认为："然亦有郁火甚而致痿者。《经》云：壮火食气。譬人在夏暑而倦怠，遇冬寒而坚强。予尝治肾经郁火，令服滋肾丸而效，故须审察，不可偏认火衰也。薛立斋云：按阴茎属肝之经络，若因肝经湿热而患者，用龙胆泻肝汤，以清肝火，导湿热；若因肝经燥热而患者，用六味丸，以滋肾水，养肝血，而痿自起。阴痿弱而两丸冷，阴汗如水，小便后有余滴臊气，尻臀并前阴冷，恶寒而喜热，膝亦冷，此肝经湿热，宜龙胆泻肝汤、柴胡胜湿汤选用。肾脉强盛，右尺尤甚，此相火盛而反痿，宜滋肾丸、六味丸。"同时，张氏本篇之论，还首次提出了肝经湿热可导致男子阴冷证，更是应高度重视。

16. 《杂病源流犀烛》

《杂病源流犀烛》，30 卷，清·沈金鳌撰于乾隆三十八年（1775 年）。沈金鳌，字芊绿，号汲门，晚年自号尊生老人，清代江苏无锡人。早年攻儒，博闻强识，涉猎广博，经史诗文、医卜星算，无不涉猎。迄至中年，犹未中试，乃矢志岐黄，研习《灵》、《素》、仲景之学及仲景以下历代名家，互相参订，精通临证各科，且勤于著述，著有丛书《沈氏尊生书》72 卷，含《脉象统类》1卷、《诸脉主病诗》1 卷、《杂病源流犀烛》30 卷、《伤寒论纲目》18 卷、《幼科释谜》6 卷、《妇科玉尺》6 卷、《要药分剂》10 卷，计 7 种。沈氏著述，内容广博，论述精辟，颇有影响。他认为"人之生至重，必知其重而有以尊之，庶不至草菅人命"，故以"尊生"名其著述之总称。

沈氏著作广泛吸收《灵枢》《素问》及宋、元、明诸医家精华，参照脉证，结合自己的经验，究其原委，悉其症形，考其方法，条理井然，寒温攻补，无所偏主，特别是在内科杂症和妇科方面多有创见，具有较高的学术和应用价值。

《杂病源流犀烛》系综合性医书，为《沈氏尊生书》之重要组成部分。全书以介绍杂病为主，设脏腑门、奇经八脉门、六经门、内伤外感门、面疔门、身形门等，每门再分为若干病证，每病述源流一篇，详述病证原委，据其形证，考其主治，方药化机，缕析昭然。另外附导引之法，至为完备。内容涉及内、外、妇、儿、针灸、养生，引用书目达 82 种之多，在杂病学临床中占有极为重要的地位。其中，小肠病、膀胱病、小便闭癃、肾病、虚损劳瘵、遗泄、五淋二浊、冲任督带病、七疝、色欲伤、前阴后阴病源流诸篇章，几乎囊括现代中医临床泌尿男科学全部病证，对当代中医男科学理论构建具有重要的参考价值。

《杂病源流犀烛》卷十八"内伤外感门"设"色欲伤源流"篇，这是中医男科学乃至中医学首次将房室伤作专篇研究，表明作者对房劳所伤因机证治的重视。沈氏指出："色欲伤，精、气、神病也。盖以三者相因，不能离贰，尝考养生家言，精能生气，气能生神，荣卫一身，莫在于此。养生之士，先宝其精，精满则气壮，气壮则神旺，神旺则身健，身健而少病，内则五脏敷华，外则肌肤润泽，容颜光彩，耳目聪明，老当益壮矣。此养生者以精、气、神为主，而尤以精为宝也。又，按医家言，气者神之祖，精乃气之子，气者精神之根蒂也。又言，凡阴阳之要，阳密乃固，故曰：阳强不能密，阴气乃绝。阴平阳秘，精神乃治；阴阳离决，精气乃约。此医者亦以精、气、神为主，而尤以精为宝也。然则欲神

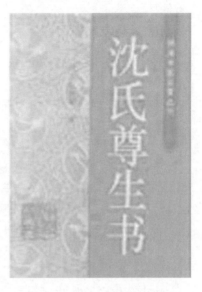

校注本沈金鳌《沈氏尊生书》

之旺，必先使气之充；欲气之充，必先使精之固。男女居室，虽生人之大欲所存，为圣王所不能禁，然使行之有节，保之有方，阴阳交接之间，亦何至受伤，何至受伤而成病？其所以受伤者，乃淫欲无充之故也。"文中说明了沈氏房事养身学观对精、气、神的重视与对房室伤——房劳伤肾观的深入研究。

对于色欲伤所致诸病诸证，沈氏开列处方如下：

若梦遗，若滑泄，若尿精，若白淫，若漏精，种种名状，不可指屈，而其后必至尪然羸瘦，渐成痨瘵。若水流下，不可收挽。若火燎原，不可救灭。此无他，精伤则气馁，气馁则神散，合精气神而皆为病，故即精气神而不能葆也。即精气神而不能葆，故极精气神所主之病，益复戕其精气神而无不委顿，以至于死也。嗟乎！色欲之为害，一至于此。而其详有可得而言者，其或心火旺，肾水衰，心有所欲，速于感动，疾于施泄欤，宜大凤髓丹、金锁思仙

丹；其或君火偶动，相炎随之，而妄思淫泄欤，宜黄连清心饮；其或阴虚火动，夜必成梦，梦则多泄，泄则愈虚，虚则愈梦欤，宜保精汤、鹿角散；其或少壮气盛，情欲动中，所愿不遂，意淫于外，致成梦泄欤，宜猪苓丸；其或经络热而焚燎，心经热而恍惚，闭目即若有见，无夜不梦，无构不泄欤，宜清心丸；其或始由房劳太甚，精伤窍滑，无论梦与不梦，合目即遗欤，宜樗根皮丸；其或肝肾两伤，精气衰弱，脉象空虚，悲愁欲哭，而色夭白，为脱精脱神欤，宜巴戟丸、固精丸；其或阳虚精脱，不交先泄，

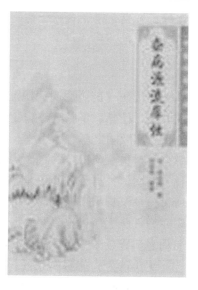

校注本《杂病源流犀烛》书影

或乍交即泄，滑泄不禁欤，宜芡实丸，锁阳丹；其或无故精流不止，日夜皆然，其属危急欤，宜秘元丹、约精丸；其或房劳邪术，损伤肾气，茎中时痛时痒，白物随溲而下，或阴茎挺纵不收，名为白淫欤，宜先服泻心汤以降心火，次服白龙丸以补肾元；其或湿热伽脬，多痰积，下渗而遗泄欤，宜樗根白皮丸；其可肾阳虚微，精关滑泄，自汗盗汗，夜多梦与鬼交欤，宜猪肾丸；其或元气虚寒，精滑不禁，大腑溏泄，手足厥冷欤，宜阳起石丸；其可茎强不痿，精流不住，常如针刺，捏之则痛，病名强中，为肾滞漏疾欤，宜韭子煎；其可大吐大泄后，四肢厥冷，不省人事，或交接后小腹肾痛，外肾搐缩，冷汗出，均为脱阳危症，须史则不救欤，宜先以葱白炒热熨脐，后服葱白酒；邪而传或肾脏精气亏，相火易动难制，致梦遗精浊，烦劳即发，频年不愈欤，宜潜阳填髓丸；其可肾中不火，精得热面妄行，频频精泄，不寐心嘈，久必成肾消之症欤，宜清肾汤；其可阴气走泄，湿热乘虚下陷，坠自腰中，至囊环跳膝盖

诸外，可见久遗，八脉皆伤欤，宜先服猪苓汤以清湿热，后服湖莲
丸以固真元……

——《杂病源流犀烛·色欲伤源流》

　　沈氏在《前阴后阴病源流》篇中首先强调了前阴诸疾与足厥
阴肝经、任脉、督脉三经病变的关系。在经脉循行上，《内经》指
出："足厥阴之脉，入毛中，过阴器，抵少腹。"即说明前阴为肝
脉之所过也。又曰："督脉者，起于少腹以下骨中央，女子入系廷
孔，循阴器，男子循茎下至篡，与女子等。"即言前阴亦为督脉之
所过也。又曰："任脉起于中极之下，以上毛际，循腹里。"此前
阴亦为任脉之所过也。沈氏据此明确指出："惟为三脉所过，故夫
前阴之病皆系于三经，而以三经为主焉。"

　　沈氏认为，前阴属宗筋。根据前阴后阴近处所发男科疮疡有
五，肛肠疮疡有二之论，沈氏提出了此七证的发病因机多因淫毒邪
火，治疗方药则多为解毒化浊之峻剂。

　　（1）便痈，生小腹腿胯上下合缝之间。沈氏认为，此处乃肝
经与冲任二脉之通道，故为三经之病。又，厥阴肝经之络所在，厥
阴经少气多血，故此实为血疝。皆由房欲不节，淫心不遂，败精搏
血，留聚精隧所致。亦有交合不洁，淫火冲动，肤腠开通，一时受
毒而成者。

　　（2）下疳，生阴茎上，属肝经湿热，或阴虚火燥，或交接过
度，或受不洁妇人污秽之毒所致。

　　（3）囊痈，此症之生于厥阴肝经，不但因湿热下注引发，亦
由阴虚所致。

　　（4）阴头痈，生于龟头，属厥阴肝经湿热，兼注肾经所致。

　　（5）悬痈，生于阴囊之后，谷道之前，为任脉别络，督冲二
脉之会，多因三阴亏损，兼挟湿热壅滞其地所致。

　　六为痔痈，七曰肛内痈（盘肛痈），乃肛肠疮疡之病变。

　　对于阴疮，沈氏提出四种证型及其方药：

　　（1）湿阴疮，多因肾虚风湿，邪气乘之，搔痒成疮，生于隐

处，浸淫汁出，状如疥癣，宜活血驱风散、蒺藜散；

（2）妒精疮，多因壮年久旷房室，大欲不遂，败精流入茎内，阴上生疮，赤肿溃烂，作臼，痛痒妨闷，初发如粟粒，触之则痛，或流清汁，极似疳蚀疮，不痛，宜凉血解毒丸；

（3）阴蚀疮，由热结下焦，经络涩滞，或子宫有败精停留，或月水未断，恶合阴阳，污秽粘滞，乃致茎睾肿痛，小便淋痛，宜消疳败毒散、凉血解毒丸，并以大豆甘草汤洗；

（4）肾脏风疮，多因肾虚有火，血虚血燥所致。多见于内胫，或臁上，生疮如癣，大痒，搔破成疮，失治渐延腿股，并遍身者有之，总以补肾为主，宜肾气丸为主，佐以四生散。

作为本篇的重点，沈氏系统研讨了疝气、阴痿、阴冷、阴肿、阴纵（男子阴挺）、阴缩和脱阳症的因机证治和方药化机。沈氏在"前后阴病源流"篇指出：

夫前阴之病，最重者莫如诸疝，已另立篇于任脉病后，兹不必赘，兹故但详前阴外见之疾。

一曰阴痿，凡人色欲过度，精髓耗败，伤于肾元，遂致阴痿不起，宜五精丸。又有精出非法，或强忍房事，有伤宗筋，亦致阴痿不起，宜上丹、还少丹。又有阴湿伤阳，阳气不能伸局举，亦致阴痿不起，宜九仙灵应散；又有失志之人，抑郁伤肝，肝木不能疏达，亦致阴痿不起，宜达郁汤加菖蒲、远志、杞子、菟丝子。

一曰阴冷，大约下部阳虚，阴寒之气，凝结于肾，致成此疾，宜金匮肾气丸加鹿茸；又有命门火衰，元阳虚惫，常痿不起，亦成此疾，宜加减内固丸；又有因寒疝厥冷，及小肠腊胱笋脉等症，亦成此疾，宜十补丸；又有因厥疝上逆，囊寒卵缩，亦成此疾，宜吴茱黄汤；又有阳气怫郁，卒然阴结，亦成此疾，宜助阳散、回春散。

一曰阴肿，多因坐地，触风受湿，或虫蚁吹呵，遂令外肾肿大，茎物通明，或痛或不痛，小儿患此者尤多，宜，蝉退散；又有囊肿茎不肿，不痛，如水疮之类，当别新久新发，宜三白散、橘核散，久者，宜橘核丸。

一曰阴纵，亦名阴挺，由前阴受热，则玉茎挺长不收，或肿胀而痿，或与股相磨难行，甚至两胁气逆上，手足倦弱，宜柴胡清肝汤，或小柴胡汤加黄连，作大剂行其湿热，少加黄柏降其逆上之气，当渐收，外以丝瓜汁调五倍子末敷之，即愈。妇女阴挺，则阴中突出一物，如菌、如鸡冠，四围肿痛，由肝郁脾虚下陷所致，宜先以补中益气汤加山栀、茯苓、车前、青皮以清肝火、升脾气，更以归脾汤加山栀、茯苓、川芎调理，外涂藜芦膏。或阴中挺出一条，长尺许，痛坠，且尿涩，宜早服补中益气汤，晚服龙胆泻肝汤，外涂藜芦膏。或阴中生一物渐大，牵引腰腹膨痛，由多服热药，或犯非理房事，或意淫不遂所致，宜一捻金丸，或洗心散二钱、地黄汤下。

一曰阴缩，凡人一身之筋，皆以宗筋为主，宗筋在毛际，系阴器，寒邪乘之，则宗筋急而阴必缩，《经》故曰：足厥阴之筋，伤于内则不起，伤于寒则阴缩也，宜茱黄内消散。阴囊之缩，亦由于寒，与伤寒病之热入厥阴囊卵缩者有异，盖彼由于热，此由于寒也。夫知阴囊之缩亦由寒，则可知阴囊之纵亦由热矣。妇人亦有阴缩之病则阴户急，痛引入小腹是也，宜加味逍遥散加知母、地骨皮、车前子。妇人一切阴户诸疾，详后"疮疡"条中，当参看，兹不赘。一曰脱阳症，凡人大吐大泻之后，元气不接，四肢逆冷，面黑气喘，冷汗自出，外肾缩搐，不省人事，须臾不救，与伤寒阴阳易证同，急服药救之，宜大固阳汤。此急症也，不得缓图。

如上所述，沈氏对男科学的贡献是巨大的，《杂病源流犀烛》乃至《沈氏尊生书》的泌尿男科学思想值得进一步研究。

17.《医钞类编》

《医钞类编》，清·翁藻撰于道光十年（1830 年）。综合类医著，24 卷。翁藻，字稼江，武宁（今属江西）人，另著有《伤寒总括》。《医钞类编》是翁氏在广收泛集历代名著的基础上，分门别类而成。卷一为运气要诀、经穴图考、奇经八脉；卷二为脉要、名医杂著、名医方论、医门八法、六经定法、伤寒总论等；卷三至卷二十二为内、外、妇、儿等各科证治；卷二十三、三十四为本草学内容。

《医钞类编》中的泌尿男科学内容主要集中于卷第十四。"遗精门"对男性遗精病证的见解尤为独到。翁藻先生引张景岳论曰："遗精之证有九，凡所注恋响梦遗者，此精为神动也；其因在心，有欲事不遂而梦遗者，此精失其位也；其因在肾有劳倦即遗者，此筋力不胜肝脾之气弱也；有思虑过度而遗者，此中气不足，心脾之虚陷也；有因湿热下流，或相火妄动而遗者，此脾肾之火不清也；有无故滑而不禁者，此下元虚，肺肾不固也；有素禀不足而精滑者，此先天元气之薄也；有久服冷利之剂，致元阳失守而滑泄者，此误药也；有壮年气盛，久节房欲而遗者，此满而溢也。然心主神，肺主气，脾主湿，肝主疏泄，肾主闭藏，五脏皆有所主，当各求其所因也。"翁藻先生据此对男子遗精分证论治，即用心过度遗精证治、色欲不遂遗精证治、色欲太过遗精证治、精滑不禁证治、自汗头眩泄精证治、梦遗证治、梦遗菀滞证治、经络有热梦遗证治、心经有火梦遗证治、积热痰火遗滑证治、水火不济证治、精血不足脾胃虚寒证治12种证候，理法方药齐备，超过历代医家之论遗精滑泄者。又，翁藻先生还辑录了"张景岳治遗精八法"、"先贤治遗精五法"和遗精滑泄医案三份。对于遗精滑泄，除上述药物治疗外，翁藻先生谆谆教导医者、病家的注意事项：收心养性、不为物惑。可谓至当之论！

脱精一证，自明代以降，始有研究者。有文献作交感脱精、脱阴、脱阳、阴阳脱、走阳等名，《医钞类编》谓之"精脱"，指性交虚脱，或昏迷者。古代多以为是久旷之人，房术纵欲，阴精大泄不止，元神走脱者。男子谓之脱阳，女子谓之脱阴。翁藻先生主张急予独参汤，以其有形之精，不能速生；无形之气，所当急固矣。再以女子抱定，"急呵热气于口中（当为今之所谓"人工呼吸"），从指捻住尾闾，即救矣"。

中医男科学之论淋浊亦久矣。《内》、《难》、仲景之至旨，唐宋元明之宏论，其利溥哉！然则，迨至《医钞类编》出，乃更趋详细。翁藻先生专列"淋病门"和"浊病门"，将二者分而论之，认为淋病病位在膀胱，有膏、（沙）石、劳、气、血、冷、肉、痰淋，此外，尚有对老人淋和败精流注淋等病证的研究，可谓中医男科学对淋证的最为详细的分类证治，尤其是"败精流注淋病"为现代男科学关于淋证病因病机的研究，提供了重大启示。对于"浊病"，翁藻先生认为病位在精窍。传统对本病虽有以赤色属火热，白色属虚寒之论，翁藻先生认为不可以之"概定寒热"，而应具体深究病因病机。另外，对于浊病，传统多有谓寒热虚实之变、在肾在心之异者。然则，翁藻先生首先提出认为"龙火虚火精瘀"可致白浊者，为当代男科学界活血化瘀理论在白浊病证中的研究开辟了蹊径。

此外，林佩琴《类证治裁》、尤在泾《金匮翼》、陈修园《医学从众录》、喻昌《医门法律》、王洪绪《外科全生集》等著作中都对男性精病有专篇论述，叶天士《临证指南医案》中有"遗精"篇，附载医案 41 个，并分别以各法治之而收效。

四、求嗣门与中医男科学

两宋以后，尤其明清时期，中国古代房中养生术，亦即中国古代性医学，因程朱理学的束缚和学术自身诸原因，尽管社会的纵欲之风飚起，尽管房中家、医学家们因为某些原因把房事养生典籍作为文化遗产进行了整理而保存下来，但是，作为学术研究的房中术还是进入了低潮乃至趋于消亡；而作为具有生殖与养性目的显学的房中术和求嗣学术的中医男科学、中医妇科学则得以继承、发展和创新。其发展主要表现在对古人所持的房事"天地阴阳观"的理论阐释深度，以及对影响房事的性功能障碍和不育、不孕症的治疗和优生优育等方面，从而形成中国古代房中术新的发展趋势。这一发展趋势以明清时期中医药典籍中普遍设置的"求嗣门"为标志，对男科学及生殖医学具有重大的影响和重要临床实践意义。

1.《万氏家传广嗣纪要》

《万氏家传广嗣纪要》，简称《广嗣纪要》，16 卷。明代医家万全撰于嘉靖二十八年（1549 年）。卷一至卷五从"修德篇"起至"协期篇"，为房室养生与求嗣种子之论，卷六至卷十三为转女为男、妊娠杂证，卷十四为难产预防及七因，卷十五为育婴方论，卷十六为幼科医案。其中，寡欲、择配、调元、协期与生育问题，尤其是择配篇引用了《金丹节要》有关五不女、五不男的论述，为历代医家所珍视。又，"协期篇"广引历代医家有关房室求子之论，并载录《素女论》《种子歌》等久已失传典籍的诸多内容。

对于男女嗣育，万密斋首重寡欲以全真，而尤重于男子。《广嗣纪要》开章即以：男女生育为重点在于，一曰修德，二曰寡欲，三曰择配，四曰调元，五曰协期。"寡欲者，尤男子之至要也"，否则，难于获嗣矣，故万氏不厌其烦地教导求嗣者必须寡欲养精，且男精女血，难成易败，是以不可纵欲也。万氏乃特设"寡欲篇"，以垂示训，云："求子之方，不可不讲。夫男子以精为主，女子以血为主，阴精溢泻而不竭，阴血时下而不愆，阴阳交畅，精血合凝，胚胎结而生育蕃矣。不然，阳衰不能下应乎阴，阴亏不能上从乎阳，阴阳抵牾，精血乖离，是以无子。昧者曾不知此，乃拂自然之理，谬为求息之术，方且推生克于五行，蕲补养于药石，以伪胜真，以人夺天，虽有子孕而不育，育而不寿者众矣。"又云："此求子之道，男子当益其精，女子当益其血，节之以礼，交之以时，不可纵也。"

对于交媾过度，肝肾精血损伤而致男性不育之证，万氏揭示其机理是"盖肾藏精，肝之脉，环于阴器而出其挺末。心不妄动则精常溢泄，肝实而阳道奋发矣。苟心慕少艾，纵欲无度则精竭，精竭则少而不多。精竭于内则阳衰于外，痿而不举，举而不坚，坚而不久。隐曲且小得，况欲输其精乎？是则肾肝俱损，不惟无子，而且有难状之疾矣"。万氏主张镇心安神，固涩肾精，前者用自创镇神镇精丹，后者以张仲景桂枝龙骨牡蛎汤主之。

在房中术理论中，把对女性的选择称为"择鼎"，而在中医学求嗣著作中，万密斋首次列专篇讨论男女性生育目的的临床医学择偶标准，谓之"择配"。万氏择配思想很丰富，从男女长相、脉象、年龄进行分析，甚至"择配之道，莫善于卜"，把卜筮亦纳入择配手段之中。至于把至今不复见于世间的《金丹节要》之论"五不男"、"五不女"理论纳入择配，则是当然之举了，云："骨肉莹光，精神纯实，有花堪用，五种不宜：一曰螺，阴户外纹如螺蛳样旋入内。二曰文，阴户小如箸头大，只可通，难交合，名曰石女。三曰鼓，花头绷急似无孔。四曰角，花头尖削似角。五曰脉，或经脉未及十四岁而先来，或十五六而始至，或不调，或全无。此五种无花之器，不能配合太阳，焉能结仙胎也哉！男子亦有五种病：一曰生，原身细小，曾不举发。二曰犍，外肾只有一子，或全无者。三曰变，未至十六其精自行，或中年多有白浊。四曰半，二窍俱有，俗谓二仪子也。五曰妒，妒者忌也，阴毒不良。男有此五病，不能配合太阴，乏其后嗣也。"今日男科学界之论五不男，唯此之用，恐已不知唐代启玄子、明代李时珍之说矣。

万氏之论男女嗣育，首重男精女血，尤其强调"惟男之弱者，精常不足，当补肾以益其精；女之羸者，血常不足，当补脾以益其血"，体现出万密斋在求嗣理论与临床中的男女不同的脾肾精血观。

《广嗣纪要》"卷之四·调元篇第四"关于求嗣方法，即明确提出了男科治疗不育症应该滋补肾精，而忌用辛燥之品的戒律。万氏云："今之求嗣者，不知滋养真阴之旨，喜服辛燥之药，以致阳火蕴隆，阴水干涸，祸及其身，岂止胎毒胎于子也哉！"作者举例说明了男子阴痿无子，为庸医所惑，误用附子、石床脂为内补，以蟾酥、哈芙蓉为外助，阳事未兴，内热已作；玉茎虽劲，顽木无用，以致终身无子，或有妖殁之惨者。自创治疗男子不育诸方，如壮阳丹、螽斯丸、养肾种子方、血余固本九阳丹、乌须种子方等。所用药物，多为熟地黄、巴戟、破故纸、仙灵脾、桑螵蛸等甘淡或甘温平和之品，在肝益其肝，在心益其心，在肾益其肾，"各随其脏气不足而补之"。

《广嗣纪要·卷之五·协期篇第五》提出了男子要把握女子"种子的候"（现代妇科学谓之"排卵期"），并提出"浅泛"的房中求嗣理论。所谓"浅泛"，即《素女论》《天下至道论》《合阴阳》等典籍所谓"九浅一深"之法。

此外，《广嗣纪要》还广泛引用了《素女经》《养生经》房中养生求嗣理论。尤其对男科影响较大的男女五伤之候、男有四至、女有五至等生理病理术语和操作要点，万密斋认为男女交接之某些传统记录"辞太近亵，故不收录"，仅仅为养生求嗣辑录了部分文献，值得进一步研究。

夫男女未交合之时，男有三至，女有五至。男女情动，彼此神交，然后行之，则阴阳和畅，精血合凝，有子之道也。若男情已至，而女情未动，则精早泄，谓之孤阳；女情已至，而男情未动，女兴已过，谓之寡阴。《玉函经》云：孤阳寡阴即不中，譬取鳏夫及寡妇，谓不能生育也。

男有三至者，谓阳道奋昂而振者，肝气至也；壮大而热者，心气至也；坚劲而久者，肾气至也。三至俱足，女心之所悦也。若痿而不举者，肝气未至也，肝气未至而强合，则伤其筋，其精流滴而不射矣；壮而不热者，心气未至也，心气未至而强合，则伤其血，其精清冷而不暖也；坚而不久者，肾气未至也，肾气未至而强合，则伤其骨，其精不出，虽出亦少矣。此男子之所以求子者，贵清心寡欲，以养其肝、心、肾之气也。

女有五至者，面上赤起，媚靥乍生，心气至也；眼光涎沥，斜觑送情，肝气至也；低头不语，鼻中涕出，肺气至也；交颈相偎，其身自动，脾气至也；玉户开张，琼液浸润，肾气至也。五气俱至，男子方与之合，而行九一之法，则情洽意美。其候亦有五也：娇吟低语，心也；合目不开，肝也；咽干气喘，肺也；两足或曲或伸，仰卧如尸，脾也；口鼻气冷，阴户沥出沾滞，肾也。有此五候，美快之极。男子识其情而采之，不惟有子，且有补益之助。

男有三至，女有五至者，精之动也。应至而未至者，神未至也。故欲人动者，必先移其神，其神若交，其精自洽，然神交之道，有天之所命者，如姜嫄履巨人迹，歆歆然若有人道之感而生稷。汉薄姬梦苍龙据腹，高祖幸之而生文帝者是已。有梦之所感者，如斯于之。《诗》云："维熊维罴，男子之祥；维虺维蛇，女子之祥"是已。若杨国忠夫人之事，则未免天下后世之非笑也。《天宝遗事》：杨国忠出使于江浙，其妻思念至深，荏苒成病，忽梦与国忠交，因有娠，后生男名䚡泊。至国忠使归，其妻俱述梦中之事，国移曰：此盖夫人相念情感所至。时人无不讥诮之。

　　　　　　　　　　——《广嗣纪要·卷之五·协期篇第五》

2.《妙一斋医学正印种子编》

《妙一斋医学正印种子编》，2卷，明代嗣育学研究专家岳甫嘉撰于崇祯九年（1636年）。岳甫嘉，字仲仁，号心翼，又号妙一斋主人，幼习举子业，屡试不售，遂弃儒攻医，活人无算，甚有医名。著《妙一斋医学正印编》16种，现有《种子编》及《女科证治全编》存世。所著《种子编》，分上下卷，从男女两科分而论述。

历代先贤探究房室养生多注重男子，艰嗣不育则每责之女性。岳甫嘉《妙一斋医学正印种子编》则据临床实际，"有者求之，无者求之"，各据其所病而论治之。本书一改前人将不育责之女性的观点，强调应该从男女双方的不同情况而探求养生、种子、优生、优育之理，尤重于对男性求嗣生理机制的研究。

岳甫嘉认为，男子求嗣，必专责在肾，但一经之病易治，有病在别经而移疾于肾者，或一人而兼数病，因而无子者，其治法颇难，其立方不易，每有误诊误治者。欲求子嗣，男性必注意先天灵气、交合至理、交合之时、养精之道、练精之诀、胎始乾元、父精母血、脉息平和、服药节宣、取药要领等诸方面。故岳氏指出：

"习保身之法，可以延年；得广嗣之意，可俾天下男无不父，女无不母。为当今圣天子，成一多福、多寿、多男世界，予与尔之心不更惬乎?!"

自陈自明《妇人大全良方》之言可以"转女为男"以来，历代不乏附会唱和之人，甚至名家亦多"言之凿凿"。自岳氏之论出，"转女为男"，即被学者们视为荒诞不经之说，不惟如此，岳氏还对房中术"采阴补阳"、"以小产责之于母，不育专付之女"等传统学说尽行批判与无情否定。终编以理法方药完备的"成效略举"记载了 8 个男性不育症治疗验案，依据主证分类，可归

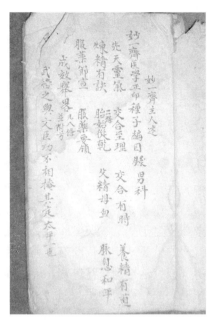

《妙一斋医学正印种子编》书影

纳为脾虚、心火和痰湿三大类，而肾虚精亏贯穿每一个病案。

全书附有治疗男性不育、阳痿、早泄等证验方 33 首，每方证治精准，药物组成精当，给后人以诸多启发与借鉴，计有：清心滋肾汤、心肾种子丸、中和种子丸、三子散、安神丸，心肾种子方、聚精丸、擦牙漱口津方、滋阴地黄丸、滋阴种子丸、生精种子丸、补骨脂丸、心肾种子丸、通真延龄种子丹、补心滋肾丸、滋阴壮阳丹、固本健阳种子丹、壮阳种子丹、补阴种子丸、滋阴种子丸、延龄护宝丹、补宝精丸、生精种子奇方、补骨脂丸、千金种子丹、金锁思仙丹、柏鹿种子仙方、巨胜子丸、五子衍宗丸、十子丸、加味七子丸、聚精丸、十精丸、青娥丸、仙茅酒、葆真丸、种子延龄酒、补肾健脾益气种子煎方、熏脐延龄种子方、熏蒸法、九品扶阳散等，通过对这些方剂的分析，不难发现，它们具有温肾育精、滋

肾填精、益气生精、补血养精、敛肾固精、活血通精、祛邪保精、补心益精、理气归精等功效，方法繁多，然万变不离补肾益精之宗旨。

对于肾精的补益，岳氏可谓匠心独运。透过上述方药，即可看出岳氏之"设方布阵"，皆以肾精为中心，或攻或补，或收或涩，或渗或利。张介宾云："种子之法，本无定轨，因人而药，各有所宜。"但大法之下，亦有同中之异，异中之同。岳氏云"种子之法，要在固精"。而《妙一斋医学正印种子编》所收录治疗方药中，往往于大队补益药中，酌施固精之品。据统计表明，具有收敛固精之效者如五味子、山茱萸使用频率最高，各达到16次之多，余如覆盆子9次、芡实4次，说明古人养生中强调秘精固精、固本保元的重要性，不仅要有充盛的生殖之精，而且使精内不离宫，外不乱施，这样则精宫内守，养精蓄锐，待时而发，一举中的。岳氏在提到固秘真精的重要性之外，又谈到了用药的禁忌，认为"涩精之药，尤种子所忌，如龙骨、牡蛎等味，可入治虚损，不入种子方，以涩则施精不全，非求嗣者所宜也"。可见，岳甫嘉在治疗男性不育症之际，早已观察到固精与涩精之品的异同，以及区别使用了。

又，活血化瘀法在男科中的运用，是《妙一斋医学正印种子编》之种子方的一大特色。《种子编》选方30首，计有19方用药涉及活血化瘀之品的运用，而用药频率最高者，当属牛膝（18次），所用牛膝的炮制，有盐酒炒，或酒洗、或酒蒸、或酒浸，亦有生用者。李时珍《本草纲目》云其"乃足厥阴、少阴之药。所主之病，大抵得酒则能补肝肾，生用则能去恶血"。缪希雍《本草经疏》云："走而能补，性善下行。"岳氏之用牛膝，意在补肝益肾，活血下行，更意属活血化瘀之用也。精血同源，血瘀精亦瘀，精瘀血亦瘀，活血即所谓通精，通精即所谓活血矣。且岳氏寓补于攻，寓攻于补。杏林化裁之妙，于斯为甚！

同历代男科医家一样，岳氏亦十分重视男性生殖与性活动中的肾精保养。作者于编中极力主张葆合先天之精，针对人们的生活习惯、起居劳作、饮食嗜好，提出了养精十字诀：寡欲、节劳、惩怒、戒醉、慎味，为学者们所称道。其节欲、宝精、养精而求嗣思想对今天的男科临床与理论研究，依然具有指导价值和实际意义。

关于寡欲，岳氏指出："肾为精之府，凡男女交接，必扰其肾，肾动则精血随之而流，外虽不泄，精已离宫。纵有能坚忍者，亦有真精数点，随阳之痿而溢出，此其验也。如火之有烟焰，岂有复反于薪者哉。非但不能聚精，久将变为他症，是故贵寡欲。"

关于节劳，岳氏指出："不独房室交接损吾之精，凡日用损血之事，皆当深戒。如日劳久视则血以视耗；耳劳于听则血以听耗；心劳于思则血以思耗。吾随事而节之，则血得其养而与日俱积矣，是故贵节劳。"

关于惩怒，岳氏指出："主闭藏者，肾也；司疏泄者，肝也。二脏皆有相火，肝火动，上煽君火，辗转炽盛，则疏泄者用事，而闭藏不得其职，虽不交合，亦暗言流潜耗矣。"

关于戒醉，岳氏指出："人身之血，各归其舍则常宁，酒性烈最能动血，人饮酒而面赤，手足俱红，是扰其血而奔驰之也。气血虚弱之人，数日无房事，精始厚而可用，然使一大醉，精随酒耗，且多热毒，是故宜戒醉。"

关于慎味，岳氏指出："《内经》云：精不足者，补之以味。然浓郁炙煿之味，不能生精。唯恬澹之味，乃能补精耳。盖万物皆有真味，调和胜则真味衰。不论腥、素、淡、煮之法，自一段冲和恬澹之气益人肠胃。《洪范》论味而曰：'稼穑作甘，世间物五谷得味之正。'若能淡食谷味，少佐滋味，最能养精，故当慎味。"

岳甫嘉不但在临床上施以奇方妙术，而且从生活的每一个生活细节关注人们的生育、生殖、优生优育、爱欲与性，可谓无微不至。对人们嗜欲、心理活动（认知、情感、意志）尤其是性心理活动、饮食、嗜好品、性活动等无不进行了深入的研究，虽云聚精之道、求嗣之方，其实于日常生活的告诫与关怀，亦言之谆谆矣！

此外，作为附录方，《妙一斋医学正印种子编》所收录的葆真丸有如下记录，云："专治九丑之疾，言茎弱不振，振而不丰，丰而不循，循而不实，实而不坚，坚而不久，久而无精，精而无子。"关于所谓九丑之疾的论述，把男性勃起障碍、射精障碍和生育障碍等病症表现收罗无遗，尽皆囊括，从而丰富了男科理论宝库。

值得指出的是，《妙一斋医学正印种子篇》开卷即设"男科"，该书面世于 1636 年，与 1626 年付梓的武之望《济阳纲目》所言"男子科"相去不远，且岳甫嘉另有《男科证治全编》（已佚），可证当时已将男科医学作为独立分科了。

3.《广嗣要语》

《广嗣要语》，1 卷。明·俞桥撰。俞氏生卒年欠详。俞桥，字子木，别号溯回道人，浙江海宁人，少业儒，兼精岐黄之术，嘉靖间官居太医院判。另著有《医学太原》，已佚。本书重点为优生优育之法，强调摄养之术，以延续后嗣。包括调理精血、直指真源、男女服药之论，并涉及调元、调精、安胎、便产之法，更附经验方药，及论童壮、论衰论，均切实用。

作为嗣育专著，《广嗣要语》具有丰富的嗣育理论，且俞桥本人即是知名的中医专家，从太极两仪、阴阳虚实、男精女血、服药法度与人类生殖的相互关系进行了系统的研究，同时也揭示了一部分男科疾病的证治方药。

与历代前贤一样，俞桥嗣育观亦是重视男精女血、命门元阳的调养；男女交媾，必得男女精血充盛与调匀，而后阴阳和合，乃得子嗣。"调理精血论"指出："求嗣之要，在乎男精女血充满而无病也。苟或病焉，必资明医而证调之。夫精者，血也，水也，阴也。盖以有形言之也。有形而能时者，则又为气为火，为阳所使然也。"俞氏此论，有两层意思：一者，精由血所化生，为有形物质，藏于肾与命门；精虽属阴，但兼具水火气血阴阳，纵欲乃戕及气血阴阳。二者，精性喜沉静，其躁动与射出，则有赖于气、阳、火之鼓舞。寡欲养生，心境安定，欲念宁静，则精不妄动。这种精为阳使，清心养精的观点，给遗精、早泄、性功能亢进等疾病的论治以较大启迪。

在临床诊疗中,创造性地提出了据命门脉象而决定治疗原则。如云:"若见命门脉微细或绝,阴事痿弱,是为阳虚,法当补阳;若见命门脉洪大鼓击,阳事坚举,是谓相火妄动,法当滋阴制火。启玄子云:壮水之主,以制阳光。正此谓也。若见肾脉洪大或数,遗精尿血,是为阴虚,法当补阴;若见肾脉虚微太甚,别无相火为病,法当阴阳双补。"

作者深谙太极阴阳学说与男女精血虚实变化的规律和求嗣的关联性,以图说的方式创造性地提出了阴阳精血与人类生殖的关系,如:

实阳能入虚阴之图

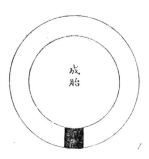

实阳能入虚阴,谓男子阳精充实,适值女人经后,血海虚静,子宫正开,与之交合,是谓投虚,一举而成胎矣。经净一日交会者成男,二日者成女,三日成男,四日成女,五日成男,六日成女,取奇阳偶阴之义,六日无用矣。大抵前三日,新血未盛,精胜其血,血开裹精。必成男胎。后三日,新血渐长,血胜其精,精开裹血,多成女胎。交合得夜半后生气时,有子皆男而寿。

实阴不能受阳之图

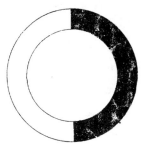

实阴不能受阳,谓女人经尽六日之后,新血方盛,血海充满,若与交合,以实投实,多不成胎。又有妇人素禀怯弱,虽经后旬日,血海未满,亦复成胎。然皆女子,亦血胜其精故也。

弱阴不能摄阳之图

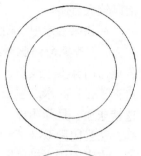

弱阴不能摄阳，谓女人阴血衰弱，虽投真阳强盛之精，不能摄入子宫，是以交而不孕，孕而不育。或因病后产后经后，将理失宜，劳动过节，亏损阴血所致。治宜调经养血。

微阳不能射阴之图

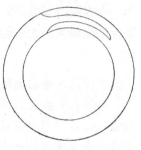

微阳不能射阴，谓男子阳精微薄，虽遇女人血海虚静之日，流而不射，多不成胎。盖因平时嗜欲不节，施泄太多所致。法当补益精元，兼用工夫存养，无令妄动，候阳精充实，才授投虚之法，一举而成矣。两尺脉洪大或数，小便常赤，未交易兴，既交易泄，或自遗梦遗，真精不固，治在补阴。两尺脉微或迟，小便常清，阳事不举，勉力入房，未竟先痿，或所泄清冷微薄，治在补阳。

该书系明代俞桥所撰。认为男精女血是孕育胎始的两种基本物质，精血的充盛，是孕育胎始的基本条件。"夫精者，血也，水也，阴也；盖以有形言之也。有形而能射者，则又为气为火为阳所使然也。精兼气血、兼水火，兼阴阳，臣属肾与命门二脉，以沉静为平。"

《广嗣要语》列"刻漏真诀"，专论择时种子优生，认为最佳时间应选择于人体生气旺盛的"午前子后"，"以致两情绸缪，方可交感，得生子形容肥壮充实而秀丽。"此说与现代优生优育观十分相近。

十分可惜的是，由于众多因素的影响，《四库全书》未对本书予以收录，后世医家因此而知之者甚少，故《广嗣要语》的理论在学术界的影响甚微。但随着近年对该书的整理出版，受到越来越多的关注。

4.《妇科玉尺》

《妇科玉尺》，6卷9篇，妇产科专著，清代医家沈金鳌撰于乾隆三十九年（1774年）。卷一论求嗣与月经，卷二论胎前诸疾，卷三论小产与临产，卷四论产后，卷五论带下与崩漏，卷六论妇女杂病。每篇先为总论，论述病机、治法，各病广引各家之言；沈氏认为诊治妇科，望、问、闻诊不易详得其情，故宜于切脉方面下工夫，以求准确，故而沈氏颇重脉诊，于总论之后，随附"脉法"，逐一分述诸症，最后载录方剂，以备临证选用。

《妇科玉尺》为沈氏采集前人之说，参以己见，相互考订而成。正如自序所言："摘录前人之语及方，悉皆至精至粹，百用百效者，以是而当。"沈氏之所以将此书名为"玉尺"，是因为他认为妇科病往往不能自行表达，因而容易掩蔽病情，若只凭脉诊，难测隐私，本书辨证切脉，务求得当，意在为妇科诸病的诊治，寻求规矩准绳，加以规范化，有如"尺者划分寸、量短长，取其准也。尺而以玉为之，分寸所划，坚久不磨，尤准之准也"。

《妇科玉尺》卷一设"求嗣"篇，以示作者对嗣育问题的高度重视，当然也是封建时代生育文化的具体表现。沈金鳌认为，治疗不孕不育症应重视男女双方的各自因素，不可一味苛求女方或男方，强调"求嗣之术，不越男养精、女养血两大关键。""求子者，男当益其精而节其欲，使阳道之常健；女当养其血而平其气，使月事之时下。"对于体弱者，应该视不同的情况予以区别对待，指出："补赢女则养血壮脾，补弱男则壮脾节欲。赢女宜及时而嫁，弱男宜待壮而婚。"沈氏对于父母体质的强弱比较重视，对南齐褚澄生育之论作了进一步的发挥："父少母老，产女必赢；母壮父衰，生男必弱。"

对于男子养精之法，沈氏根据《了凡四书》所载"一须寡欲，二须节劳，三须喜怒，四须戒酒，五须慎味"，进行了充分的阐释："盖肾为精府，凡男女交接，气必为震动，肾动则精随之流，外虽未泄，精已离宫，未能坚忍者，必有其精数点，随阳之痿而溢出。精成于血，如目劳于视，则血于视耗；耳劳于听，则血于听耗；心劳于思，则血于思耗。吾随事节之，则血得其养，故贵节劳。肾主闭藏，肝主疏泄，二脏皆有相火，而其系上属于心，心君火也。怒则伤肝而相火动，动则疏泄者用事，而闭藏不得其职，虽不交而潜耗，故贵息怒。酒能动血，人饮酒则面赤手呈红，是扰其血而奔驰之也。血气既衰之人，数月保养，精得稍厚。然使一夜大醉，精随荡矣！故贵戒酒。盖万物皆有真味，调和胜者真味衰。不论腥素，但煮之得法，自有一段冲和恬淡之气。盖人肠胃能啖食谷味，最能养精，故贵真味。"沈氏认为，除平时需要养精惜用之外，还应服用一些补益方药，如"五子衍宗丸、阳起石丸、续嗣丹、温肾丸，则又当遵而行之"。

沈氏接受了陈士铎之论男子不育六因，认为："①精寒也；②气衰也；③痰多也；④相火盛也；⑤精少也；⑥气郁也。"而其治则当为"精寒者温其火，气衰者补其气，痰多者消其痰，火盛者补其水，精少者益其精，气郁者舒其气，则男之无子者可以有子，不可徒补其相火也"。

作为妇科学求嗣专篇，《妇科玉尺·卷一》不惟深入讨论了生育内容，而且该篇还广泛引用了迄今已经散佚的《素女论》《养生经》和《宝生书》等性医学、男科学的相关文献，应引起后学者重视。

5.《广嗣五种备要》

《广嗣五种备要》，清代王实颖撰于道光元年（1821年），5种，丛书。王氏博采《医宗金鉴》《证治准绳》《东医宝鉴》诸书及个人经验之方，分类辑成《种子心法》《保胎方论》《达生真诀》《新产证治》和《全婴须知》5书。其中，《种子心法》强调了有关生殖医学的若干内容，如回天、选雌、寡欲、知时、知窍、疗治，并附有种子丸四方。文中论纵欲好色妨于子嗣之害，丰富了男科学内容。

《种子心法》着重讨论了男子嗣育的肾精与寡欲的重要性，指出:"男寡欲则实,女寡欲则虚。""倘好色多欲者,是自废也……如欲心一动,虽不交感,而阳气已泄矣。"否则,淫欲过度,或醉饱行房,或热药助长,或强力就战,可以导致男子五病,即:①精寒;②精无力;③精顽缩;④精易泄;⑤阳痿弱。此五病,皆因为上述原因,"以至真精耗散,肾虚精少,不能融结而成胎也。但肾脏之府,盖人未交感之时,精皆涵于原气之中,未成形质,惟男女交媾,则欲火炽盛,此气化而为精,自泥丸顺脊而下,充溢于两肾,由尾阀至膀胱、外肾而施泄。是以周身通泰,气畅情欢,当强壮之年,美快不可胜言;至于中年交感,精从面上通来,髓涸精枯,虽泄不畅,亦不胜乐,乃人之可以自验者。欲种子者,必要寡欲、积精、养气,始能成胎"。

除上述著作外,作为养生求嗣专门方书,《毓麟验方》是有一定价值的。该书著者及成书年月均欠详。据考当属清抄本。全书1册,书函长23cm,宽12cm,厚1cm。该书为一部关于男女生育、房室补益之方书。部分方药见于唐宋以降之房中养生文献和中医方书,亦有首次面世者,如徐果亭先生试验神方、送蛋药酒方、壮精丸、种子红药连城丸等。另外,尚有一些房中养生方药,如如意线方、房术长龟方、秘传壮阳固精酒、安息香闻香起马方、舌底藏春、梅香春意足、摇鞭丸等。也有治疗某些男科病或内科疾病的方药,如治腰痛神方、补肾种子丸(兼治中脘疼虚弱)、七制补骨脂不老方等。本书原藏浙江省中医药研究院,1986年中医古籍出版社《珍本医籍丛刊·妇科秘书八种》整理本出版。

清代尚有无名氏据代著名医家张景岳《景岳全书·妇人规·宜麟策》内容抄录,增之以新的求嗣理论与方法,亦名《宜麟策》,2卷,著者及成书年月不详。本文完整辑录了张介宾《宜麟策》1卷,又根据历代嗣育理论及个人经验再续1卷,分大意、畜德、培原、布种、胎教等内容,强调人类生殖中男精女血的重要作用,力贬男淫(即男性同性恋)之害,重视调养身心而生子,药忌燥热。在"色戒男淫"篇,作者引用陈成卿曰:"养生家言男淫损人，尤倍于女。盖男为阳，两阳相亢，必竭其精，精竭则寒，寒则不能生育，故求嗣者当首戒男淫。且谷道为幽冷秽浊之地，屡屡犯之，气偏为戾，纵阳未衰而有子，非生而不育，即长亦为败家之子。知以后嗣为重者，可不畏乎？况溺于此者，或痿废，或失明，未老先衰，不一而足，是以外资药力，内养生机，久久坚持，阳和渐复，不特宁馨有庆，且康寿可期矣。"以今观之，已有对"男淫"的现代评价标准，但其性行为方式容易招致病原体感染则是毋庸置疑的。

如前所述，明清时期政治、社会、经济、文化乃至科学技术既有特殊的发展，更有趋于落后或反动的倾向，但是，作为例外，这个时期都是我国中医中药学发展的最高阶段，也是中医男科学学科形成的黄金时期。上述中医药学成果和泌尿男科学成就之外，还有诸多的男科学理论与临床成就，共同建构了中医男科学学科形态。尽管明代医家岳甫嘉编著的中医学史上第一部中医男科专著《男科证治全编》已经散佚，但是，中医男科学已经作为新的学科形态面世了！并且，岳甫嘉的男科专篇《妙一斋医学正印种子编·男科》得以传世至今，极大地推动着现代中医男科学理论与临床学的进步与发展。

明清时期，对男科学基础理论的研究依然在进行中。清·许克昌、毕法合撰《外科证治全书》"前阴证治·筋脉"云："前阴，足太阴脾筋、足阳明胃筋聚阴器，足厥阴肝筋脉结阴器络诸筋；毛际，宗筋会于毛际，足阳明胃筋脉入毛际，足少阳胆脉绕毛际。"该书已提出了"毛际"这一解剖部位名称。

对男性性器官的解剖学认识，明清时期仍在发展中。王肯堂《证治准绳》云："肾与膀胱，一脏一腑，其气通于外肾，小肠系于睾丸。"称此为"睾系"，即指附睾、输精管、射精管、男性尿道的总称。阴囊，简称"囊"，此首见于《内经》之论。清·高世栻《医学真传》云："阳明主润宗筋，是前阴又属太阴、阳明也。阴囊卵核，乃厥阴肝经之所属，故经云：'厥阴病，则舌卷囊缩，舌卷，手厥阴；囊缩，足厥阴也.'"《外科真诠·治疮疡要诀》云:"囊属肝，子属肾，玉茎属肝。"《医学入门·疝》曰:"外肾累垂，玉茎挺急。"《景岳全书·阳痿》云:"宗筋为精血之孔道，而精血是宗筋之化源。"男性之精囊、前列腺等附属腺，在明清时期亦称为精室、精房、精宫、男子胞，是男子的奇恒之府，是生殖之精产生和贮藏之处。张介宾《类经》说:胞,"在男子为精室","在女子则为血室"。胞之位置,"居直肠之前，膀胱之后，当关元，气海之间旺。"陈士铎《石室秘录》云:"胞胎为一府，男女皆有。"《医学真传》曰:"肾开窍于前后二阴。前阴者，属少阴也。"又云:"阴囊卵核，乃厥阴肝经之所属。"清代《医林绳墨》:"肾有二子，名曰睾丸。"

　　此际中医男科学的诊断学说也得到了一定的发展与创新。清·林之翰《四诊抉微》发展了男科脉学理论，认为"男子尺脉恒弱","男得女脉为不足，病在内左得之，病在左；右得之，病在右","男得女脉者，谓尺盛而寸弱"。对于男科疾病的鉴别诊断，也有了一定的进步。如对癃闭与淋症的辨证，程钟龄《医学心悟·小便不通》即有清楚的分辨:"癃闭与淋症不同，淋则便数而茎痛，癃闭则小便点滴而难通。"李中梓《医宗必读·赤白浊》则分清了赤白浊的病因病机，认为:"心动于欲，肾伤于色，或强忍房事，或多服淫方，败精流溢，乃为白浊；虚滑者，血不及变，乃为赤浊。"对梦遗与滑精之分，程钟龄《医学心悟·遗精》云:"梦而遗者，为之梦遗；不梦而遗者，谓之滑精。"这些论述均从病因病机、临床表现等方面对男科学的临床诊断学水平的提高，做出了贡献。

　　对于男科疾病的认识，亦在进一步的深化之中。明代医家汪机所著《外科理例》对男科前阴疾病如下疳、囊痈、阴疝、水疝、阴挺、阴囊湿痒、阴茎痰核等，或论因论治，或仅论治，或载医案，尤对囊痈论述甚详。陈实功《外科正宗》对男科前阴病论述甚详，从病因病机、临床表现、诊法、治法、治验、治方等诸方面进行阐述，并记载了第一例男性因患乳癌而死亡的病历经过。陈梦雷等辑《古今图书集成·医部全录》，使男科资料得到了一次充分的收集，所论男科疾病达 30 种。

陈士铎外科学专著《洞天奥旨》（亦称《外科秘录》）对肾阴发、胞漏疮、杨梅疮、齿𧿹疮、臊疳、阴疳、妒精疳、无辜疳疮等泌尿外科和男性性病诸证皆有论治方药，其于此类病变之治疗，主张宜急治、重治和早治，"补为主，而佐以攻泻之味"，所论皆有其自身特色。

对于七疝之论，中医男科学历代皆有阐发。但明代吴博之论疝，主张祛逐肝经湿热、消导下焦痰血，反对张子和攻下的论点；吴谦等编《医宗金鉴》记述了疝病的气血寒热虚实辨证之要点，认为疝病"在左边阴丸，属血分"，"在右边阴丸，属气分"，"凡寒则收引而痛甚，热则纵而痛微；凡湿则肿而重坠，而虚也重坠，但轻轻然而不重也"。同时对阴肿、疳疮等男科疾病也作了较详的论述。

清代医家高锦庭首次提出"脱囊"之名，并对其发生、发展和转归作了详尽论述。《疡科心得》云："脱囊起时寒热交作，囊红睪肿，皮肤湿裂，膈日即黑，间日腐烂，不数日；其囊尽脱，睪丸外悬。势若险重，其实不妨，皆由湿热下注所致。"关于脱囊，明清医家指出系湿热下注所致，多认为并非不治之症。《外科理例》谓："痛入囊者死，将以为属肾耶。予治数人，悉以湿热入肝经施治，而以补阴佐之，虽脓溃皮脱，睪丸悬挂，亦不死。"《医宗金鉴》云："肾囊红肿发为痈，寒热口干燋痛疼，肝肾湿热流注此，失治溃深露睪凶。"

缩阳症，古称"阴缩"，亦称"囊缩"、"卵缩"等。沈金鳌认为，本病与《素问·热论》和《伤寒论》厥阴病有异，前者作为一种男科疾病，后者所言只是热病或厥阴病的一个症状而已，指出："阴缩，凡人一身之筋，皆以宗筋为主，宗筋在毛际，系阴器，寒邪乘之，则宗筋急而阴必缩。以茱萸内消散治之。"

对阳痿的研究，在明清时期亦达到高峰。明朝早期及其以远，对阳痿的治疗，多主张温肾壮阳，至张介宾则温肾填精，阴阳双补。清代医家已开始注意到滥用温阳药治疗阳痿的流弊，反对将阳痿与阳虚等同起来，清·林佩琴《类证治裁·卷七》明确指出："纯用刚热燥涩之剂，恐有偏胜之害。"部分医家已注意到应根据辨证来运用温阳药，若非阳虚，不能滥用。清·李景化《广济秘籍·卷二》已经认识到治疗阳痿病中，治肝补肝的重要性，指出："世人徒知补肾，而不知补肝，良可叹也。"对老年体衰阳痿，倡导阴阳俱补，反对只用"助阳之剂"。王世钟《家藏蒙筌·卷七》治疗阳痿病主张"以养心补肾为本，填精补血为佐"。明代医家王纶《明医杂著·男子阴痿》（卷三）认为"男子阴痿，古方多云命门火衰，精气虚冷固有之矣，然亦有郁火甚而致痿者……令服黄柏、知母清火肾坚肾之药而效"。薛己于此注曰："愚按阴茎肝之经络……若因肝经湿热而患者，用龙胆泻肝汤以清肝火、导湿热；若因肝经燥热而患者，用六味丸以滋肾水、养肝血则自安。"这一组从肝论治，病因、病机、方药俱全，突破了前代仅从肾论治的局限，从而扩大了阳痿的论治范围。

精病为古代所有男科医家所重视，以"精"乃种嗣之根本，在"不孝有三，无后为大"的农耕文化时代，这种孕育思想当属社会存在所决定的。故中医男科学治疗精病之方论，何止万千！清人林佩琴《类证治裁》、尤在泾《金匮翼》、陈修园《医学从众录》、喻昌《医门法律》、王洪绪《外科全生集》等著作中都对男性精病有专篇论述，而清代温病大家叶天士之论精病，与前人有所不同。叶天士认为，失精之病分为梦泄、精浊、精滑、遗精等证，指出其治非草木血肉有情之品能愈，而须"全赖自知利害，保真为第一要"，强调心理保健为第一要务。叶天士《临证指南医案》中有"遗精"篇，载医案41个，并分别以各法治之而收效。同时，叶氏对男性心理分析运用，已经扩大到阴痿，认为该病的发生，乃是"心悸内怯"、"情志怫郁"导致"心肾不交"所致，故在治疗上主张心理治疗。

前贤对阴茎疼痛之证，多从热论。《医学准绳》则认为本证是"足厥阴经气滞热"，"前阴属肝，肝火怒动，茎中不利，其则割痛"。

阴冷，是男子自觉前阴寒冷的一种病证。《诸病源候论》对本证有详细的论述，多谓之肾虚阴寒所致。清代医家则认为该病亦有热证或湿热下注所致者，不能概以寒证论之。《杂病源流犀烛》曰："阴冷，大约下部阳虚，阴寒之气凝结于肾，致成此疾，宜金匮肾气丸加鹿茸。又有命门火衰、元阳虚备，常痿不起，亦成此疾，宜加减内固丸。……又有阳气怫郁，卒然阴结，亦成此疾。宜助阳散、回春散。"沈氏之论，认为多所系阳热怫郁所致，因热而冷者。《张氏医通》等文献皆谓肝胆壅滞，湿热下注而致阴冷者，症见男子阴痿弱而两丸冷，阴汗如水，小便后有余滴臊气，尻臀并前阴冷，恶寒而喜热，膝亦冷，此肝经湿热，主以龙胆泻肝汤治之。明代医家薛己所著《薛氏医案》载有第一个男性阴茎痰核医案。此外，张三锡《医学准绳六要》论述了阴汗、阴臭、阴痒、阴茎痛等男性前阴诸病，其理法方药，自成体系。

高秉钧《疡科临证心得集》首次详细论述了阴茎癌的病因病理、演变过程，并将其列为疡科四大绝证之一。

《余听鸿医案》记载了一例男性同性性行为引发"吹塘灰"（迄今尚不知其符合何种性传播疾病）。

第六章　鸦片战争至中华人民共和国成立

从鸦片战争至中华人民共和国成立（1840—1949）的百余年间，是欧美列强武装入侵、经济侵略和文化掠夺中国、瓜分中国，使中华民族陷于亡国灭种危亡境地的屈辱史，也是中华民族奋起反击外国侵略、救亡图存的奋斗史。矗立于北京天安门广场正中心的人民英雄纪念碑碑身背面镌刻着毛泽东起草、周恩来题写的碑文："三年以来，在人民解放战争和人民革命中牺牲的人民英雄们永垂不朽！三十年以来，在人民解放战争和人民革命中牺牲的人民英雄们永垂不朽！由此上溯到一千八百四十年，从那时起，为了反对内外敌人，争取民族独立和人民自由幸福，在历次斗争中牺牲的人民英雄们永垂不朽！"此碑文中的"三年以来"即指第二次国内战争时期；"三十年以来"即是自 1919 年五四运动起的新民主主义革命斗争到 1949 年新中国建国时期；而 1840 年则是中国受侵略的开始，1840 年中英鸦片战争后，中国从此弥漫着滚滚硝烟，成为了半殖民地半封建国家。在这一百多年里，无数中华爱国志士的不屈抗争与奋斗，最终彻底赢得了国家独立、民族解放和人民自由。

第一节　社会历史背景

当中国封建君主专制制度苟延残喘到 19 世纪，大清王朝政治更趋腐朽，经济一落千丈，民族矛盾、阶级斗争，日益尖锐，内忧外患不断，国势日蹙之际，欧洲列强诸如英、美、法、德、俄、意乃至东邻日本等主要资本主义国家相继进入帝国主义阶段，积贫积弱而又地大物博、人口众多的满清王朝统治下的中国，遂成为列强侵略、瓜分的对象，竟有亡国灭种之患。爆发于 1840 年的鸦片战争，使中国开始陷入"人为刀俎，我为鱼肉"的屈辱境地。同时，揭开了中国人民不屈抗争的历史序幕，中国人民抗击了英、美、德、法、俄、意、日、奥等帝国主义列强，并最终在中国共产党领导下，成立了中华人民共和国。

在 1840 年鸦片战争后的 100 余年里，苦难的中国发生了一系列受外国武装侵略、战争讹诈的重大事件。首先是 1840 年英国发动侵华的鸦片战争，继之以 1857 年英法联军发动的第二次鸦片战争，1884 年发生的中法战争，1894 年发生的中日甲午战争，1900 年发生的八国联军侵华战争，1931 年发生日本侵略中国战争，并总是以中国战败，以签订不平等条约、割地、赔偿了结，如中国清政府与英国政府签订的结束鸦片战争的南京条约，由清钦差耆英与英国政府全权公使璞鼎查在南京签订，条约共 13 款，主要内容为：①中国割让香港；②向英国赔款 2100 万银元；③开放广州、福州、厦门、宁波、上海市等五处为通商口岸，英国可派驻领事，通称五口通商；④废除"公行"制度，英商可以与中国商人自由进行贸易；⑤中国抽收进出口货的税率由中英共同议定。不惟如此，1843 年，在香港公布《中英五口通商章程》，耆英与璞鼎查在虎门签订《中英五口通商附粘善后条款》，亦称《虎门条约》（《中英五口通商章程》被作为其中的一部分）。在该条约中，英国取得领事裁判权和片面的最惠国待遇等特权，同时还制订海关税则。《南京条约》签订后，美国和法国趁火打劫，于 1844 年分别强迫清政府订立《望厦条约》和《黄埔条约》，《南京条约》、《虎门条约》与《望厦条约》、《黄埔条约》一起，成为中国近代史上外国侵略者强迫清政府订立的第一批不平等条约。此后，日本、俄罗斯等帝国主义又与满清政府签订了《马关条约》、《瑷珲条约》和《北京条约》等不平等条约。从此，中国由一个封建社会逐步变为半殖民地半封建社会。日本帝国主义通过《马关条约》迫使中国赔偿两亿两白银，割让土地，走向万劫不复的深渊。

中国人民大学清史所学者李文海主张将近代史从 1840 年的鸦片战争到 1949 年中国人民取得胜利的 109 年，分为三个阶段。第一阶段，即 1840（鸦片战争）到 1895 年（甲午战争），是殖民主义、帝国主义开始侵略中国，中国面临着几千年来前所未遇的变局。当时社会应对变局所能达到的认识，是在封建统治秩序的框架内，学习和引进资本主义的物质文明。它的理论表现，就是"中体西用"。洋务派将这个认识付诸实践，推行了"洋务运动"。他们建工厂，开矿山，筑铁路，办学堂，派遣留学生，为近代化的起步开了新局。但这个活动的根本性质，决定了它无法取得成功，结局如维新派所指出的，因"根本不净"而"百事皆非"。这个阶段，下层群众走了另一条路，他们不堪忍受封建统治的残酷压迫，用武装进行了反抗，发动了太平天国农民战争，给清朝封建统治以沉重打击。但是，他们受皇权主义的束缚，除了在经济和社会方面提出绝对平均主义的空想外，政治上提不出超越封建主义的目标。因此，这个运动最后也悲惨地遭到了镇压。第二个阶段是从1895年甲午战争到1919年的五四运动，这一阶段比起前一阶段来有两个突破：一是要求变革的对象，从单纯的物质文明领域扩展到政治领域和制度层面；二是跳出了封建专制主义的框框，把资本主义政治和资产阶级国家作为追求目标。戊戌维新和辛亥革命，就是这种追求的鲜明体现。这两次运动，在民主思想的启蒙方面产生了巨大的影响，辛亥革命甚至取得了结束统治中国两千多年封建君主专制制度的重大胜利，但它们都没有能够改变中国社会的半殖民地半封建性质，没能够改变中国人民贫穷落后的悲惨境地。第三个阶段是从1919年五四运动到1949年新中国的成立。如果说第一个阶段还是走在封建主义的轨道上，第二个阶段是走在资本主义的轨道上，那么，这个阶段中国人民开始选定了社会主义作为自己的道路，在马克思主义的指导下，在中国共产党的领导下，以革命的手段，推翻旧政权，建立了新中国。

第二节　经济文化状况

一、经济状况

自鸦片战争以降，中国近代社会政治、经济的一个突出的特点，就是由于西方帝国主义的武装侵略和资本主义经济的大举进入，不仅使中国封建王朝的政治解体，民族矛盾、阶级矛盾异常激化，更使中国的自然经济全面解体，亦使刚刚萌芽的资本主义经济胎死腹中。

数千年来，在中国占统治地位的是自给自足的封建经济，但是，随着西方列强的工业品大量倾销中国国内市场，以小农经济为主体的封建经济自然无法阻挡，潮水般输入的工业品顷刻使之土崩瓦解，具有中国传统优势特色的丝织品、茶叶出口贸易也受到外国资本的控制，如在上海、广州等地即有茶商附设茶厂，以加工制造满足外国人需求的茶叶，使中国的丝、茶走上了依赖外国资本的道路。东南沿海一些城市尤其是《南京条约》签订的五个开放口岸，成为帝国主义推行殖民活动的基地，上海就是五个开放口岸中变化最快，也最彻底的地方。

中国民族资本主义的产生和发展过程，是在原有的资本主义萌芽被扼杀，自然经济破产的情况下产生的；中国资产阶级的产生，则主要是由地主、官僚、买办组成；从手工业者和手工业作坊主上升为资产阶级中、下层的是极少数，形成了中国民族资产阶级在近代史上的特殊地位。同时，由于中国资本主义近代工业在诞生的过程中，既有买办商人、地主、官僚创办的中小型工业，也有洋务派大官僚兴办的一批占有较大优势的民办工业，致使它与外国资本主义和本国封建主义有着各不相同的联系。因此，一开始便分为早期的官僚资本主义和民族资本主义两个不同部分，形成官僚资产阶级和民族资产阶级两个不同阶级，表现出半殖民地半封建社会中资本主义的特殊性与复杂性。

二、科学文化背景

由于外民族的武力入侵和外国资本、商品的大量涌入，致使中国面临亡国灭种的绝境，仁人志士纷纷对具有数千年辉煌历史的华夏，为什么突然会在欧美列强面前不堪一击的颓势进行了深刻反思，并积极寻求富国御敌和救亡图存的道路。

在此前提下，近代中国形成了重视实用价值的知识的学习与使用，要求学习西方资本主义先进的科学文化，包括西方的社会科学和自然科学，研究社会思潮，提倡"经世致用"；而那些抱残守缺的遗老遗少们与之形成了鲜明的对立面：前者力主学习西方的科学文化，即所谓"新学"、"西学"，与后者即所谓"旧学"与"中学"相对立，于是在近代也就形成了"西学"与"中学"、"新学"与"旧学"之争。此外，还有主张"中学为体、西学为用"的"折衷派"（即所谓体用派）。

即使在中华民族生死攸关、仁人志士救亡图存的危急时刻，中国近代依然在培养自己的自然科学研究者，但由于近代初期自然科学的方法和特点，中国资本主义经济迟缓的发展，使近代自然科学的发展也得到了一定的限制。尽管如此，中国自然科学也在世界文明的曙光中缓慢地萌发枝叶，依然在天文、历法、数学取得了一定的成就，特别举步维艰的中医学依然得以保存和发展。难能可贵的是，在当时的自然科学界，重视观察和实验，重视数学，甚至把数学视为整个科学的基础，依然不乏其人。1862年，北京成立同文馆，开办新学堂，习学外国知识。以此为先导，上海、广州、天津、福州、台湾等地陆续建立了新学校，并聘请外籍人士任教。

1868年初，中国近代史上首位留学美国的学生、中国近代早期改良主义者、中国留学生事业的先驱，被誉为"中国留学生之父"的容闳向清政府提出教育建议：选派少年出洋留学，先以120名作实验，每年派30人，4年完成；限12～15岁的男少年，学习期限15年；在美国设立留学生事务所，设正副监督官，管理留学生的学习和生活；从海关收入中拨出一定的经费，作为留学生的费用。这个计划得到了曾国藩和李鸿章的支持，1870年获清政府批准。次年，容闳在上海开始招生，被选派少年先在上海预备学校补习英文。1872年8月，陈兰彬、容闳率领第一批学生梁郭彦、詹天佑等30人启程赴美。此后，政府每年派遣30人。至1875年，120名留学生派完。首批30名留学生由陈兰彬任监督，容闳任副监督，直接学习西方的自然科学知识和科学技术。

1894年，中日甲午战争的惨败，使中国朝野对洋务运动成败得失开始了认真的反思。资产阶级改良派请求清政府明令下诏并得以支持，政令全国各省、府、县、乡一律兴办学校，各省、州、县普遍设立艺学书院，学习天文、地理、电学、力学等，并于1905年废除了实行了1300多年的科举制度。一些报刊也登载介绍西方自然科学的文章，江南制造局等陆续翻译出版西方科学技术书籍，包括近代数学、物理学、化学、矿物学、地质学、天文学、医学等。19世纪末，学习西方科学技术已经形成一种社会风尚。与此同时，产生了中国近代第一批有成就的自然科学家和工程师如李善兰、华蘅芳、徐寿、詹天佑等。

与外国资本和教会组织一起进入中国的还有某些西方的科学技术、科学方法与文化思想。十九世纪后半期，中国近代科学技术开始萌芽，涌现了一些科学家如地质学家章鸿钊、竺可桢、李四光等。化学家侯德榜发明的联合制碱新法，数学家林士谔提出的求代数方程数字解的方法，数学家华罗庚发展三角和法、研究解析数论，物理学家钱学森发展稀薄气体动力学理论等，都是公认的近代自然科学史上的重大成果。然而，就整体而言，与十六世纪以前的中国科技成果相比较，此际的科技成就显然已经失去在世界科技史上的优势地位，甚至是绝对落伍于欧美、日本诸国。

三、哲学思想

近代中国社会的剧烈变化，猛烈地冲击了旧的思想体系。在新的形势下，主要是在救亡图存的紧迫要求下，思想领域发生了巨大的变化，其社会思潮的主要特点是：①少数地主阶级知识分子中兴起了"经世致用"的思想，极力主张改革；②在激烈的反侵略战争中，形成了人民日益高涨的爱国主义思想；③由于反侵略战争屡遭失败，迫使爱国人士致力于寻求救国的道路，他们既向中国历史上寻找进步的思想武器，亦开始向西方学习各种哲学思想、社会学说和自然科学知识。并由此开创了一种新的社会风气。

　　鸦片战争前后，主张"经世致用"思想者如龚自珍、魏源等人，他们提倡"经世致用"，在哲学思想上具有明显的朴素唯物主义观点，对后世颇有影响。在历史观上，龚自珍和魏源都具有某些变易和进化的观点。其主要目的在于揭露封建社会的黑暗与腐败；提出了改良朝政，向西方学习的主张；认为汉学、儒家思想已成为中国发展的障碍物。这在当时虽有一定的积极意义，客观上也有利于资本主义萌芽的滋长，但其主观意图依然在为病入膏肓的满清王朝诊病疗疾，以冀其起死回生。其结果既未受到统治者的重视，更不可能阻止国家沦为半殖民地半封建社会的历史趋势。

　　19世纪60年代至70年代，资产阶级改良主义思想滥觞于中国；19世纪80年代以后，这种思想影响日益广泛，波及意识形态领域里的各个方面。代表人物是王韬和郑观应等人。最早明确提出改良主义的王韬指出：中国当时自然科学的落后，实际上是因为传统哲学、宗教的束缚。为了中国的生存与发展，不但要学习西方自然科学知识，更要以自然科学反对宗教。这是近代无神论思想的萌芽，具有一定的进步意义。

　　甲午战争以后，资产阶级改良思想迅速发展，迅即成为一种政治潮流。中国近代史上一次规模最大的资产阶级改良主义运动——戊戌变法就是在康有为、梁启超、谭嗣同、严复等人倡导下发起的。他们认为"变易"是客观世界的普遍规律，社会欲得进步，必须进行改革，但不是革命，只是要求逐渐进步。与此同时，早期传播资产阶级民主主义思想的邹容、陈天华、章太炎等人不但宣扬了西方进化论、天赋人权论，亦十分广泛地宣传了资产阶级旧民主主义的革命思想。

　　革命先行者孙中山先生无疑是一位杰出的思想家。他的世界观和哲学思想深受 19 世纪实验科学的影响，其进化观突出了积极进取的变革思想，反对改良派只承认进化而否认革命的庸俗进化论。他积极提倡"行"在先，"知"在后的"行先知后"论，反映了唯物主义的认识论观点。但他的唯物主义观点是自发的、不彻底的和机械的。在认识论的一些根本问题上，表现出二元论的偏向，反映了民族资产阶级思想家的局限性，最终结果就是反帝、反封建的不彻底性。

爆发于 1919 年的"五四运动"，揭开了我国新民主主义革命的序幕。"五四"时期，鲁迅、陈独秀、胡适、李大钊等思想先驱的文化先驱，掀起了具有世界意义的新文化运动，高举"民主"与"科学"的大旗，对国民的文化自觉、思想自由产生了重大影响。李长春《在纪念五四运动 90 周年大会上的讲话》指出："……五四运动，孕育了爱国、进步、民主、科学的伟大五四精神。……先进青年知识分子高端民主和科学旗帜，积极探索指导中国人民根本改变受奴役、受压迫地位的科学真理和发展道路。"

马克思主义哲学的产生，是人类哲学史上革命性的重大变革。它不仅是过去一切旧哲学的分水岭，马克思说："哲学家们只是用不同的方式解释世界，而问题在于改造世界。"马克思主义使人类认识自然、改造自然的主观能动性达到一个更高、更新的阶段。即马克思主义哲学不但是认识世界的哲学，还是改造世界的哲学。而列宁主义关于国家与政党学说对中国的影响，更是直接的、巨大的。"十月革命一声炮响，给中国送来了马克思主义"（毛泽东《论人民民主专政》）。"五四运动"中后期，以陈独秀、李大钊、毛泽东、李达、张国焘、李汉俊等一大批具有初步共产主义思想的知识分子，在北京、上海、武汉、长沙等地乃至全国范围内掀起了学习和宣传马克思列宁主义的思想运动、启蒙运动，建立了中国共产党。共产党人用辩证唯物主义和历史唯物主义的世界观，分析和解决中革命的实际问题，经过二十八年的艰苦奋斗，取得了革命的胜利、国家的独立和民族的独立。

第三节 北洋和国民政府统治下中医药学的 生死危亡与红色区域的勃勃生机

百年来，由于帝国主义利用西医学推行侵略政策，加之北洋政府和民国政府崇洋媚外，奴颜婢膝，极力主张废除中医，使中医药学的发展，遇到了空前严重的阻力，甚至濒临消亡的境地。同时，西方医学在我国广泛传播，客观上为我国带来了新的医学科学知识，对我国人民保健事业起了重要的作用。但是，也由此形成中、西医并存以至对立的局面。

一、北洋政府与民国政府的毁灭中医与中医界的抗争

无产阶级革命导师列宁曾经指出："中国人的确憎恶欧洲人……他们是憎恶欧洲资本家和唯资本家之命是从的欧洲各国政府。那些到中国来只是为了大发横财的人，那些利用自己的所谓文明来进行欺骗、掠夺和镇压的人，那些为了取得贩卖毒害人民的鸦片的权利而同中国作战的人，那些用传教的鬼话来掩盖掠夺政策的人，中国人难道能不痛恨他们吗？"（《列宁选集》第1卷）。当帝国主义武力侵略之际，列强们把文化侵略的触角亦伸进中华大地。同时，西方教会亦不甘落后，纷纷在中国推行西方文化、教育、哲学、医学等。当民族存亡的紧要关头，作为内因，中国在政治和思想文化主张方面，出现了一系列具有重大影响的新思潮。统治阶级内部分化出顽固派和洋务派。前者主张闭关锁国，维护现行统治；洋务派致力于"师夷长技"，以图"自强自富"。并从洋务派中又分化出改良派，主张变法维新，向西方学习，寻求真理，宣传"新学""西学"，反对"旧学""中学"。这些思想对文化界、医学界产生了重要影响。特别值得指出的是，随着西方列强的入侵，西方医学大规模传入中国并很快由沿海传播到内地。从此，中国就开始了两种医学并存的局面。

但是，必须承认，传教士医生把西医西药知识传入中国，为中

国培养了一大批医药技术人员，那些在中国工作的外国医护人员除了一部分是列宁批评的帝国主义的走狗外，他们并不都是帝国主义分子。有一些传教士是出于人道主义的信念，或基于个人宗教信仰到中国传教和行医的。西医的传入，客观上输入了西方先进的医药学知识和技术。至辛亥革命前，在中国翻译出版的现代医学书籍已经超过了百余种，现代医院近百家，它们所具有的科学技术和实用技术，是超越了国家、民族和宗教界限的。因此，中国人民不但乐于积极接受，最终还成为中国人民战胜疾病、保护健康的重要手段。

导致中医学的生存发展遇到了空前严重危机原因，一是中医学自身的原因，那就是清王朝在早期推行尊经复古，考据之风盛行，导致医学偏离临床方向，中医学几乎成了玄学。尽管出版了大量医书，但与解决人民疾病并不相干。二是西风东渐，政府甚至一些社会名流，纷纷崇尚"西方科学"，片面尊崇西医西药，视中医中药为旧学，要求取缔中医药学。

随着西方传教士带来的西方医学在中国的发展，"废除中医"的声音开始出现。

近代中国主张废除中医的始作俑者，当为清末国学大师俞樾。1879 年，俞樾发表《废医论》，不久，又发表《医药说》，提出"医可废，药不可尽废"的观点，此即近代"废医存药"思想之滥觞。随着俞樾"存废"说逐渐扩大，至 1900 年前后，思想界已出现否定五行说的思潮。至民国时期，废止中医作为当时"中西文化之争"社会思潮的一部分，在思想界乃至政界都引起激烈的争论。作为中国传统文化的一部分，中医药学被当作旧传统、旧文化一并否定。当时最有影响的思想家如陈独秀、胡适、鲁迅、梁启超等大都持有这种观点。

北洋政府成立之初，曾模仿日本明治维新的措施，全面推行西洋医学，摒中医于现代医学教育之外，而蒋介石国民政府更是有过之而无不及，一心置中医学于死地。1914 年，北洋政府教育总长汪大燮竟然提出废除中医中药；1925 年，拒绝把中医纳入医学教育，使中医陷入困境。无独有偶，国民政府在歧视、摧残中医学的路上越走越远。

1912 年北洋政府统治时期，当时的政府以中西医"致难兼采"为由，在教育部第一届临时教育会议上，通过并于随后颁布了《中华民国教育新法令》。该法令前后颁布两次（1912 年 11 月和 1913 年 1 月），都没有把"中医药"列为教育学科，而是只提倡专门的西医学校。此即近代史上著名的"教育系统漏列中医案"。

1913 年颁布的第二个《中华民国教育新法令》依然把中医排斥在教育体系之外。对此，北洋政府认为中西医"致难兼采"，只能"先其所急"，而"专取西法"是"合于世界进化之大势"，依然拒绝将中医列入教育计划。同年 10 月，上海神州医药总会会长余伯陶等联合全国 19 个省市中医界和同仁堂、西鹤年堂等药业人士，组织了"医药救亡请愿团"，推举代表赴京请愿，要求教育部设立中医药专门学校。为抚慰中医界的情绪，谎称"非有废弃中医之意也"。

国民政府早就有人提出"取消中医"。留洋医学博士、时任国民党中央执行委员会的褚民谊和时任行政院长的汪精卫借此大做文章，鼓吹全盘西化。

1929 年 2 月 23 日至 26 日，南京政府卫生部召开第一届中央卫生委员会议。会上讨论了四项关于"废止中医"的提案，最后通过了废止中医案——《规定旧医登记案原则》。议案一旦实施，中医的废止便只是时间问题了。因此，在议案及余云岫的《废止旧医以扫除医事卫生之障碍案》公布后，立即遭到中医界的强烈反抗，也引起社会各界的强烈反响。

3 月 17 日，全国 281 名代表在上海召开全国医药团体代表大会，成立了"全国医药团体联合会"，组成请愿团，要求政府立即取消议案。社会舆论也支持中医界，提出"取缔中医就是致病民于死命"等口号。

主张废止中医的余云岫是留学日本学习西医、时任国民政府内政部卫生专门委员会委员，他与汪企张等纷纷在各大报刊上发表废止中医的言论，回应中医界的批评。双方的争论已经由学理讨论泛化为政治意识形态争论。

面对全国中医界发起的强大舆论压力，当时的卫生部长薛笃弼处于风口浪尖上，急于化解与中医界的冲突，所以一再公开表示并无废止中医之意。在面对中医请愿代表时，当面表态："本部长对于行政方针，以中国各情为左右，对于中西医并无歧视。"并且承诺"我当一天部长，决不容许这个提案获得实行"。

不久，国民政府文官处批示：撤销一切禁锢中医法令。但是，仍然禁止中医参用西法西药，禁止中医学校立案，禁止中医开设医院。各地中医学校改成中医传习所，次年又改称中医学社。此举又引起中医界的抗争。废存双方的争论一直持续。1934 年傅斯年的《所谓"国医"》和《再论所谓"国医"》的发表，又在舆论上掀起了一场激烈的中西医之争，直到抗日战争爆发后才趋于平和。

1946 年 2 月，离国民党及其政府"还都"南京不及半年，正是百废待兴之期，国民政府教育部即迫不及待地指令上海市教育局取缔上海中医学院及新中国医学院（尽管两校联合上海各中医团体多次交涉、抗争达一年之久，最终还是被勒令关闭）；4 月，四川省教育厅取缔武胜县私立建民中医专科学校，广东省教育厅取缔广东光汉中医专科学校；6 月，南京政府卫生署命令各地卫生局，规定中医不得再称医师；11 月，南京政府卫生行政会议规定，严禁中医使用西药；与此同时，上海举行特种专业考试，在中医考试中，上海各中医学校毕业生无资格参加。至此，民国政府在垂死前的倒行逆施，使中医教育、行业遭受了前所未有的打击。而中医界以及全国人民的吁请呼声，甚至反击与抗争，更是此起彼伏，几乎贯穿于中华民国在大陆的整个历史阶段。

日本最早出现了废止中医（日本称为"汉医"）。明治维新以后，日本汉医界本着"科学救国"的精神，主动提出废除汉医，尊从"兰医"（荷兰医学）。但到了 20 世纪 50 年代，经过 100 多年的变迁，日本医学界认识到"现代医学"并不是万能的，又强烈要求恢复和振兴汉医。这一运动持续至 20 世纪 80～90 年代，并于此达到高峰。

北洋政府至南京政府统治中国几十年间的倒行逆施，成为中医历史上最为艰难曲折的时期，尤其是中医教育，更是屡陷绝境。尽管这两届政府的情况各异，但对中医的摧残和毁灭则是完全一致的，更是一脉相承的。然而，这两届政府及其西化派对中医的压制和排斥使中医教育事业受到空前的摧残和损失，但中医界始终没有停息自己的努力，一面与反动当局及废止中医派拼力抗争，以图自保；一面坚持不懈地维持中医教育的残局，兴办了一些中医学校，培养了一大批中医人才，才使中医界后继有人，这些人基本构成了新中国建立后中医药事业的中坚力量。

二、中国共产党领导下的红色区域的卫生工作

就在民国政府继北洋政府之后，进一步祸害中医之际，中国共产党领导的武装割据下的红色政权在全国各地建立起来。与国民党和民国政府对中医的残酷、破坏形成鲜明对照的是，在红色区域内，中国共产党领导人民一边武装保卫红色政权，一边建设自己的家园。同时，在这些地方，共产党把人民的卫生健康事业搞得热火朝天，在医院的设置、人员的培养、管理机构的完善以及军队的卫生工作等方面做的有声有色，尤其是中医学工作，受到极大的重视和尊崇。在中国国共两个并列的政权中，在共产党领导下的区域，中医学受重视的程度、发展的程度，较之国统区、沦陷区，无异于天壤之别。中国共产党在长期的革命斗争中，对中医中药巨大作用的认识、信赖和运用，远胜于北洋政府、国民党及其国民政府。从此，中医学的发展得到了政策与法律的保障，进入到一个正常的发展时期。

1921年7月，中国共产党诞生。1927年10月，自毛泽东同志率领秋收起义的队伍在井冈山建立红军医院开始，就宣告了中国共产党领导下的卫生工作揭开了历史的新篇章。她经历了第一次国内革命战争、第二次国内革命战争、抗日战争、解放战争四个历史时期，在冒着枪林弹雨为红军、八路军、新四军、人民解放军提供医

疗服务的历史过程中，取得了辉煌成绩。

在艰苦的战争岁月，中共领袖十分重视军队的卫生事业。1928年毛泽东同志在《中国红色政权为什么能够存在》一文中把"建设较好的红军医院"与"修筑完备的工事，储备充足的粮食"并列，作为巩固革命根据地的三项方法之一。1933 年 3 月，中华苏维埃临时中央政府颁布的《卫生运动纲要》更明确提出："苏维埃政府是工农自己的政府，他要解决工农群众切身痛苦，污秽和疾病就是他要解决的一个大问题。"

早在红军时期，根据地就注意发挥中医的作用。在井冈山红军医院里，已采用中西两法治疗。内科用中医中药医治，外科（创伤）由西医治疗。中央红色医院有西医名医傅连暲博士，亦有知名中医杨振德女士（她是红色政权下的第一个中医师，为邓颖超同志的母亲）。1931 年，中华苏维埃共和国在福建长汀县设立中央红色医务学校，讲授战时急救、医药卫生常识和中医课程，编著了《中医方剂讲义》等教材。在闽西的医院也成立了中医部。长征时期，中央红军总卫生部医政局设有中医科；红四方面军总医院设有中医部，1933 年冬改为中医医院，直属卫生部领导。红军进入四川之后，聘请大量中医参加工作。因此，该医院的中医医师不久即由 3 名发展到 50 多名。为团结中医，除政治上关怀外，还给予优厚的待遇，老中医吃小灶，每月还发给生活津贴费，行军时坐滑竿，外出看病备马，一切优待都有正式规定。

在红军的许多医院里，都设有中药科、采药队，上山采药成了红军时期解决药品缺乏的一项有效措施。红四方面军在川陕根据地时还专设有一个连负责煎中药，每一个排分管几个药罐。在闽北、湘赣、川陕、鄂豫皖等苏区的医院也都设有草药科、采药队和中药房，负责采药、制药，并且收集群众中的单方、偏方，同时还配制一些传统名方和民间验方，如香连丸、牙痛散等。

在川陕根据地，红四方面军举办了中医研究班，组织中医 20多人，边工作，边学习，集体讲学，共同提高。为培养中医药人才，还开办了红色中医研修班，并采用老中医带徒弟的办法，使得红军中的中医队伍逐步扩大。由此可见，共产党在战时已经重视发挥中医中药的力量，注意团结中西医医务工作者。

就在抗日战争即将结束的 1945 年 4 月，毛泽东同志在中共七大作政治报告时指出："应积极地预防和医治人民的疾病，推广人民的医药卫生事业。""对于旧文化工作者、旧教育工作者和旧医生们的态度，是采取适当的方法教育他们，使他们获得新观点、新方法，为人民服务。"（《论联合政府·我们的具体纲领》）这实际上是共产党领导下的卫生工作的真实写照。抗日战争时期，随着卫生干部队伍的不断发展，有更多的中医参加了抗日工作。1944 年延安文教大会提出了"中医科学化"的口号，要求："中西医应该相互学习。西医有义务使中医获得新的医学知识，以为人民服务。"此后，中西医关系在老解放区有了很大的转变，中医获得了西医的知识和技术，丰富了中医学，西医也学会了中药知识。在陕甘宁边区，还开办了全边区与各区的中医训练班，1938 年延安还成立了保健药社，隶属于边区政府领导的中医中药机构；1941 年成立总社，在各乡设分社 26 处，遍布于延安、延川、清涧、绥德、吴堡等 20 个县、市。在戎马倥偬的岁月，组建了国医研究会，附设中医训练班、研究室、图书馆、门诊部等。1945 年 3 月，延安成立了边区中西医药研究会，确定了"中西医合作"的方针，延安市政府为此曾三次召开中西医会议，以促进中医、西医的精诚团结、相互学习和共同提高。

中国共产党的真诚朋友、闻名遐迩的陕北爱国民主人士、以建言"精兵简政"的远见卓识而名垂近代史册的陕甘宁边区政府副主席李鼎铭先生，也是一位著名的老中医师。1938 年毕业于华北国医学院后，李鼎铭拜名医汪逢春为师。曾任北京中医医院主任医师，擅长治疗男科、妇科、儿科和内科疑难杂病。在被选为陕甘宁边区政府副主席后，李鼎铭举家迁住延安，成为中央领导同志身边的一位良医。在工作之余，他经常为毛泽东、谢觉哉、徐特立、林伯渠等人推拿按摩、望闻问切，也是在这段时间内，他们建立了深厚的友谊。毛泽东相信中医李鼎铭，常常请他看病。由于社会不良风气的影响，中医师被西医师瞧不起。但李鼎铭处方每获良效，西医们不得不信服。毛泽东经常和李先生探讨政权建设，乃至包括中医事业在内的一些问题，并通过老先生向党外人士表达共产党和他们合作的诚意。李鼎铭先生的诊疗业绩无疑也影响了毛泽东关于卫生事业特别是中医工作的决策。后在毛泽东的倡导下，陕甘宁边区成立了中医研究会、中西医协会、中医保健社。李先生在繁忙的公务之余积极参与

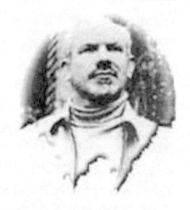

诺尔曼·白求恩（Norman Bethune）（1890—1939）

活动，并兼任过中医训练班主任，推进了中医中药事业的发展。

抗日战争时期，受加拿大共产党和美国共产党的派遣，来华援助中国抗日的加拿大共产党员白求恩同志因公殉职后，在共产党所领导的八路军、新四军及其总部引起了极大的震动。1939 年 12 月，毛泽东亲自撰文《纪念白求恩》，对白求恩同志做出了极高的评价，指出："从前线回来的人说到白求恩，没有一个不佩服，没有一个不为他的精神所感动。晋察冀边区的军民，凡亲身受过白求恩医生的治疗和亲眼看过白求恩医生的工作的，无不为之感动。每一个共产党员，一定要学习白求恩同志的这种真正共产主义者的精神。白求恩同志是个医生，他以医疗为职业，对技术精益求精；在整个八路军医务系统中，他的医术是很高明的。这对于一班见异思迁的人，对于一班鄙薄技术工作以为不足道，以为无出路的人，也是一个极好的教训。""我们大家要学习他毫无自私自利之心的精神。从这点出发，就可以变为大有利于人民的人。"这篇文章，被当时称为"老三篇"，全国人民争相传诵。

抗日战争结束后，蒋介石及其政府发动了反共反人民的战争。中国共产党及其人民军队给战争的发动者予毁灭性的打击。随着解放战争的节节胜利，解放区的人民分田分地，翻身做主人，同时医

疗卫生事业也取得了巨大的进步，人民军队的医疗工作亦走向正轨，并对驻地居民予以诚恳的帮助。解放军总卫生部明确指示：在现有医院数量和设备均较实际需要相差甚远的情况下，要更加努力动员民间中西医药的一切力量。因此，各解放区中医中药的力量在解放战争中得到了进一步的发挥。1946年延安成立了43个卫生合作社，这是一种民办公助的医疗机构，也采取"中西合作，人兽兼治"的方针。同时，在中药研究与运用，以及针灸疗法的推广、中医著作的编著等方面也都取得了一些成绩。

与风雨飘摇的蒋家王朝统治下的社会、经济、人民卫生保健的悲惨状况形成了鲜明的对照，在解放区，人民的医疗卫生事业得到了极大的保证，军队建立了完善的保障机制和保障机构，重视发挥中医中药的作用，中医中药事业受到高度的重视，中医、西医团结协作，卫生工作取得了很大的成绩，也奠定了建立新中国后的基本医疗框架。

第四节　鸦片战争至中华民国时期的中医药发展状况

从鸦片战争爆发至中华人民共和国的成立，期间共计109年，中医药学腹背受敌，无数次陷于危殆境地。尽管如此，总体来看，亦取得了有一定的成就。主要表现在以下几个方面：

一、文献整理与学术研究

此际部分医家收集、整理和考证前贤著作，尤其是对经典名著诸如《内经》《难经》《伤寒论》《金匮要略》《神农本草经》等医籍的考证、注释、校勘、辑复工作，对于传承古代重要的医学典籍作出了一定的贡献。还有一些医家撰写了各科综合性的论著，出版了一定数量的中医学丛书、类书、医案、医话，仅王士雄一人即有数部医书问世，如王士雄撰、周镳汇集《王氏医案正编》，王士雄撰、张鸿等汇集《王氏医案续编》，王士雄著《圣济方选》《潜斋医话》《温热经纬》；俞震编、王士雄选编《古今医案按选》等，极大地丰富了中国医药学宝库。具有现代意义的入门书、工具书如《中国医学大词典》《中国药学大词典》，以及临证各科的通俗读物，更有中西医结合著作的出版。这些著作对保存、传播、普及中医药学知识和促进中医药学的发展起了重大的推进作用。

二、临床发展与中西汇通、中医科学化

尽管山河破碎，民生凋敝，疾病流行，加之西医风行于世，中医药学的发展受到了一定的限制，但是，这并不妨碍中医学家们在临床实践中，在内、外、妇、儿各科疾病诊治方面积累新的经验。其中，对温病、霍乱、中风、虚劳、疮疡、性病、麻疹、惊风、痘症以及眼、喉疾患的研究尤为突出。中西医事实上的长期并存，涌现出了中西汇通派。他们的学术主张就是试图把中医学与西医学加以汇通，从理论到临床、从药物到处方都提出了一些汇通中西医的见解，从而形成了中西汇通派的学术思想与流派。中西汇通派的学术思想和临床思维，对后世中医发展，尤其是新中国中西医结合学派具有诸多方面的影响。与中西汇通派形成大致相同的时间里，中医科学化思潮一并涌现出来。

三、药学探究与方剂蒐集

随着临床学的不断发展，此际，中医药学界对传统中药学的功效、主治、归经、毒性有了新的认知。此外，对古代本草学特别是已经散失于民间、海外的方药古籍进行了发掘、辑佚、校勘、出版，如顾观光辑《神农本草经》（1844）、姜国伊《神农本经经释》（1892）、戈颂平《神农本经指归》（1909）；更有用药经验的总结，对药物的鉴别和药效的研究取得新的成就；对方剂学的研究，表现为对理论的探讨、原著的整理和对民间单方、秘方、验方的收集等，取得了一定的成就。

四、中医教育与中医团体

在中医界面临着内外交困、生死攸关之际，中医药界的仁人志士不畏强暴，坚守中医阵地，毫不退让，创建了具有现代教育意义的中医药学校，编写了系统的中医药教材，组织了具有强大生命力的全国性、地区性中医学术团体与相关的组织机构，出版了多种中医药学期刊杂志，为维护和发展中医药学作出了可贵的贡献。

第五节　中医临床学科中的泌尿男科学成就

从1840年的鸦片战争直至1949年中华民国在大陆覆灭的一百余年里，外因帝国主义的政治、经济、文化的侵略，内因宋元明清的理学、心学遗毒蔓延，阴魂不散，以致深具东方传统文化特色的房中术趋于灭亡，男科学的发展亦近于停滞。

此时的男科学的成绩不惟不显，甚至濒于退化、衰亡，大多间附于内科著述之中，如唐容川的《血证论·男女异同》中，从气血水精的相互转化关系论述了两性的差异和相关男科学的内容；在淋浊、遗精等病种中提出了男精的生成及与气、血、水间的关系。秦伯未编著《清代名医医案精华》中收录叶天士等20位名人医案，其中有不少男科疾病的医案，仅"遗精"之病就收录了10位名医之验案；谢观所编大型辞书《中国医学大词典》《中国药学大词典》对男科学病名、病证等内容及男科疾病用药收录较多，对于男科疾病的临床应用及研究具有一定参考价值。

此际著名的医家、中西汇通学派的代表人物有唐容川、朱沛文、恽铁樵、张锡纯等；中医科学化主张者有丁宝福、陆渊雷、谭次仲、施今墨、时逸人等，尽管他们没有男科专著，但唐容川《血证论》和张锡纯《医学衷中参西录》则广泛讨论了男科生理、疾病诸问题。

一、唐容川

唐容川（1847—1897），晚清医家，亦称唐宗海，字容川。四川彭县人。为早期中西汇通学派代表人物之一，著有《中西汇通医书五种》。唐氏自幼习儒，天资慧颖，勤奋好学，为诸生时已名闻巴蜀，门弟子常数十人。于光绪十五年中进士，授礼部主事；曾任广西来宾知县。唐氏一生除读书为官外，兼攻岐黄，虽涉足仕途，而其成就依然在医学领域，主张"好古而不迷信古人，博学而能取长舍短"。在当时西医日渐流行，中医趋于危殆之际，尝试中西汇通，以证明中医的科学

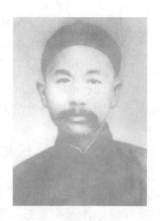

唐容川

性，成为中国早期中西医汇通派代表人物。经过长期研究发现，西医长于"形迹"，中医长于"气化"，认为中西医各有千秋，强调"损益乎古今"，"参酌乎中外"，并试图用西医解剖、生理等知识来印证中医学说。在前人学说的启示下，特别是受杨西山《失血大法》影响，深入研究了气血水火、血证与脏腑、脉证死生、用药宜禁等理论与临床诸多问题，在长期的临床实践中，对血证进行了深入的研究，积累了丰富的经验，形成了独特的气血理论和治血思想。提出了治疗血证的"止血、消瘀、宁血、补血"四大治疗原则。著《血证论》8卷（1884），另有《本草问答》两卷（1893）、《金匮要略浅注补正》9卷（1893）和《伤寒论浅注补正》7卷（1893）（系对陈修园《金匮要略浅注》和《伤寒论浅注》两书的删补、正误，并融汇中西医之说而成）、《中西医汇通医经精义》。唐容川先生上述五书合称《中西医汇通医书五种》。

《血证论》设"男女异同论"篇，从"男子主气"的论点，用逻辑推理方法讨论了男女生理上的差异；从生理、病理（如淋浊、遗精等病）、男精的生成，以及人类精、血、水、气之间的关

系和相互转化阐明了男女之差别，具有独特的见解，为男科生理、病理内容进行了补充和发展。

对于尿血证，唐氏认为："膀胱与血室，并域而居，热入血室则蓄血，热结膀胱则尿血。尿血乃水分之病，其病之由，则有内外二因，在病情上又分虚实。外因大多为太阳阳明传经之热，结于下焦。症见身有寒热，口渴腹满，凡小便不利，溺血疼痛，宜桃仁承气汤治之；或小柴胡汤加桃仁、丹皮、牛膝。"可见唐氏关于尿血证分类方法及其治疗方法，即是对张仲景学术思想的继承，也有唐氏个人理论与临床的发展。

对于遗精证，唐氏认为，本病多因心经遗热于小肠，肝经遗热于血室所致。症见淋秘割痛，小便点滴不通者为赤淋，治宜清热为主。清心经之热，以导赤散加炒山栀、连翘、丹皮、牛膝；治肝经之热，以龙胆泻肝汤加桃仁、丹皮、牛膝、郁金；亦有兼治肺经之热，主张以人参泻肺汤去大黄加苦参，或清燥救肺汤加藕节、蒲黄。

随着现代中医学，特别是中医男科学对活血化瘀理论的不断深入，唐容川及其《血证论》的理论与实践必将为更多的中医，特别是男科学医师所重视。

二、张锡纯

张锡纯（1860—1933），晚清至民国间著名中医学家，中西汇通派代表人物之一。字寿甫，河北盐山人。出身于书香之家，自幼读经书，习举子业，并长于诗词歌赋。经过两次闱试不售，遂遵父命改攻岐黄，上自《内》《难》《伤寒》《金匮》，下迄历代学说，觅览无遗。受时代思潮的影响，张氏广泛接触西医，经过十余年的理论学习与临床实践，至1900年前后，张锡纯医名已著于国内，其衷中参西的学术思想已趋于成熟。

1909年，完成《医学衷中参西录》前三期初稿。此后，即在军队担任医官；1918年，张锡纯受聘于近代中国第一家中医院——奉天（今沈阳）立达医院。1928年定居天津，创办国医函授学校，培养了大量中医人材。《医学衷中参西录》全书共 7 期，原书从 1918 年至 1934 年分 7 期陆续刊行。计 30 卷，约 80 万字（第 8 期为其传人于 1957 年献出的遗稿）。

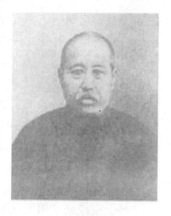

张锡纯

张锡纯长于内科疑难杂病的诊疗，对于在当时归附于大内科的男科病变如淋浊、癃闭、不育、尿血等，亦有深刻的见地。张氏据传统的淋浊分类方法，提出了相应的经验方药，对毒淋亦提出相应的治疗方案。

对于花柳毒淋，乃今日所谓奈瑟球菌感染所致淋球菌性尿道炎，症见尿道疼痛异常，或兼白浊，或兼溺血者，主以（自拟）毒淋汤（金银花、海金沙、石韦、牛蒡子、甘草梢、生杭芍、三七、鸭蛋子）、消毒二仙丹、澄化汤等方，方内皆用鸦胆子。张氏认为："不知中药原有善消此等毒菌，更胜于西药者，即方中之鸭蛋子是也。盖鸭蛋子味至苦，而又善化瘀解毒清热，其能消毒菌之力，全在此。又以三七之解毒化腐生肌者佐之，以加于寻常治淋药中，是以治此种毒淋，更胜于西药也。"

不过，张锡纯之所谓"癃闭"，其意远胜于古今。其将西医所言肾病尿毒症、肝病肝硬化、妊娠晚期等排尿困难、尿潴留皆归于本病范畴论治，非独前人或今日之谓男性前列腺增生症也。

前贤之疗淋浊，主以化湿导浊；张锡纯之治淋浊，依然遵循前贤之论，但又独辟蹊径，按血、膏、气、劳、砂、寒六证论治，加之对毒淋研究，竟别开生面。

从张锡纯《医学衷中参西录》上篇第三卷之论，可见其对于血淋，主以收敛固脱，自创理血汤（生山药、生龙骨、生牡蛎、海螵蛸、茜草、生杭芍、白头翁、真阿胶），并以之加减治疗大便下血证。张锡纯认为："血淋之证，大抵出之精道也。其人或纵欲太过而失于调摄，则肾脏因虚生热；或欲盛强制而妄言采补，则相火动无所泄，亦能生热，以致血室（男女皆有，男以化精，女以系胞）中血热妄动，与败精溷合化为腐浊之物，或红或白，成丝成块，溺时杜塞，牵引作疼……此证，间有因劳思过度而心热下降，忿怒过甚而肝火下移以成者，其血必不成块，惟溺时牵引作疼。此或出之溺道，不必出自精道也，投以此汤亦效。"

对于溺血，张锡纯认为：此证"不觉疼痛，其证多出溺道，间有出之精道者。大抵心移热于小肠，则出之溺道。肝移热于血室，则出之精道。方中加生地黄者，泻心经之热也。若系肝移热于血室者，加龙胆草亦可。按：溺血之证，热者居多，而间有因寒者，则此方不可用矣"。

对于膏淋，张锡纯认为："膏淋之证，小便溷浊，更兼稠黏，便时淋涩作疼。此证由肾脏亏损，暗生内热。肾脏亏损则蛰藏不固，精气易于滑脱；内热暗生，则膀胱熏蒸，小便改其澄清。久之三焦之气化滞其升降之机，遂至便时牵引作疼，而混浊稠黏矣。"乃创膏淋汤，药用生山药、生芡实、生龙骨、生牡蛎、大生地、潞党参，以期提其气化、补虚收摄，兼化滞涩。

对于气淋，张锡纯认为："气淋之证，少腹常常下坠作疼，小便频数，淋涩疼痛。因其人下焦本虚，素蕴内热，而上焦之气化又复下陷，郁而生热，则虚热与湿热，互相结于太阳之府，滞其升降流通之机，而气淋之化之药佐之。"乃自创气淋汤，药用生黄芪、知母、生杭芍、柴胡、生明乳香、生明没药，以升补气化为主，兼以滋阴利便流通气化副之。

对于劳淋，张锡纯认为："劳淋之证，因劳而成。其人或劳力过度，或劳心过度，或房劳过度，皆能暗生内热，耗散真阴。阴亏热炽，熏蒸膀胱，久而成淋，小便不能少忍，便后仍复欲便，常常作疼。"乃自创劳淋汤，故用生山药、生芡实、知母、真阿胶、生杭芍，以滋补真阴之药为主，而少以补气之药佐之，又少加利小便之药作向导。张锡纯据临床经验所得，明确指出："此证得之劳力者易治，得之劳心者难治，得之房劳者尤难治。又有思欲无穷，相火暗动而无所泄，积久而成淋者。宜以黄柏、知母以凉肾，泽泻、滑石以泻肾，其淋自愈。"

对于上述四淋证，张锡纯尤喜以山药为君，认为：山药性与淋证最相宜。阴虚小便不利者，服山药可利小便；气虚小便不摄者，服山药可摄小便。作者指出："盖山药为滋阴之良药，又为固肾之良药，以治淋证之淋涩频数，诚为有一无二之妙品，再因证而加以他药辅佐之，所以投之辄效也。"

实际上，历代先贤所创治淋之方，皆有心得，惟张锡纯之论最精：①论述之精，条分缕析，析出淋证发病因机，独重房劳伤在淋浊证发病中的意义；②用药之精，廖廖数味，药简量轻，且以生品为主，即所谓轻灵透达，导邪于外也。

至于张锡纯之论治毒淋花柳，实为发前人所未发也。张锡纯就毒淋一证，即创有毒淋汤、消毒二仙丹、鲜小蓟根汤、朱砂骨湃波丸等方。

张锡纯对男科梦遗之证，除辨证论治之外，亦擅长以"运气法"治疗。认为青少年梦遗，多为心理疾病，须以心理治疗和气功治疗，指出："心病难医。少年梦遗之病，所谓心病也，故治此病者用药颇难见功。曾见方书载有人患此病，百药不效，有僧教以自尾闾，将气提起如忍大便之状，且耸肩缩颈如用力顶重物，其病遂愈。"此法实为古代房中术之性修炼，现代性心理治疗学之所谓"耻骨—尾骨肌训练法"也。

此外，张锡纯对一些男科疾病的病因提出新的见解，如对成年男子梦遗证，认为："梦遗之病……此乃脑筋轻动妄行之病，惟西药若臭剥抱水诸品，岁为麻醉脑筋之药，而少用之实可以安靖脑筋。若再与龙骨、牡蛎诸药同用，则奏效不难矣。"由此体现出张锡纯中西汇通的学术思想。

附：《杂病广要》

《杂病广要》，日本知名中医学家丹波元坚（1795—1857）撰于日本嘉永六年（1853 年）。元坚，字亦柔，号茝庭，历任幕府医学馆教谕、督事、法眼与法印等职务。著有《素问绍识》《伤寒广要》《伤寒论述义》《金匮述义》及《药治通义》等，并以此获江户时期汉方医学考证权威之誉。本书计40卷，为内科杂病学著作。全文以汉字撰写，收录中国清代及其以远文献300余部。分为5类，即外因、内因、气血、脏腑、身体，列中风、虚劳、寒疝、遗精、白浊、瘘（阳阴）痛等73门。作为考证派学者，其治学严谨，引证精当，兼收并蓄，指陈合理，取材适用，某些引论、文献在中国亦不复存世，足见其重要价值。

关于阴茎异常勃起，中医男科学认识久远，谓之"强中"，或云"肾漏""肾满漏疾""玉茎挺纵""茎盛不衰"等。《杂病广要》对本病进行了历史溯源、症候分析、理法方药，面面俱到。卷第14附"强中"一节，丹波元坚列举历代先贤之论，对本病作出了系统的研究，理论与临床俱备。作者先引《巢氏病源》云："强中病者，茎长兴盛不痿，精液自出，是由少服五石，五石热住肾中，下焦虚。少壮之时，血气尚丰，能甜于五石。及至年衰，血气减少，肾虚不复能制精液。若精液竭，则诸病生矣。""玉茎硬不痿，精流无歇，时时如针状者，捏之则脆碎，此为肾满漏疾。治用韭子、破故纸各一两为末，每服三钱，水一盏，煎至六分，每日三次，愈即住服。《鸡峰》按：《本草纲目》引夏子益《奇疾方》，肾满作肾滞。强中多因耽嗜色欲，及快意饮食，或服丹石，真气既脱，药气阴发，致烦渴引水，饮食倍常，阴气常兴，不效精出。故中焦虚热注于下焦，三消之中最为难治。《得效》按：消渴强中是别证，此说可疑。"

传统中医认为，强阳不倒属肝胆湿热，或阴虚火旺所致，主以龙胆泻肝汤、知柏地黄丸等。丹波元坚据《本草经疏》《医通》之论，认为属于肝火强盛，命门火实，或因孤阳无阴所致。在疾病转归上，认为本病因肝火盛强，金石性发，其证茎盛不衰，精出不止，多发消渴、痈疽等症。在治疗上，下焦伏火者，宜知母、生地、麦冬、黄芩、黑参、甜桔梗、黄连、栝蒌根、地骨皮、石膏、生甘草、大豆、猪肾之类，以解毒为主；肾虚肝热，宜用熟地、龟板、丹皮、茯苓、黑参、沙参、天冬、麦冬、泽泻、五味之类，以补阴为主。

中医男科学对于阳痿的研究，可谓代不乏人，且成果累累，文献典籍汗牛充栋。丹波元坚收集了《黄帝内经》和张景岳等先贤之论，加以发挥，认为本病病因不一，多由肾虚伤肝、郁火湿热和思虑惊恐所致。《杂病广要》"卷第三十六身体类·附阴痿"接受了《医碥》的临床观点，认为阳痿的病因有六：①先天如此，为"天禀使然，而不可强者也"。②惊恐伤肾，恐则精却，"有所恐惧，而气馁也"。③心气逆乱，即"神摇火飞，气上不下也"。上述三证，皆无身体器质性改变，多为心理病变所致，特别是第一种情况，多属先天性性无能症。④肝经湿热所致，即"湿热太盛，下注宗筋，弛纵不收也"。⑤极意房帏，肾阳受戕。即"耗散过度，命门火虚也"。⑥肾精亏虚，阴虚火旺，即"肾水虚衰，热盛，壮火食气也"。在治疗上，丹波氏仍然主张补肾培元，列"培元诸方"，有梅觉春丸（专治阳事痿弱）、鹿茸酒（治阳事虚痿，小便频数，面色无光）和阳事微弱（紫梢花、生龙骨、麝香）与阴痿不兴易简方（蜂房）。此外，丹波氏还重视阳痿的心理治疗，曾以婴幼儿的自然勃起来反证成年男子性心理改变与勃起障碍的相互关系，指出："阳动则举，阴静则痿。虽无欲亦然观小儿子夜峻作可知，况有心者乎。然而不举者，则气不从心也。"

《杂病广要》"卷第三十四"将遗精与消渴、赤白浊、小便多诸证置于一篇共同讨论，以"其治相近，其方宜互酌用"。这是一种与传统的分类法不一致，基于临床经验的分类方法，对遗精病变的认识，具有十分重要的意义。丹波氏提出了"败精失道""精塞水窍"两证，指出："所谓败精失道者，败精不泄，而有所蓄滞也。"又，"精塞水窍不通，属房欲不遂，或惧泄忍精，或老人气不足以送精出窍。"这种观点为现代中医男科学活血化瘀法提供了理论基础。

第六节　中医男科学的发展状况

受清末民国初期的政治、经济、文化以及西医冲击与自身因素的影响，此际包括中医男科学在内的中医药学的发展，已经进入到一个缓慢的阶段，唯中西汇通派的出现与发展，成为此期学术成就的一大亮点。但是，相对于其他中医学科而言，中医男科学此期取得的成就不大，但是，陆清洁编著《大众万病医药顾问》，使中医临床各科（包括男科）资料得到了很好的收集整理。该书计16种，每种论述一科疾病，男科资料主要集中在"性病科""内科"及"妇人科"等篇之中，共论男科疾病十余种，对每一病均从病源、症状、变证、疗法、调养、方解等诸方面详加阐述。《大众万病医药顾问》"性病科"篇，除女科外，皆为男科病内容。在该科总论中列有用药、服药、煎药、卫生、医理"五须知"，望诊、闻声、闻证、切脉"四要诀"，并在"总诀"中提出了治性病之"六要诀"，内容包括戒手淫（自慰）、绝欲和以补药为主治疗，以及对阴痿、失精、早泄的运动医疗疗法等。总之，该书对男科内容的论述较之前任何时候的论著均较详细，对男科学的发展做出了积极的贡献。

同一时期的《中国医药汇海》对男科疾病的论述主要是前阴外科疾病，如阴囊毒、茎中痒等，共计11种。若把此书中的男性外科疾病与前期著作中所论男科疾病、生殖医学疾病、性传播疾病内容相结合，可以说此书基本上包括了现代中医男科学所含有的疾病范畴。

继于明清时期对男科病的病名、相关概念、鉴别诊断、诊治方药等认识的已有成果，1840年以降，出现了具有现代中医学分类方式的男科学专著，如《阳痿论》《秘本种子金丹》《男女房中秘密医术》《男女特效良方》《男女强壮法》等。

这一时期的医家通过大量的男科临床实践，积累了不少经验，有稽可考的男科医案达500余例，并且出版了男科病案专篇，如

《素甫医案·男病治效》，从而使中医男科学临床诊疗技术趋于丰富。

一、《秘本种子金丹》

《秘本种子金丹》，亦称《叶氏秘本种子金丹》，原题"吴门叶天士著"，2卷。该书首刊于清光绪二十二年（1896年），为一部专论房室与求嗣、育子著作。卷上为生殖医学专辑，如男女情兴、进火妙诀、男子三至、女子五至、五候等内容，甚至接受了传统房中术的"房中求嗣"的学术思想，内容大致与清竹林寺僧《竹林女科证治》卷四"求嗣"相同。文中明确提出生子专责男子，养精育子必须戒酒，并结合个人经验提出众多治疗男子不育的方药。

男科脉诊，始于仲景，继于叔和，其后代有阐发者。《秘本种子金丹》列"种子脉诀"，描述了男子不育的相关脉象，云："求子之脉，专责于尺。右尺偏旺，火动好色；左尺偏旺，阴虚非福。惟沉滑匀易为生息。微涩精清，兼迟冷极；若见微懦，入房无力；女不好生，亦尺脉涩。"

作者根据临床经验和对生活事件的系统观察，认为欲求子嗣，当"专责男子"，指出："子嗣有无之责，全归男子；而世俗专主妇人，此不通之论也。《易》曰：坤道其顺乎？承天而时行。夫坤之生物，不过顺承乎天；则母之生子，亦不过顺承乎父而已，安可以妇人为主耶？若以妇人为主，试观富贵之家，侍妾已多，其中岂无经水当期而无病者乎？有已经前夫频频生育，而娶以图其易者，顾亦不能得胎；更遭与他人，转盼生子者，岂不能受孕于此，而能受孕于彼乎？是以子嗣之有无，责专男子。无论老少强弱，俱要神足，神足全凭寡欲，寡欲则不妄交合，积气储精，待时而动，一举而成。世人不察，以小产专责之母，不育专付之儿，寿夭专诿之数，不亦谬乎？"这种与传统嗣育主要责之于女性相反的论点，是对实际生活的真实反映，也是符合临床实践的。

中医男科学认为，欲求子嗣，男必养精，女必养血。种子必先养精，《秘本种子金丹》接受了传统的求嗣理论，并提出了男子养精的具体措施：①寡欲；②节劳；③息怒；④戒酒；⑤慎味。作者认为，寡欲于男子至关重要，不惟多子，抑且长寿；关于节劳，作者认为："夫精成于血，不独房劳损吾之精，凡日用事物之间，其伤吾精者甚多：如目劳于视，则血以视耗；耳劳于听，则血以听耗；心劳于思，则血以思耗。吾随时而节之，而血得其养而与日俱积矣。"同时，养精还须息怒，因为多怒易于伤及心、肝、肾三脏，致令肝失疏泄、肾失封藏与心火妄动，戕害肾精。

现代遗传学、生殖医学已经明了酒精对胎儿的危害，并有"星期天婴儿"之说。《秘本种子金丹》十分明确地指出了饮酒对胎儿的危害："饮食之类，人之脏腑，各有所宜，似不必过为拘执，惟酒为不宜。盖胎种先天之气，极宜清楚，极宜充实，而酒性淫热，非惟乱性，亦且乱精。精为酒乱，则湿热其半、真精其半耳。精不充实，胎元不固；精多湿热，则他日痘疹、惊风、脾败之患，率已基于此矣。故求嗣者必严戒之。"在养精的理论中，作者强调了优胜优育与不赞成饮酒的态度："与其多饮，不如少饮；与其少饮，犹不如不饮，此胎元之大机也。若醉后入房，精荡而随薄矣。"

在治疗男女不孕不育症中，《秘本种子金丹》强调辨证论治，反对一成不变，固守成方，体现了作者临床灵活多变的治疗思路，指出："种子之方，本无定轨，因人而药，各有所宜。寒者宜温，热者宜凉，滑者宜涩，虚者宜补，去其所偏，则阴阳和而生化著，是即种子之奇方也。今人不知此理而但只传方，岂宜于彼者亦宜于此也？且或见一人偶中，而不论己之宜否，而偏听如神，竟相制服，一若张冠李可戴也？"作者重视求嗣者的服用药物、食物的单薄之味，对那些辛热壮阳之药品，乃至服石之物，更视为求嗣毒药，云："况所传种子之方，大抵兴阳壮热之品居多，甚至煅炼金石，及制取毒秽悍劣诸物，炫诡矜奇，但助房中之乐，不顾伤身之祸，求嗣者所宜慎也。"

关于男性不育（作者谓之艰嗣）的发病因机以及证治方药，本书提出了数十种治法，如：①肾精不足，精髓内亏者，主以左归丸；②肾精衰少者，主以固本丸；③肾精衰薄者，主以梦熊丸；④精滑不固者，主以种子丹；⑤精气清冷者，主以固本健阳丹；⑥阳痿精冷者，主以五子衍宗丸；⑦肾中精寒者，主以毓麟珠；⑧脾肾虚寒者，主以还少丹；⑨阳痿精衰者，主以赞育丹；⑩命门火衰者，主以右归丸；⑪相火太盛者，主以补阴丸；⑫相火炽盛，阳极阴伤者，主以延年益嗣丹；⑬鸡精（早泄）者，主以壮阳汤。此十三证候及其方药，所论极富创新，且方药之后，缀以细致的随证加减，更显作者临床思维之慎密，是历代治疗男性不育分证最细、用方最多之书。

现存 1896 年上海书局石印本、1997 年樊友平等《中华性医学珍籍集成》校刊本。

二、《阳痿论》

《阳痿论》，2 卷（未刻本），清末韩善徵著。韩善徵，清代医学家，字止轩，曲阿（今江苏丹阳）人。少习儒，后攻医，曾广搜医籍，精勤研读。光绪十九年（1893 年），曲阿一带疟疾广为流行，时医皆投小柴胡汤等无效，韩氏经读叶香岩疟案，发现时医皆执正疟之治时感疟，以致无效，或轻病变重，重病至死。遂潜心研究，广泛临证，纂成《疟疾论》（1897 年），为辑述疟疾较为全面之专书。另外，韩氏还撰有《痢疾论》4 卷、《阳痿论》2 卷、《金匮杂病辨》3 卷、《时病撮要》1 卷、《醒世琐言》1 卷，六书合为《韩氏医书六种》。《阳痿论》为我国现存最早的阳痿病论治专著。该书"卷上"论总义和病机，"卷下"列医案和方药，要言不繁，颇多见地。

男子阴茎勃起不能，《内经》谓之"阴痿"，历代多沿袭之。至明代张介宾《景岳全书·杂证谟》出，首称"阳痿"。韩善徵对阳痿病名作了解释，曰："阳者，男子之外肾；痿者，弱也，弱而不用，欲举而不能之谓。夫痿者，非不欲举之谓，乃不能举之谓。"在此，作者明晰了阳痿是"不能举"，非"不欲举"。以今观之，不能举属于阳痿（勃起障碍），不欲举属于性欲障碍（性欲低下，或无性欲）。二者无论病因病机，抑或证治方药，临床皆不一样。

该书对阳痿的病因病机论述甚为精学，对病理变化，韩氏力主阴虚，尚有痰痿、暑痿、瘀痿等古代典籍鲜有记载的特殊性阳痿者。该书不仅是阳痿病最早专著，也是对阳痿病论述最要者。韩氏之论，发人之未备，是研究阳痿病的重要文献。

《阳痿论》之论阳痿，独辟蹊径，发前人所未发者多矣。韩善徵针对前人将阳痿与阳虚等同而视之的流弊，明确提出阳痿发病"因于阳虚者少，因于阴虚者多"，据此之见，韩氏将肝、肾、胃、心阴虚之变所致阳痿分成四型，并拟定相关方药。肾阴虚者，主以二至丸、聚精丸；肝阴虚者，养肝和阴方；胃阴虚者，主以麦冬汤；心阴虚者，远志丸加柏子仁、枣仁、麦冬、熟地等。

对于特殊性的阳痿，韩善徵提出了因痰、因暑、因瘀等机理所致男子"不能举"者。阳痿因于痰湿所致者，多见于体丰气旺之人，必兼见痰凝气逆之候，治宜燥湿化痰，最忌峻补，方用自拟清气化痰丸，方由半夏、胆星、橘红、枳实、杏仁、瓜蒌、茯苓组成；夏月暑热阳痿，症见壮热心烦，口渴欲饮，蒸蒸自汗，喘咳，面垢齿燥，治宜清暑益气，最忌温热峻补，方用黄连解毒汤合生脉饮；跌仆所致阳痿，乃瘀滞精窍，真阳壅滞，宗筋不展，势遂不举，治宜通瘀利窍，方用自拟通瘀利窍方，方由桃仁、牛膝、两头尖、归尾、韭白、九制大黄、麝香组成；夏月暑热阳痿，症见壮热心烦，口渴欲饮，蒸蒸自汗，喘咳，面垢齿燥，治宜清暑益气，最忌温热峻补，方用黄连解毒汤合生脉饮。韩氏关于暑痿之论，在发病学上，与薛立斋所谓"如木得露则森立，遇酷暑则萎悴"的观点，是完全一致的。

现代性医学认为，性行为方式、性心理活动方式直接影响到双方的性感受和性满足程度。某些不当的性行为方式、性心理活动方式是某种性功能障碍尤其是阳痿、早泄的发病原因。《阳痿论》记述了男子因欲火大动，欲交媾而因女子"阻逆"等故而致阳痿的发病机制。韩善徵云："欲交媾则阳已举，而肾火已动，精气将聚于前阴，逆之则气凝精积而不得泄，阻塞于内，虽欲再举，而新运之精气，因旧结之精气所遏，无以直达于下，故阳痿。"可见，韩氏关于男性阳痿的研究，已经进入到性心理学范畴，更是对性活动、性心理反映的中医男科学角度的正确认识。

对于阳痿的治疗，韩氏认为，只要辨治精当，阳痿还是易于治疗的。但是，极力反对传统的、时行的滥行辛温燥烈、金石壮阳之品，明确指出这类辛热之品的危害性："独怪世之医家，一遇阳痿，不阅虚实内外，概与温补燥热。若系阳虚，幸而偶中，遂自以为切病。凡遇阴虚及他因者，皆施此法，每有阴茎反见强硬，流精不止，而为强中者，更有坐受温热之酷烈，而精枯液涸以死者。"这种真知灼见，其于今日之临床，依然具有现实意义。

中医基本理论认为，肾为先天之本，脾（胃）为后天之本，二者互为滋养。从男科学的理论进行阐发者，首推韩善徵。韩氏认为，胃气之强弱与性欲具有密切的关系，《阳痿论》云："胃强善啖之人，其于欲事必强；否则痿。是胃气能为肾气之助。"所谓"胃气为肾气之助"的观点，具有重大的临床学价值。可惜，长期以来并未受到重视，今后当加强研究。

现存《韩氏医书六种》（1897 年）韩氏稿本。

三、《男女房中秘密医术》

《男女房中秘密医术》，上、下二册，不分卷，怡养老人撰于民国六年（1917 年）。著者生平欠详。本书专论男女生殖系统及其相关疾病的因机证治。作者运用通俗易懂、言简意赅之笔，将常见的男女泌尿生殖系统的病变如淋浊、遗精、精脱、阴症伤寒、阳物诸病、杨梅疮、诸疝、阴挺、阴痔、阴痒、阴肿、阴痛、阴虱、胎孕、隐疾、阴冷、阴吹、产后阴疾、娼尼室寡经病、不孕不育等疾收罗殆尽，囊括现代泌尿男科学、妇科学所有病症，并逐一剖明，施以方药，俾羞于就医之患者，照章施治。

本书具有易简的特征，所论言简意赅，文字易读，但所述条例清晰，方药易行，如阴症伤寒（又名夹色伤寒，《华佗神医秘传》谓之阴毒伤寒），《男女房中秘密医术》谓"此男女交合不慎之病也"。发病源于男女性交后外受风寒，或食生冷等物，以致腹痛，男子肾囊内缩，妇人乳头内缩，或手足弯曲、紫黑，甚则牙紧气绝。《男女房中秘密医术》所用急救法："急用砖烧红，隔布数层，在肚腹上熨之；或用老姜、生葱、生附子捣烂，和页溜炒热熨之。或以此药趁热，包裹肚腹，冷则复换，庶可免痛，且可救命。又，男女交合后，阳物缩入，绞痛欲死者，亦名阴症伤寒也。急取本妇阴毛烧灰，水调服，并取洗阴户水饮之。此救急良方，不可嫌其污秽，以速为妙，迟则不救。"

对遗精的研究，《男女房中秘密医术》有其独到之处。云：

遗精各症辨论

凡有梦而遗者，谓之遗精；无梦而遗者，谓之滑精。大抵有梦者，由于相火之强；无梦者，由于心肾之虚。然今人体薄，火旺者，十中之一；虚弱者，十中之九，宜分制两种丸药治之：一曰清心丸，泻火止遗之法也；一曰十补丸，大补气血，俾气旺自能摄精也。其有因劳心过度而得者，更宜补益，不可轻用凉药。复有因于湿热者，湿热伤肾，则水不清，法当导湿为先，湿去水清，精自固矣，秘精丸主之。

治遗精大法有五：心神浮越者，辰砂、磁石、龙骨之类镇之；痰饮迷心者，猪苓丸之类导之；思想伤阴者，洁古珍珠粉丸，黄檗、蛤粉等份，滋阴降火为法；思想伤阳者，鹿茸、苁蓉、菟丝等补阳为法；阴阳俱虚者，丹溪作心虚治，用珍珠粉丸、定志丸主之。

《男女房中秘密医术》所谓"阳物诸病"，既包括现代中医男科学所云性器官病变，如性器官感染性疾病，还包括男子性功能病变，如阳痿、早泄、肾漏等证。对于阳痿，作者主以补肾益精、益气养血之方—"千口一杯饮"（年希尧编《集验良方》，1724 年），又推荐冬月麻雀肉、麻雀蛋等验方治疗之。

早泄，《男女房中秘密医术》谓之"阳举易泄"，作者主张究其病因，审其何经虚弱而培补之。对于因色欲过度而然者，当以清心滋肾固精之药治之。若百治不效，须用韭菜园中大蚯蚓十一条，破开，长流水洗净，加韭菜捣汁，和热酒冲服，服至数日，即能久战，可望子，亦奇效也。对于阴囊诸病，《男女房中秘密医术》提出了肾囊风、肾囊痈、阴囊肿痛、囊脱的证治方药。如："阴囊奇痒，此名肾囊风，又名绣球风，已破者为肾囊痈。用阉过公猪肉四两，取肾囊之处尤妙，胡椒十粒，煎汤洗之，一日数次，数日即愈。""阴囊肿痛，方用蝉脱五钱，水煎常洗即愈。肾子作痛外现红色此名子痈，迟则溃烂致命。其未成脓时，用枳橘一个，川楝、秦艽、陈皮、赤芍、甘草、防风、泽泻各一钱五分，煎服即愈。""阴囊肿烂肾子落出，此名囊脱，又，中囊痈，用紫苏煎汤，日日洗之。用紫苏叶梗为末，日敷，用青荷叶包好，内用黄连六分，归尾、连翘、云苓各一钱五分，甘草，木通各一钱，煎服，俟肾子收上，内服地黄汤，外敷生肌散。"

此外，《男女房中秘密医术》对淋浊、小便不通、小便不禁、交合脱精以及性病皆有研究，提出了相关的治疗方案，切合临床，尤其是缺医少药的边远地区。

现存广雅书局1917年铅字版、2007年樊友平等《中华泌尿男科学古典集成》校刊本。

四、《花柳易知》

《花柳易知》，2篇，李公彦撰于1919年。该书为一部诊断与治疗梅毒、淋病、尖锐湿疣等性病的专著。作者面对花柳在我国辗转传染，民族濒于亡种之患，因此刻苦钻研，翻译了当时诊治梅毒的西医名著，并结合中医治疗优势，择其精要纯正部分，列举了用中西两法诊视治疗各阶段梅毒的方法，目的使病人和医生了解梅毒的诊治知识。书中对梅毒的症状描述、体征观察，与现代性传播疾病学的研究有诸多相近部分，但治疗药物则明显落后于现代。同时，对淋病及其合并症如前列腺炎、精囊炎、尿道球腺炎、副睾丸炎等、尖锐湿疣的研究，也达到了一定的水平。

关于尖锐湿疣，《花柳易知》已经有了系统的临床学研究，如对孕妇尖锐湿疣的观察，已知孕期发病迅速的特点。作者指出："此病主为白浊之脓水浸润内皮或皮肤，因久受刺激，遂从而生数多之赘肉也。试检视之，该处表面，每有极多之小隆起，丛生如杨梅，又似鸡冠花菜。寻常虽不甚大，亦间有大如拳者。隆起愈密，则愈湿润，终且泄似脓之水矣。自觉之证候，细小者多无有，人则殊觉不适，且发剧痛。其部位，男子以龟头、冠状沟、包皮内面为多，肛门次之；女子以小阴唇、海底部、大腿内面等处为多，阴户内次之。若妊孕之中，增大殊迅速也。医治之法，在隆起细小且非丛生者，仅掺药粉、搽药油、药酒已足。腐蚀药虽亦可甩，然周围健好之部，慎匀沾附该药，以免蚀烂。其较大者，惟有用过格鲁儿铁或硝酸银以蚀死之，较为稳妥也。"

《花柳易知》第四章设"淋浊治法"一章，对男子诸淋证、漏精血浊、老人淋（今谓之癃闭）、遗精等男科病提出了简便易行的治疗方药。不可视本书为单纯性性传播疾病学著作。

五、《男女强壮法》

《男女强壮法》，民国魏丕基编。该书为一部系统论述男女心身诸领域调养、保健的普及性读物，分上、下两部。内容涉及生殖力之强壮、色欲与强壮、手淫与强壮、行经避忌、产后调护、行房与子嗣、行房注意事项等性医学内容，大多切实可行。但有部分性学观点与当代认识不完全吻合。

《男女强壮法》"上编"设"男子强壮法"，介绍了"思想力之强壮法""视觉之强壮法""听觉力之强壮法""消化力之强壮法""呼吸力之强壮法""排泄力之强壮法"和"生殖力之强壮法"等内容，认为人类心身健康、强壮，与衣食住行、嗜好情绪及性活动均有十分重要的关系。

关于"生殖力之强壮法"，魏丕基认为："生殖为凡百动植物俱有之能力，狸交禽媾，即能成胎生雏，播种下子，亦能发芽苗苗而生长，人类亦何独不然。男婚女嫁，结成夫妇，自能生育子女。但生殖力薄弱，即无生育之望，所以欲延嗣续，当先设法保持其生殖力，勿纵欲，勿犯手淫，勿染梅毒，勿患淋浊，多进进滋养食品，使精髓充足，精虫活泼，则宁馨佳儿，自可操券而得矣。”

极意房帏，房事太甚，戕伐肾精。魏丕基指出：“色欲妨碍强壮，色欲之害人，甚于毒蛇猛虎，何则？盖毒蛇猛虎，人人知其害而远避之，故被蛇咬虎噬者鲜；色欲人人不知其害，而亲近之，故好色纵欲者多。不知精液为人身至宝，苟荒淫无度，旦旦而伐之，必至精髓空虚，元阳告竭，于是阴亏成痨，而寿命促矣。世人因好色而丧身者，几不胜屈指计。所以欲谋强壮，当以节欲为先，首宜戒除宿娼，以免传染梅毒；次则夫妇问床第之欢，亦宜有限制，盛年时七日一度，尚属无妨；但酷热严寒之夕，酒醉远行以后，病痊盛怒之余，俱不宜交合。若能遵守此限，不独能使身体强壮，并可望多男多寿也。”

古代养生家为了长寿、多子和采补，每每滥用金石辛燥壮阳之品，明代医家、养生家多有非之者。民国时期，“春药”一度泛滥成灾，与鸦片一样，遭到有识之士的贬斥。魏丕基明确指出：“春药妨碍强壮。春药有助于壮阳之力，登徒好色之流，用之以助一时之欲兴，往往受无穷之遗害，致败精阻塞尿道，而成白浊淋病者，所见不鲜。膝下无儿者，万不可以春药作种子金丹，服之不仅不能种子，反能阻碍睾丸制精机能，使人无后，并且与体质亦有阻害，所以官厅悬为例禁，不准市上出售春药，非无因也。”

此外，《男女强壮法》还提出了滑精、手淫（自慰）妨碍健康。不过，随着时代的发展，对自慰与健康关系的认识，有了不同观点，此又当另论了。

六、《男女特效良方》

《男女特效良方》，6 卷，无名氏辑于 1934 年。该书分为六大类 360 余方：颜面口鼻类、须发类、男女生殖器类、疥癣腋臭类、救自杀类、救被伤类等。该书内容广泛，文辞简洁，切合临床，是美容美发、强阳种子、治疗性病、愈癣除臭与急救的必备之书。

该书"第三类"为男女生殖器病变，记述了泌尿生殖疾病的证治方药。其中，治男科专病方法殊多，如阴囊湿痒法 4 方；治肾风湿痒法 3 方；治阴囊疮痒痛法 1 方；治玉茎湿痒法一方；治阴虱奇痒法 3 方；治阳物卒肿法 3 方；治外肾偏肿法一方；治肾子因劳复肿法一方；治阴头生疮法 2 方；治下疳阴疮法 5 方；治便毒初起法 7 方；治鱼口初起法 4 方；治阳痿不起不能种子法 6 方；治妒精成阴疮法 2 方；患伤寒症后，与女交合，以致卵肿，或缩入肚内，绞痛要死之治法 6 方；锁阳益精得子法 5 方；治内热遗精法 1 方；治心虚遗精法 1 方；治肾虚遗精法 1 方；治五更肾泄法 1 方；治梦遗失精法 1 方；治五淋各 1 方；治小肠疝气法 1 方；治疝气卵肿痛不可忍法 1 方；治阴偏坠法 2 方；治夹阴伤寒法 1 方；治脱阳虚症法 3 方等。考校上述治疗方药，多为单方单药，多者不过 3～4 味，与《华佗神医秘传》行文风格极似，可供临床参考。

七、叶德辉与《双梅景闇丛书》

叶德辉（1864—1927），字焕彬，号郋园，又号丽廔主人，湖南湘潭人，是我国著名的藏书家。叶氏 8 岁入学，习《四书》《说文解字》《资治通鉴》等传统典籍。17 岁就读岳麓书院，光绪十一年（1895 年）中举人，后中进士，授吏部主事，不久就以乞养为名，告假返乡长期居住。

叶德辉精于版本目录学，编纂了《观古堂书目丛刻》，撰写了系统的书史《书林清话》，刻印了《古今夏时表》，校刊了《元朝秘史》，因为他学术成就显著，所以在湖南名士中名声渐高。但叶德辉的政治思想比较保守，性格顽劣，自谓"天子不得而臣，国人皆曰可杀"。于维新运动中反对变法，以卫道士自居；辛亥革命后，敌视民国，作《光复坡子街地名记》，侮弄民国元勋黄兴；大革命时期，北伐军兴，湖南农民风起云涌，叶氏作联语"农运宏开，稻粱菽麦黍稷，尽皆杂种；会场广阔，马牛羊鸡犬豕，都是畜牲"以辱之，1927 年 4 月，被湖南农工商学各界团体召开大会处死。

叶德辉不仅自己藏书、编书，而且以刻书闻名，后来学者评价其"所著及校刻书凡数十百种，多以行世"。他所刻书除上述著作外，尚有《蒙古秘史》《通历》《双梅景闇丛书》等，共计 100 多种，大部分具有文学、史学价值。所以，著名史学家谢国桢先生在《丛书刊刻源流考》一文对叶德辉评价道："叶氏为湖南土豪，出入公门，鱼肉乡里，……论其人实无可取，然精于目录之学，能于正经正史之外，别具独裁，旁取史料，开后人治学之门径。"这算得上是对叶德辉其人其学的恰当评价。

叶氏门士众多，有杨树达者，最昭于世。杨氏曾执教长沙第一师范学校，为毛泽东师。20 世纪 50 年代，对叶氏之死，中共领袖毛泽东尝引为憾事云。

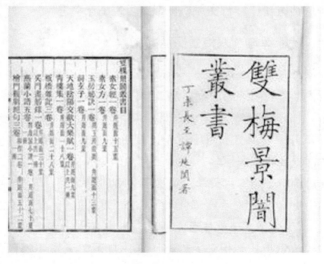

《双梅景闇丛书》书影

目前，《双梅景闇丛书》可见清光绪白纸刻本，1 函 5 册，21卷，开版秀雅，品相完好，是叶德辉编著中的精品。书中刊有自《医心方》析出的《玉房秘诀》《玉房指要》《素女经》《素女方》《洞玄子》及唐代白行简所著《天地阴阳交欢大乐赋》等已佚古代房中术文献，及《青楼集》《吴门画舫录》《桧门观剧绝句》等计13 种书籍，是 1840 年迄至 1949 年间唯一可见的新编房中术书籍。

《双梅景闇丛书》并未掺入叶德辉个人之见，对 20 世纪 80 年代兴起的中医性医学、中医男科学的学科建构提供了宏富的理论基础，是性医学、男科学工作者的必读之书。

第七章　中华人民共和国建国六十年

当西方帝国主义列强瓜分中国，导致中国山河破碎、神州陆沉之时，实际上，也开启了中国民族复兴的艰难历程。自1921年7月中国共产党成立之际，她即以国家独立、民族复兴、人民自由为己任，历经第一次国内革命战争、第二次国内革命战争、抗日战争和解放战争计二十八年艰苦卓绝的英勇奋斗，至1949年10月，中华人民共和国诞生，成为结束百年屈辱的历史时期、开启中华民族伟大复兴历史时期的重要转折点。

毛泽东同志在建国之初，曾经满怀豪情的预言："我们不但善于破坏一个旧世界，我们还将善于建设一个新世界。中国人民不但可以不要向帝国主义者讨乞也能活下去，而且还将活得比帝国主义国家要好些。"六十年来，在人类历史的长河中不过是短暂的瞬间，却如此深刻地改变了中国人民、中华民族的命运，改变了全球发展的格局和世界历史的走向。新中国的成立，开始了在社会主义道路上实现中华民族伟大复兴的历史进程。1949年以来，在以毛泽东同志为首的中国共产党人的领导下，为我国的发展打下了良好的基础，包括：第一、政治基础，获得民族独立、建立人民民主政权，人民政治地位和生活状况的根本改变；第二、经济基础，确立社会主义经济制度，形成了独立的工业体系；第三、文化基础，科学、教育、文化、卫生事业的巨大发展；第四、思想基础，确立了马克思主义以及与马克思主义一脉相承的毛泽东思想、邓小平理论的指导地位。期间，虽然历经无数挫折，依然取得了举世瞩目的伟大成就。

第一节　确立发展中医事业的大政方针

与北洋时代、民国时期野蛮对待中医、欲将其置之死地而后快的倒行逆施之举截然相反的是，在近三十年的革命战争中，亲身感受到中医药对中国革命的巨大贡献，中国共产党及其领导集体特别是毛泽东同志不但对中医药高度信任，更是情有独钟，在建国之初极度繁忙的情况下，曾数次对大力发展中医工作作出重要指示。

新中国成立后，人民政府十分关心广大人民群众的健康，十分坚定地支持中医事业的发展。建国 60 年以来，为我国中医事业的健康发展制定了一系列正确的方针和政策。

毛泽东同志在不同场合曾多次强调指出："中国对世界有很大贡献的，我看中医是一项。中医尽管有些道理还说不清，但行之有效就是真理。"具有战略意义的是，就在强调知识产权的今日，中国所具有唯一自主知识产权的，恰恰就是中国的中医药学。

建国之初，1950 年召开的第一届全国卫生工作会议，确定了"面向工农兵"、"预防为主"、"团结中西医"的卫生工作三大方针。1952 年，在召开的第二届全国卫生工作会议上，增加了"卫生工作与群众运动相结合"，从此，我国卫生工作就以这四项方针为指导，全面发展我国的卫生事业。四项方针体现了我国卫生事业的性质和特点，其中包括了对中医事业的肯定和支持。全国第二届卫生工作会议上，毛泽东同志题词，号召"团结新老中西各部分医药卫生工作人员，组成巩固的统一战线，为开展伟大的人民卫生工作而奋斗！"

1954 年，在一次工作会议上谈及我国卫生保健事业时，毛泽东同志指出："中医对我国人民的贡献是很大的。中国有六万万人口，是世界上人口最多的国家。我国人民之所以能解决生衍繁殖、日益兴盛，当然有许多原因，但卫生保健事业所起的作用，必是其中重要原因之一，这方面首先应归功于中医。"毛泽东还认为："把中国的传统医学经验同西医的科学方法结合起来，互相交流，取长补短，这样就能促进现代医学的发展，研究出的成果就可能多一些，治病救人的办法也会多一些，对人民的贡献就更大了，我们的医学是大有希望的。"

1956 年，全国卫生工作会议制定了卫生事业 12 年计划，规定了我国医学科学的主要任务，其中确定了发扬祖国医学优势，整理我国古代医学史料的内容。

1958 年 10 月，毛泽东在卫生部党组关于"西学中班"的总结报告上作出批示："中国医药学是一个伟大的宝库，应当努力发掘，加以提高。"这一批示，无疑已成为一个著名的论断，也成为一项重要的工作指示，她确立了中医发展战略的根本性问题，对中医的发展战略再一次指明了方向：即一要整理，二要提高。

20 世纪 50 年代，针对某些年轻人谈到看病麻烦时，毛泽东就说："医生看病还是应该仔细一些，中医看病不是讲要望、闻、问、切吗？不能快刀斩乱麻，要防止欲速不达，就是十个病人都得了同样的病，症状也不会完全相同，得病的原因和病情的轻重也会各有不同，用药也就应该有所区别，各有侧重，不能像大锅饭一样，'一锅粥各一碗'。"非常形象生动地阐述了中医辨证施治的思想。

20 世纪 60 年代至 70 年代，在大力兴办全国农村合作医疗期间，中医药学特别是针灸学更是得到了飞速发展，广大医务工作者甚至部队医护人员响应毛泽东同志"把医疗卫生工作办到农村去"的号召，与赤脚医生一道，为我国卫生事业尤其是中医学的发展做出了重大贡献，如针灸麻醉、金针拨障的成功施行，以及青蒿素的研制成功等，为我国广大乡村培养了无数中医、西医和中西医结合医生，其合作医疗组织形式，实际效果均取得了重大成果，被国际卫生组织向世界各国积极推介。

20 世纪 80 年代，在邓小平社会发展观的指引之下，中医药事业很快就步上了改革开放的大道，融入了社会全面发展的滚滚洪流中。1978 年 9 月，邓小平对卫生部党组递交的报告批示："一定要为中医创造良好的发展与提高的物质条件。建议以中央名义加一批语转发下去。"1982 年，五届人大修订的新宪法中，将"发展现代医药和我国传统医药学"正式载入《中华人民共和国宪法》总纲第 21 条。自中医药学产生后的两千余年，期间世易时移，直至1840 年后的风雨飘摇，几度陷于危殆而绝处逢生，从此，中医事业不仅有了政策支持，第一次有了法律保证。1985 年，成立国家中医药管理局，隶属于国家卫生部，专门管理中医各项事业的发展。从此之后，我国的中医事业呈现了蓬勃繁荣的局面。2003 年 4月，颁布了《中华人民共和国中医药条例》。《中华人民共和国中医药条例》的颁布，从国家法律层面明确各级人民政府应当将中医药事业纳入国民经济和社会发展计划之中。《中华人民共和国中医药条例》在总则中规定"县级以上各级人民政府应当将中医药事业纳入国民经济和社会发展计划"，明确了发展中医药事业是各级政府部门的重要职责，以国务院行政法规的形式，为中医药事业发展提供了法制保障。

但是，对中医存废之争，承历史余波，于新中国成立之初，在全国卫生工作会议上，再一次掀起了中西医论争的波浪，1950 年，余云岫在全国卫生工作会议中，提出了名为"改造旧医实施步骤"的草案。该草案将"废止"变成"改造"，提出将中医改造成西医。

20 世纪 50 年代初，中央卫生部副部长王斌提出，中医是封建医，应随封建社会的消灭而消灭。规定不许中医进医院；要进医院，必须学习西医知识包括解剖学等等。同时设立了中医进修学校，让中医去学习西医，学习解剖学。因为政府和毛主席大力扶持中医，最终导致卫生部王斌和贺诚两位副部长被撤职。但同时，"中西医结合"的说法开始兴起，并引起废存双方新的争论。

"文革"期间及"文革"结束之后，中医不仅在全国范围内得以推广和运用，更在政策层面上获得支持。1982 年，新修改的宪法中提出"国家发展医疗卫生事业，发展现代医药和我国传统医药"，给予中医和西医同等的地位。同时，医学界提出一个口号：中医药现代化。

　　"中西医结合"和"中医药现代化"成了新时期中医存废争论双方的焦点。支持中医者认为，"中医学的存在价值根本用不着西医来证明"，而反对者则认为中医不能用现代科学的方法来检验，是"伪科学"。在民间，双方的争论一直存在。

　　2006年以来，一场中医存废之争从网上蔓延至主流话语界，并愈演愈烈。首先，中南大学科学技术与社会发展研究所张功耀教授在《医学与哲学》发表《告别中医中药》一文，其后不断被其他网站转载，再一次引发了中医存废之争的大论战。2006年10月7日，张功耀网上征集签名，提出鉴于中医的"不科学性"和安全无保障，号召大家共同努力，促使中医退出国家医疗体制。

　　此事件中很快得到两个知名人物——何祚麻、方舟子的响应，中医的存废在新时期再次引起讨论。以揭露伪科学著称的何祚麻院士公开表示："支持批评中医"，坦言："如果打分的话，西医可得90分，中医只有10分。"方舟子是"科普作家"，他认为："中医理论与现代科学格格不入"，是"伪科学"，并明确表示中医缺乏疗效。

　　对此，卫生部新闻发言人毛群安公开表示"坚决反对这样的言论和做法"，并认为取消中医是"无知"；国家中医药管理局负责人则称中医"是祖先留给我们的宝贵财富"，取消中医者"没有资格以科学的代言人自居"；而数百位全国中医院院长群情激愤，表示取消中医的主张"注定要失败"。

　　在2007年"两会"政府工作报告中，国务院负责人说"要大力扶持中医药和民族医药发展，充分发挥祖国传统医药在防病治病中的重要作用"。至此，新时期的中医存废之争以国家行政机构的严肃表态而宣告结束。

第二节　兴旺发达的中医事业

　　新中国成立后，中医事业得到巨大的发展，首先得益于国家与政府的高度重视，毛泽东同志及老一辈无产阶级革命家实事求是和坚定不移地支持中医事业、发展中医事业的态度，无疑是中医科学兴旺发达和辉煌繁荣的前提与基础，其兴旺发达的标志，表现在：

1. 网络化的中医医疗格局；
2. 正规化的各级中医教育；
3. 多样化的中医科学研究；
4. 活跃的学术团体；
5. 丰富多彩的专业出版物；
6. 规模化的中药生产与科研；
7. 日益频繁的对外学术交流；
8. 日趋紧密的中西医结合，形成了我国独特的中医、西医和中西医结合的医疗体系。

第三节　曲折而辉煌的中医男科学发展之路

一、具有现代学科意义的中医男科学的形成

新中国的建立，无疑为我国科学文化事业的发展铺平了前进的道路。就在新中国建立的 30 年内（1949—1979），党和政府在积极医治近 150 年的战争创伤以及百废待兴之际，依然把中医药事业的发展与振兴置于重要的位置，使中医事业得以飞速发展。1973年至 1974 年初，在长沙马王堆汉墓出土的一批帛书、竹简和木简，诸如《十问》《合阴阳》《天下至道谈》《养生方》和《杂疗方》等文献，对于现代中医男科学的发展，无疑具有重大的推动作用，已经成为中医男科学、中医性医学的必读之书。而发端于 1979 年的解放思想、实事求是的改革开放为我国发展教科文卫事业开辟了更为广泛的道路。尤其是中国人民的思想解放运动，破除了千百年来的思想禁锢，大胆创新，古为今用，洋为中用，努力发掘古代男科学、性医学（房中术）理论宝库，积极借鉴现代医学特别是现代男科学、现代性医学的研究成果，为创立现代中医男科学奠定了基础。

1. 中医临床学科的探索

1963 年 3 月，著名中医学家秦伯未撰《中医临证备要》，书中记述了男子乳房结核、无子等 10 余种男科疾病。秦先生明确指出："由于男女生理上的特点，前阴症状各不相同，……在病因方面，多因阳虚、气陷和肝火、湿热。一般以肾为男子的先天。"崔月犁同志对本书予以高度评价："六十年代，秦伯未等著《中医临证备要》，列出临床症状，循症辨析，后列效方，简明实用，陆续刊行数十万册，供不应求，几成'洛阳纸贵'。可知此类著作的编著，是临床工作和现代中医、中西医结合教学、科研工作的需要。"

中医外科专家许履和对男科疾病尤其是前阴疾病的治疗很有创见。1980 年 12 月《许履和外科经验集》记述了睾丸血肿、子痰、阴茎痰核、阴囊血痣等近 20 种男性外科病，书中有关男子前阴病部分，贯穿了许履和"外科实从内出"的学术思想，其脏腑辨证重在肝肾两脏及"实则治肝，虚则治肾"的治疗原则在男科病的辨治中独具特色。在医案医话中，灵活化裁，古方今用，对急慢性男科感染性疾病同病异治、异病同治的内外治法作了深刻的分析，体现出丰富的男科临床经验。

1982 年 8 月，知名中医专家索延昌撰《虚证论》，书中特设"男虚论"一章，从虚劳的角度对男科疾病加以论述，这是建国后首论男科疾病的文献。文化大革命结束的第二年，国医大师颜德馨先生撰《活血化瘀疗法临床实践》一书，书中记载其运用活血化瘀法治疗阴囊萎缩等男性疾病，开创了活血化瘀法在男科临床中运用的新篇章，也是对《血证论》的新发展。必须指出的是，上述有关男科学的研究，依然是中医内科学、中医外科学和中西医结合领域中的部分中医男科学研究成果，是中医学研究中有关某些男科学的努力，而不是现代意义上的中医男科学学科建构。

2. 现代性医学对中医男科学的"催生"

现代男科学是一门起步较晚的边缘性、交叉性学科，它主要涉及三大领域：①男性性生理疾病、男性性心理疾病；②男性生殖与计划生育；③男性生殖系统疾病，包括勃起功能障碍、射精功能障碍、男性不育症、男性生殖器官疾病、男性性传播疾病等。

现代男科学的发展，可以上溯到公元前400年，希腊学者亚里士多德记载了关于男性生殖器官的解剖和功能。随着显微镜的发明与广泛使用，1677年，有学者首次观察到了人类精子；1755年，动物实验方法证实生殖生理"精卵结合"学说，这是现代男科学具有划时代意义的重大发现。

现代男科学雏形于20世纪50年代，至20世纪70年代，已发展成为一门现代医学专科。20世纪50年代，欧美一些国家开始关注男性生殖基础与临床研究，自1951年开始，引用"男性学"名词进行学术交流，1969年具有广泛的国际性意义的《性学》杂志问世发行，为男科学的发展起到了积极推动作用。在此基础上，建立了国际男性学会，并召开了学术大会。随着现代医学研究的不断深入，具有里程碑意义的标志性成果如明确阐明精子发生发育生理学以及分子生物学基因调控机制、完善精子冷冻保存技术与人工辅助生育技术、阐明 NO – cGMP – PDE5 对阴茎勃起的调控机制并开发选择性 PDE5 抑制剂口服药物（西地那非，Sildenafil）治疗勃起功能障碍等相继出现，为男性生殖障碍与性功能障碍等疑难性疾病的治疗，提供了新的途径与方法。

中国现代男科学基础研究和临床工作起步较晚。在我国，长期以来，现代医学中男性生殖系统疾病的诊治工作是由泌尿外科所承担的。20世纪70年代初，卫生部派出基础医学研究者和临床工作者在湖北省沔阳县（今仙桃市）针对棉籽油导致该地大量男性不育症的流行病学调查中，发现棉酚具有男性节育作用。由此出发，基于计划生育工作的需要，从而推动了我国男科学的发展。1980年9月，我国首次派专家参加国际男科学讲习班；1981年8月，由卫生部和计划生育委员会联合举办了"全国男科学讲习班"，男科学的临床和基础研究工作在全国各地迅即开展起来。

1983年开始，全国各地陆续出版了《男性计划生育——节育与不育》《性医学》《男性学基础》《实用男科学》《实用简明男性学》《男性学》《男性不育》《生殖医学》《性医学教程》《阳痿的基础与临床研究》等男科学的专著和普通高等教育计划生育医学专业统编教材《男科学》等。

1986年,《临床男性学杂志》(次年改刊为《男性学杂志》)和《中国男科学杂志》创刊;继之,全国各地医学杂志亦开辟男科学、性医学专栏;1993年,《中国性科学》创刊;次年,《中华男科学杂志》创刊。

1987年,全国内分泌学会成立男性学组。中华医学会泌尿外科学会于1990年4月成立了男科学组;1994年12月,中国性学会筹备委员会经过10年的努力,在北京正式成立;1995年6月在北京正式成立了中华医学会男科学会。至此,中国具有了较为健全和广泛代表性的现代男科学学术组织,为今后男科学的发展奠定了基础。

必须指出的是,1983年出版了由中国著名泌尿外科专家吴阶平院士等集体编译的《性医学》一书,对中医、西医性医学和男科学的影响无疑是巨大的、深远的。该书是我国第一部关于人类性问题的专业性译著。该书首次讲述了人类性的解剖学、生理学、遗传学、内分泌学等基础理论和不同时期人类性的各种特点;对各科常见病与性功能障碍的关联性、计划生育与性的关系、原发性男女性功能障碍等作了介绍,并讨论了性治疗的概念。本书内容系统全面,科学性强,一经出版,在我国学术界乃至中国社会都引起了巨大的震动,包括学术的、观念的改变。应该说,作为在中国具有崇高的政治地位和学术地位的吴阶平先生以现代性医学、现代男科学先驱身份并第一个在当时被视为禁区的男科学、性医学领域出版《性医学》专著,无疑具有人们无法想象的巨大作用:吴阶平和他的《性医学》揭开了中国性医学、男科学理论研究、临床实践、基础研究和学科教育的序幕。此后,西医泌尿男科学、性医学和中医男科学、中医性医学诸领域迅即开展理论研究,发表学术论文与出版专业著作,开启了一个学科研究的新时代。毫无疑问,在中国，具有现代学科意义的中医男科学的诞生正是由于作为基本国策的计划生育、现代男科学和现代性医学等"外因"与中医内科、外科、生殖医学、性医学和男科学界等"内因"的共同作用而"催生"的。

3. 中医男科学的诞生

如上所述，随着世界男科学术的发展，加之1979年后中国计划生育政策广泛实施的需要，客观上促进了中医、西医和中西医结合男科学的建立和发展。随着中国政府实施改革开放政策，中国的社会、经济、科技、文化均得到了快速的发展，一批立志于中医男科的医药科研人员积极投身于其中。20世纪70年代，中医治疗男科疾病的专科专病门诊开始出现，如不孕不育专科门诊、前列腺专科门诊、性功能专科门诊等，一批中医和中西医结合的医生也投入到这些疾病的临床和研究中来，并发表了一定数量的文章，为中医男科的建立准备了人才和舞台。

真正把中医男科学纳入现代中医学学科领域并使之成为较为完备的学科体系的是20世纪80年前后，国内知名中医学专家曹开镛、徐福松、王琦、金之刚、华良才、陈文伯和石志超等。这些专家与国内外同仁，从男科临床学、理论文献和基础实验诸领域共同建构了现代中医男科学。并且，在建构学科之际，建立健全中医男科学术机构、组织机构。同时，男性病医院及专科的设立和男科著作的成批问世，提高了诊治男科病的理论与临床水平。

1988年，王琦、曹开镛等首开中医男科学专业著作的编纂，主编出版了《中医男科学》，标志着中医男科学作为独立的中医临床学科的正式形成，中医男科学学科体系得以正式构建。毫无疑问，1988年，应该视为中医男科学的原始元年。继之，中医男科专著相继出版，如徐福松《男科纲目》、安崇辰《中国男科学》、冷方南《中医男科临床治疗学》、张永臣等编《阳痿证治全书》，高继稣《中医男科论证类粹》等近千部学术著作，如雨后春笋般涌现，使中医男科学的内容更加充实、更加丰富。

1994 年，中国中医药学会男科分会在天津成立，至今已经召开了 10 届学术大会，并举办了各种形式和内容的男科学习班，使中医男科学术得到广泛交流，男科队伍不断发展壮大。

全国各省市相继成立了男科医院、男科门诊部、男科病防治中心等，大型综合医院也设立了男科病专科，使男科病的诊治工作全面展开并不断提高。国家计划生育委员会将每年 10 月 28 日定为"男性健康日"，体现出党和政府对男性健康的高度重视，关注男性健康已成为全社会的共识，成为创建和谐社会的重要内容。

为了培养中医男科高级人才，北京中医药大学、南京中医药大学、成都中医药大学等相继招收研究生，培养出一定数量的中医男科博士、硕士，现已成为中医男科发展的中坚力量。云南中医学院还率先开设了中医男科学专业本科学历教育，培养了中医男科人才，壮大了中医男科队伍。

至此，中医男科学在理论研究、临床研究、基础研究、古籍整理、学术交流、人才培养与科技开发诸领域，已完全成为现代意义上的临床专业学科。

二、全面发展的中医男科学

1. 中医男科学学会的建立与健全

毛泽东同志曾经指出：正确的政治路线确定之后，干部就是决定的因素。进入 20 世纪 80 年代之后，在世界范围内，发展男科学理论与临床，服务于国民，已经是大势所趋。在中国，发展中医男科学更是成为不可逆转的潮流。所以，中医男科学界在中国中医药学会的支持下，积极行动起来，壮大学术队伍，培育学术中坚，发展学术组织，尤其是组建了中国中医药学会男科专业委员会，带出了一大批德才兼备、热爱中医男科学事业的干部队伍。经过反复酝酿，中国中医药学会男科分会第一届委员会于 1994 年 6 月 15 日在天津选举产生。

主任委员：曹开镛

副主任委员：华良才、陈文伯、徐福松、戚广崇

秘书长：王润和

委员：曹开镛、华良才、陈文伯、徐福松、戚广崇、王润和、李广文、程洪龄、王久源、周智恒、张桂林、刘建民、青成言、黄海波、张宝兴、吕绍光、李临刚、崔学教、金明亮、沈家骥、蒋来、鲍严钟、荀建宁、周晓清、刘福德、刘守义、胡德宝、马树发。

中国中医药学会男科分会第二届委员会于 2001 年 4 月 25 日在天津选举产生。

主任委员：徐福松

副主任委员：王琦、王久源、卢芳、李曰庆、周安方、张宝兴、秦国政、崔学教、曹开镛、黄海波

秘书长：曾庆琪

副秘书长：王润和、牛欣、沈留成、戚广崇、王知侠

委员：门波、马超、王会法、刘明汉、安崇辰、吕绍光、沈家骥、谷宝森、李广文、李临刚、李湛民、林天东、青成言、金明亮、陈文伯、陈生、张玉茂、张兆峰、张桂林、夏智波、郑佑君、徐元诚、连澍、程洪龄、韩树杰、董协良、鲍严钟、樊友平、薛晓萍、薛慈民。

中国中医药学会男科分会第三届委员会于 2006 年 8 月 30 日在北京选举产生。

主任委员：曹开镛

副主任委员：王久源、黄海波、戚广崇、曾庆琪、陈德宁、秦国政、沈留成、白迎堂、陈志强、周安方、谭凤森

秘书长：王润和

副秘书长：徐元诚、李海松、郑洪生

常务委员：曹开镛、王久源、黄海波、戚广崇、曾庆琪、陈德

宁、秦国政、沈留成、白迎堂、陈志强、周安方、谭凤森、王润和、徐元诚、李海松、靖安玲、董协良、张培永、赵树森、樊友平、郭连澍、林天东、宾彬；

委员：曹开镛、王久源、黄海波、戚广崇、曾庆琪、陈德宁、秦国政、沈留成、白迎堂、陈志强、周安方、谭凤森、王润和、徐元诚、李海松、靖安玲、董协良、张培永、赵树森、樊友平、郭连澍、林天东、宾彬、宁克勤、宋浩铭、张晶卓、杨东、李郑生、陈佐龙、邢鲁斌、尹国良、吴宜澄、孔早鸣、崔林生、李相如、张良圣、沈坚华、邱若旗、常德贵、高兆旺、朱子军、陈磊、金保方、黄显勋、邓泽军、葛继光、杨文涛、王劲松、崔云、崔学教、裴林、金雍和、陈生、夏智波、朱成彬、张朝德、杜位良、张光辉、雷启发、易竟阳、蒋毅、郑洪生、宁裕廷、陈廷、胡蜀斌、薛晓萍、徐永刚、张强、朱维平、李其信、戴宁、常青、王古道、秦云峰、王俊、欧春、鲍严钟、袁少英。

2010 年 9 月，中华中医药学会男科专业委员会第四届理事会在上海召开，会议进行了组织改选并召开盛大的学术研讨会。至此，无论是到会人数、理事会人选，抑或全国各地建立省级分会，无不昭示著中医男科学人才济济，中医男科学事业兴旺发达。

2. 男科学、性医学著作的大量出版

（1）中西医结合著作

①《实用中西医结合泌尿男科学》，李曰庆主编，贾金铭副主编，人民卫生出版社 1995 年 2 月出版。本书对泌尿及男性生殖系统疾病的中西医结合诊治进行了全面的论述，是泌尿外科、男科及性医学中西医结合的奠基之作。

②《实用中西医男科精要》，毕焕洲等主编，黑龙江教育出版社 1995 年 12 月出版。本书对中西医诊治男科疾病的内容做了精要性总结，作为中医院校教材，重点突出，内容精练，通俗易懂。

（2）中医著作

①《中医男科学》，王琦、曹开镛主编，天津科学技术出版社1988年7月出版。本书是我国第一部系统论述男科疾病诊治规律的中医男科著作，是中医男科学成熟的里程碑。本书从中医男科发展源流、男性解剖生理特点、病因病机、诊断与辨证、男科常用治法、精病、性事疾病、睾丸、附睾、前列腺疾病、不育、杂病到性事与男子保健等方面对男科进行了全面论述，是中医男科理论的奠基之作。

②《中医男科临床治疗学》，冷方南主编，人民卫生出版社1991年出版。本书从中医治疗的角度，对中医男科病变进行了总结，内容较为丰富。

③《中医男科讲座》，江海身、康力升主编，中国医药科技出版社1992年出版。本书详细论述了中医男科疾病的病因病机、诊断及鉴别诊断，预后转归辨证论治，辨病施治，中医治疗进展，并对每一种疾病都增添了现代医学的诊治内容介绍。

④《中医男科证治类萃》，高继麟主编，天津科学技术出版社1994年出版。本书从文献学的角度对中医古典医籍男科理论及临床进行了疏理分类，用原文的形式总结中医男科证治，是一部很有价值的男科文献集。

⑤《王琦男科学》，王琦主编，秦国政副主编，河南科学技术出版社1995年出版。全书计44章，185病，200余万言。

本书乃是作者勤求古训，融汇新知，构建和完善了中医男科学的学科理论体系，丰富和拓展了中医男科学的临床辨证模式及治疗思路，总结和反映了王琦教授的男科学术思想和临床经验。该书被中医男科学学术界公认为中医男科学的里程碑性著作。

该书设导论篇、解剖生理篇、病因病理篇、诊断辨证篇、治法护理篇、病症论治篇、药物气功篇、求嗣节育篇、保健优生篇，书后附有男科检查正常值、方剂索引、古今中医性医学和男科学著作一览表等男科学临床必备相关内容。在导论篇，作者分析讨论了中医男科学的概念与研究范畴、介绍了古代中医男科学发展与形成过程，对中医男科学的研究现状、思维方法和发展前景做了系统的探讨；在解剖生理篇，作者运用传统中医理论对男性解剖、生理与脏腑、经络、气血、天癸乃至"精"的相互关系进行探讨。此外，作者首次从体质学说分析了男女差异、男性不同生理年龄的体质差异、男性常见的体质类型以及体质与衰老的相互关系。

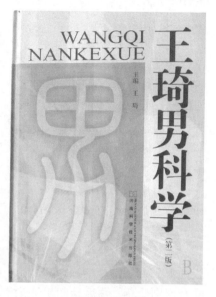

《王琦男科学》书影

《王琦男科学》的重点在于"病症论治篇"，作者以浓重的笔墨——共计 11 章的篇幅，详细介绍了临床男科常见病、多发病和疑难病的辨证论治。首先介绍了 17 种男科常见症状鉴别诊断与治疗，如尿频、尿急、尿痛、尿浊、血尿、尿潴留、排尿不尽、排尿困难、气尿、尿道异物感等尿路症状，会阴症状如瘙痒、疼痛溃疡等，睾丸疼痛、下坠及外生殖器溃疡等常见症状，并进行了系统分析，提出了鉴别诊断和简易治疗方法。在此基础上，对男性功能障碍、不育症、阴茎疾病、阴囊疾病、睾丸与附睾疾病、精索与输精管疾病、前列腺与精囊疾病、绝育术并发症、房中疾病、男科杂病、性传播疾病等 11 类 165 种病症进行了系统的讨论，拓展了男科临床辨证模式和治疗思路。尤其宝贵的是，作为中国当代名老中医，把自己的学术经验一并撰写出来，反映了王琦教授理论思维的变革、丰富的临床经验和独擅其长的方药化裁水平，更有助于后学总结经验、提高认识，发展当代中医男科学。

该书自出版以来，受到学术界的较高评价。卫生部原部长张文康作了"发展中医男科，丰富中医临床"的题词，《北京中医药大学学报》《科技潮》等学术期刊先后发表专家评价性意见。中国中医科学院医史文献学专家余瀛鳌教授认为："《王琦男科学》使中医男科的框架日趋完整，分篇内容更为充盈，呈现了'学验俱丰，粲然可观'的学术风格。"北京中医药大学王沛教授认为："《王琦男科学》编写体系中西互补，中西诊断病名规范，诊疗思路紧扣临床，学术思想承古创新，辨证用药经验独特。"北京中医药大学颜正华教授指出："《王琦男科学》内容丰富、系统、全面、新颖，为中医男科的完善作出了新贡献。"该书于1999年获河南省优秀图书奖，2001年获全国中医药优秀图书二等奖。

⑥《中医男科诊断治疗学》

《中医男科诊断治疗学》，曹开镛主编，中国医药科技出版社2007年出版。

本书分总论篇、病论篇、养生论篇、附论篇、附录5大部分，共25章。"总论篇"综述中医男科诊断治疗学的定义、范围与特点、发展简史，中医男科疾病的病因、病机、辨证、诊断、治疗、预防与保健。"病论篇"分别阐述各种男科疾病的病因、病机、诊断、鉴别诊断、辨证论治、其他治法、预后与调摄、临证参考、文献与病案选录。"养生论篇"叙述补肾养生、健脑养生、房室养生、四季养生、心理养生、运动养生、推拿及气功养生等。"附论篇"主要叙述男性生殖系统解剖与生理、男性生殖系统疾病检查与诊断、辅助生殖技术在男性不育症中的应用。附录为男科病案书写、男科常用中药索引、男科常用方剂索引。全书是一部汇集了中医男科疾病诊断、治疗、保健理论与临床经验的学术专著。

⑦《徐福松实用中医男科学》

《徐福松实用中医男科学》，徐福松主编，秦国政、金保方副主编，中国中医药出版社2009年出版。

本书共分十章，即男性生理功能概述、中医男科疾病病源探求、中医男科疾病四诊合参、中医男科疾病类证条辨、中医男科疾病治疗原则、中医男科疾病防护要点、中医男科疾病保健心法、中医男科常见症状诊治、男科常见疾病诊治、男科常见综合征诊治、男子更年期综合征、房事疲劳综合征、输精管结扎术后综合征、白塞病、性病神经综合征、性病后综合征、男子慢性疲劳综合征、男子感染性疾病后机体功能失调综合征。在本书之末，附录了男科临床检验正常值、男科常用方剂和男科常用中成药等，十分便于读者检索。

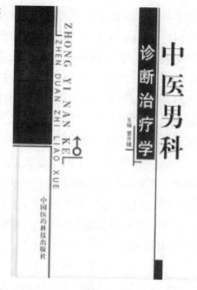

《中医男科诊断治疗学》书影

本书编写者遵从中医辨证论治规律，符合中医男科临床医师的临床思维和实际操作过程，充分吸收现代研究成果，融入名医经验，尤其突出徐福松教授临床经验，集中选介徐教授诊查辨证心得体会、处方用药技巧要诀及典型验案范例等。纵观全书，可知本书是具有特色鲜明、规范严谨、切合实用等优势的中医男科临床参考书，也是具有典范作用的中医男科临床学术精品。

⑧《中华泌尿男科学古典集成》

《中华泌尿男科学古典集成》，樊友平、朱佳卿、李家蓉、公晓颖主编，周正国、龙政荣、叶世龙、范静东、杨静副主编，中医古籍出版社2007年出版。

本书为一部经过精心选辑的囊括上自秦汉、下迄民国的超大型中医泌尿男科学类书整理性著作。其中，广泛辑录了传统名著但此前未系统析出的泌尿男科学内容如《长沙马王堆汉墓帛书》《内经》《金匮要略》《巢氏病源》《千金方》《医心方》《古今医统》等经典名著和内外妇儿乃至药物名著之专卷专篇，首次辑录了《济阳纲目》《外科活人定本·帏战》《医钞类编》《福寿丹书》《紫闺密书》《妙一斋男科》《素女妙论》等稀见泌尿男科学（含

性生医学）孤本、善本文献，
计 50 余篇、200 余万言，即：

马王堆汉墓帛书之泌尿男
科文献、黄帝内经、金匮要
略、古代真本华佗神方、养性
延命录、褚氏遗书、诸病源候
论、备急千金要方、圣济总
录、医心方、世医得效方、医
方类聚、万氏家传养生四要、
万氏家传广嗣纪要、古今医统
大全、本草纲目、东医宝鉴、
外科正宗、妙一斋医学正印种
子编、种杏仙方、万病回春、
寿世保元、济世全书、遵生八
笺、景岳全书、证治准绳、济
阳纲目、摄生总要、福寿丹

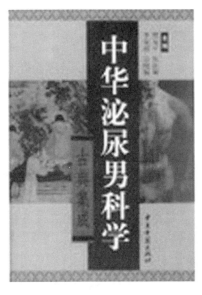

《中华泌尿男科学古典集成》书影

书、外科活人定本、紫闺秘书、广嗣要语、素女妙论、既济真经、
修真演义、张氏医通、外科证治全生集、杂病源流犀浊、冯氏锦囊
秘录、疡科临证心得集、广嗣五种备要、秘本种子金丹、外经微
言、辩证录、洞天奥旨、杂病广要、赤水玄珠、医钞类编、毓麟验
方、男女房中秘密医术、宜麟策、吕纯阳房术秘诀、医学纲目。

　　凡言词古奥、理趣渊微之处，皆有详尽的校释注解。由于本书
的文献学价值，故获国家古籍整理出版专项经费的资助。

三、其它男科学、性医学著作概览

　　自 1984 年吴阶平等编译的现代性医学专著《性医学》出版之
后，继之以 1988 年王琦、曹开庸中医男科学专著——《中医男科
学》的问世，嗣后，有关中医男科学包括性医学著作成批涌现。
据不完全统计，目前，中医男科学及其相关学科内容如中医性医

学、中医养生科学等书籍，已经超过了 1500 部，具有较大影响者，如：

《性医学备忘录》，季宇等著，四川文艺出版社出版；

《性教育文集》《性教育文集2》，孙沐寒编撰，辽宁人民出版社等出版；

《生殖疾病的中医治疗》，李曰庆、王自立等编，甘肃人民出版社出版；

《中医男科证治》，李家振等编，科学技术文献出版社重庆分社出版；

《遗精阳痿证治》，胡龙才等编著，中医古籍出版社出版；

《实用中医泌尿生殖病学》，徐福松编，山东科学技术出版社出版；

《中医优生秘诀》，张达旭编，广西科学技术出版社出版；

《中国古代房事养生集要》，宋书功编，中国医药科技出版社出版；

《男性科古今名医秘方》，杨光和等编，学术期刊出版社出版；

《阳痿早泄证治及验方》，孙文奇等编，湖南大学出版社出版；

《中国古代房事养生学》，周一谋编，中华文化出版公司出版；

《中医诊治男性不育与性功能障碍》，王玉英编，中国医药科技出版社出版；

《中医男科辑要》，张敏建等编，上海中医学院出版社出版；

《中医男性病学》，张登本等编，陕西科学技术出版社出版；

《中华性医学珍籍集成》，樊友平等编，广东人民出版社出版；

《中华性医学大辞典》，樊友平等编，北京科学技术出版社出版；

《现代中医男科荟萃》，王琦等编，华夏出版社出版；

《中医男科临床手册》，王琦等编，华夏出版社出版；

《中医房事验方集成》，石志超等编，大连出版社出版；

《中医性医学》，石志超等编，大连出版社出版；

《男女不育症的中医治疗》，薛光耀编，甘肃科学技术出版社出版；

《中医男科百问》，吴银根等编，上海科学技术出版社出版；

《男性性功能障碍治疗与保健》《中医男科临床手册》，曹开镛等编，中国医药科技出版社出版；

《医心方男科奇览》，陈和亮编，华夏出版社出版；

《中国古今性医学大观》，陈和亮主编，中国中医药出版社出版；

《男性病治疗》，徐福松等编，江苏科学技术出版社出版；

《男科证治指南》，李彪等编，湖南科学技术出版社出版；

《中医男科名方选议》，刘采青编，华夏出版社出版；

《男女科病千首妙方》，樊中州编，科学普及出版社出版；

《古今男科医案选按》，戴西湖等编，华夏出版社出版；

《男性不育与性功能障碍》，金之刚等编，学苑出版社出版；

《历代房室养生选译》，贾延利等编，中医古籍出版社出版；

《性科病症中医治疗良方》，曹广荣等编，广西科学技术出版社出版；

《男女病秘验良方》，杜杰慧编，北京科学技术出版社出版；

《中国性医学史》，毕焕洲编，中央编译出版社出版；

《男性妙方》，江玉文编，科学普及出版社出版；

《男科医论》，安崇辰等编，广西科学技术出版社出版；

《中西医治疗男性病》，张宝兴等编，河南科学技术出版社出版；

《中国男科医案》，张有寯编，天津科技翻译出版公司出版；

《古今名医男科医案赏析》，高艳新等编，人民军医出版社出版；

《男女病奇效良方》，庞国明等编，中国医药科技出版社出版；

《阳痿治疗集锦》，肖相如编，山西科学技术出版社出版；

《中国性科学》，张有寯等编，山西人民出版社出版；

《实用男科大全》，张有寯编，天津人民出版社出版；

《中国传统性医学》，王旭东编，江苏科学技术出版社出版；

《中国男科学》，安崇辰等编，贵州科学技术出版社出版；

《中医男科证治备要》，安崇辰等编，科学技术文献出版社出版；

《中华性方性药大全》，金志春等编，湖北科学技术出版社；

《当代名医临证精华·男科专辑》，史宇广等编，中医古籍出版社出版；

《中医性医学》，王明辉等编，湖北科学技术出版社出版；

《实用中西医结合男性学手册》，李曰庆等编，华夏出版社出版；

《实用中医性病学》，杨殿兴编，四川科学技术出版社出版；

《中医房事养生与性功能障碍调治》，曹洪欣等编，山东科学技术出版社出版；

《壮阳疗法》，郑大坤等编，中国医药科技出版社出版；

《男科病自我诊治200妙例》，柴国钊等编，长春出版社出版；

《男科证治心法》，程绍恩编著，北京科学技术出版社出版；

《男女性疾病与不孕症》，李广文编，山东科学技术出版社出版；

《男科临证新探》，罗任波等编，科学技术文献出版社出版；

《中医男科临床手册》，曹开庸等编，中国医药科技出版社出版；

《中国古今男科良方集成》，郑大坤等编，济南出版社出版；

《中医性病学》，张志礼等编，江西科学技术出版社出版；

《男女奇效良方》，杜杰慧等编，中国医药科技出版社出版；

《男子病证治》，张根腾等编，吉林科学扳术出版社出版；

《针灸男科秘验集》，王大生编著，中国科学技术出版社出版；

《阳痿的自我诊断与治疗》，张敏建等编，上海医科大学出版社出版；

《性药学》，许世凯编，上海中医药大学出版社出版；

《中华古代房中养生集萃》，安贵平等编，福建美术出版社出版；

《阳痿病》，尹文娴等编，新疆科技卫生出版社出版；

《中医性医学研究与临床》，戚广崇等编，上海科技文献出版社出版；

《男科纲目》，徐福松编，南京大学出版社出版；

《中国传统性医学》，康力升等编，中国医药科技出版社出版；

《实用中医男科》，秦国政编，中国工人出版社出版；

《中国男性病方药全书》，金东明等编，黑龙江科技出版社出版；

《性的报告——21世纪版性知识》，阮芳赋编，中医古籍出版社出版；

《中医男科讲座》，江海身等编，中国医药科技出版社出版；

《中国传统性治疗学》，李彪等，三环出版社出版；

《中国古代房室养生集要》，宋书功编，中国医药科技出版社出版；

《性医学教程》，卢盛波等编，中医古籍出版社出版；

《中国古代性文化》，刘达临编，宁夏人民出版社出版。

第三节　现代中医男科学人物

一、曹开镛

曹开镛，教授，1942年出生，现任世界中医药联合会男科专业委员会主任委员、国际中医男科学会主席、中华中医药学会第四届理事、中华中医药学会男科专业委员会主任委员、天津曹开镛中医医院院长。

曹开镛主编中国第一部中医男科专著《中医男科学》；主编中国第一套《中医男科丛书》及有关男科著作十余部；研制发明男士营养液，填补了我国专供男士服用保健品的空白。

曹开镛创建中国第一家中医男科医院——天津曹开镛中医男科医院，是目前我国成立最早、规模较大、医疗管理水平很高的一家中医男科专科医院。医院以"健康每一位男人，幸福每一个家庭"为办院宗旨，患者遍及全国各省市及日本、美国、泰国、阿联酋、香港、台湾等二十几个国家和地区。

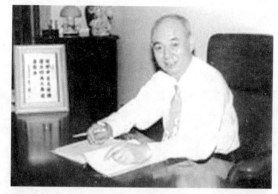

曹开镛教授运用中医中药治愈了众人皆束手无策的不育不孕症，使逾万患不育不孕症的家庭有了孩子。曹开镛教授研制的治疗男科疾病的5大类20余种系列中成药，均通过国家科研鉴定，在治疗不育不孕症、性功能障碍、前列腺疾病等现代医学颇为棘手的疑难病症方面，取得了重大突破。

曹开镛教授以高尚的医德和精湛的医术，在国内外广大患者中赢得了赞誉。《人民日报》、新华社、中央电视台《健康之路》栏目、《时尚健康》、《健康报》、《中国中医药报》、《中华英才》杂志、香港凤凰卫视等权威媒体对曹开镛教授开拓中医男科事业的创举进行多次报道。近年来，曹开镛教授自主开发中医男科医疗市场，积极在国际领域开拓空间，弘扬中国传统医学文化，力主促进医药结合，实现中医男科产业化，已在北京、哈尔滨、泰国曼谷等地建立连锁医院，将曹开镛专家诊疗信息系统广泛应用于各地男科诊疗一线，为救治更多的男性病患者而服务，为更多的家庭送去健康和欢乐。

曹开镛教授是中国著名中医男科专家，中医男科事业的开拓者和创始人之一，他历任中华中医药学会理事、中华中医药学会男科专业委员会主任委员、国际中医男科学会主席、世界中医药学会联合会男科专业委员会会长。曹开镛教授在全国乃至世界中医男科领域享有很高的威望和影响，他开创并发展了中医男科这一医学新领域，为中医男科走向世界，为广大男性健康作出了杰出的贡献。二十多年来，曹开镛教授为发展中医男科事业作了四项开创性工作，在中医男科发展史上创下十项第一。他为发展中医男科事业所做的四项创新是：

1. 学科创新：开创中医男科新学科，建立中医男科理论体系。

神农尝百草创始中医，中医从来没有设立过男科。中国历史上有关男性疾病的记载和论述很多，但均散在于历代的医籍当中，始终没有形成专门的男科。古医籍中有一本《傅青主男科》，但主要讲的是杂病。首次提出建立独立的中医男科学，是曹开镛组织六省市男科专家编写的男科专著《中医男科学》，1988 年由天津科技出版社出版，是曹开镛多年来在大量收集、挖掘、整理历代医家经验的基础上，汲取综合古今有关诊治男性疾病的学术成就，结合临床实践撰写而成，为中医男科学理论体系的建立奠定了良好基础。同时曹开镛还主编了《中医男科丛书》共十册，进一步充实和丰富了中医男科的理论体系。曹开镛开中医男科之先河，成为这一学科当之无愧的学科带头人。在他和国内外一批专家骨干的倡导下，多年来全国数以千计的学者汇入了钻研和发展中医男科的洪流中来，进一步推动了中医男科理论体系的形成和快速发展，如今还在世界范围内产生着重要的影响。

2. 实践创新：最早创办中医男科门诊，促进中医男科遍地开花、结果。

曹开镛在 1987 年就开办了天津市中医男科门诊，当时是全国唯一的中医男科专科医疗机构。经过二十全年的发展，天津曹开镛中医男科医院不仅在北京、哈尔滨建立了分院，还在全国各地建立了连锁医院，并且在泰国、阿联酋开设了中医男科门诊部。二十多年来，仅曹开镛亲自诊治过的患者就达二十多万人次。在天津中医男科门诊的示范带动下，全国各地纷纷建立中医男科门诊或科室，使中医男科成为热门科室，男科临床实践在中医界得到推广和普及。

3. 理论创新：倡导当代男人应滋阴补肾。

曹开镛根据多年来的临床实践，确认当代男人的体质以肾阴虚为主要特征，他一改历代医家以壮阳补肾作为治疗男性疾病的主流方法，实事求是，率先提出"当代男人补肾应以滋阴为主，而不应单纯或过度壮阳"的创新理论，并在这一理论指导下，研制开发成功以治疗男性三大疾病（性功能障碍、不育症、前列腺疾病）为主的20多种系列中成药，并通过专家鉴定，投入批量生产，形成了中国第一代治疗男科疾病的系列中药成药。曹开镛还针对当今男人体质特点，开发研制了男士专用保健品"男士营养液"，受到广大消费者欢迎。

4. 组织创新：组建中医男科学术团体，夯实男科学术基础。

1994年10月，在中华中医药学会的领导下，在天津成立了中华中医药学会男科专业委员会，曹开镛当选为首届主任委员。

1995年11月，在泰国曼谷成立了亚太地区中医男科学会，曹开镛当选理事长。

1999年6月，在香港成立了国际中医男科学会，曹开镛当选主席。

2003年曹开镛又当选为世界中医药学会联合会男科专业委员会会长。通过组织这些中医男科学术团体，团结和联络了一大批国内外志同道合的男科医生。自1997年以来，曹开镛先后举办十一期中医男科理论与临床研修班，培训了一大批男科人才，形成了一支庞大的中医男科学术队伍，促进了中医男科界的学术交流和理论创新，夯实了中医男科的学术基础，使中医男科学变成一门备受国内外关注的热门学科，在各地医疗机构中也先后建立了一大批中医男科专科，使男科学术、临床经验和研究成果普遍得到广泛推广和应用。

曹开镛在中医男科发展史上创下十项第一：

（1）1987年9月，曹开镛在天津建立全国第一所中医男科门诊部。

（2）1988年，由曹开镛主编的中国第一部中医男科专著《中医男科学》问世。

（3）1990年，由曹开镛主编，集男科临床诊断之大成的中国

第一部男科丛书《中医男科丛书》十册问世。

（4）1969年~1991年，由曹开镛研制的以治疗男性三大疾病（性功能障碍、不育症、前列腺疾病）为主的20多种系列中医成药投入成批生产，形成了中国第一代治疗男科疾病的系列中药成药。

（5）1994年6月，中国中医药学会男科学会在天津召开成立大会，曹开镛当选第一任会长。

（6）1995年11月，首届亚太地区中医男科学术大会在泰国首都曼谷召开，亚太地区中医男科学会正式成立，曹开镛被选为第一任理事长。

（7）1996年，由曹开镛研制的第一代以滋阴补肾为主的男士保健品"男士营养液"问世并投入批量生产。

（8）1999年6月，首届国际中医男科学术大会在香港召开，国际中医男科学会在香港正式成立，曹开镛当选为首任主席。

（9）2003年9月在北京人民大会堂召开的第二届国际中医男科学术大会上，曹开镛被原全国人大常委会副委员长吴阶平授予"发展中医男科特殊贡献奖"，这是中医男科学界获此最高殊荣的唯一专家。2003年世界中医药学会联合会男科专业委员会成立，曹开镛当选首任会长。

（10）自1997年以来，曹开镛先后主持举办十一期"中医男科理论与临床研修班"，培养男科人才逾千人，桃李满天下。

二、徐福松

徐福松，教授，1940年11月生，江苏江阴人。全国名老中医，全国著名中医男科学家，现代中医男科学创始人和奠基人之一，享受国务院特殊津贴。

徐福松出身于中医世家，尽得其父、著名儿科专家惠之公及舅父、全国名老中医许履和教授之薪传；又为著名针灸学家邱茂良教授、著名外科学家顾伯华教授之高足，获得江苏省卫生厅"江苏省名老中医继承讲习会"大会表彰。80年代初整理出版《许履和

外科医案医话集》《增评柳选四家医案》，
校注出版《疡科心得集》《外科精义》等
书，并参加香港"中国书展"，得到一致
好评。

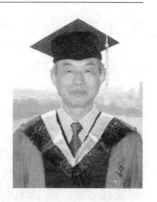

　　历任江苏省中医院男科主任、主任医
师；南京中医药大学教授、博士生导师，
男科学研究所名誉所长；江苏省中医药学
会男科专业委员会主任委员、名誉主任委
员；华东地区中医男性学分会副主任委员；
中国中医前列腺疾病专业委员会主任委员；中华中医药学会男科分
会主任委员、名誉主任委员；中国性学会理事，中国传统性医学专
业委员会副主任委员；亚太地区中医男科学会副理事长；国际中医
男科学会副主席；《男科学报》《中华新医学杂志》副主编，《中华
男科学杂志》副主编、顾问；江苏省卫生厅科学技术委员会委员、
"高评委"中医专业组成员；国家中医药管理局中医药科学技术专
家委员会人选，高等学校科学技术同行评议人，全国优秀中医临床
人才研修项目专家指导委员会委员；国家食品药品监督管理局药品
评审专家，国家自然科学基金会项目评审专家，国务院学位委员会
硕士和博士点评议专家等职。

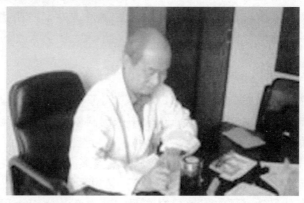

徐氏临证50载，学验俱丰，病员遍布世界五大洲，在海内外享有盛誉；传道授业，桃李满天下；勤于笔耕，著作等身，代表作有《实用中医泌尿生殖病学》《男性病治疗》《男科纲目》《男科临症指要》等。

医、教、研成绩显著，贡献突出。曾荣获江苏省中医院十佳医务人员、优秀共产党员，南京中医药大学优秀研究生导师，江苏省中医药科技成果进步奖，江苏省名中医，江苏省有突出贡献中青年专家，全国职工自学成才金奖等奖项及荣誉称号。

徐福松教授系现代中医男科学创始人和奠基人之一，治学严谨，学识渊博；诊病研学，德艺双馨；传道授业，为人师表；著述丰茂，贡献卓著；不名反名，声高众望。今将其男科事略题录如次，以志先生男科之贡献，以供来者男科之借鉴。所载事略，上自1966年，下至2007年，上下40余年，疏漏难免，日后再补。

1. 学科建设

1974年12月26日　在江苏省中医院创建男性专科（男性泌尿生殖专科）。

1993年3月1日　男性专科升格为一级临床学科——男科。

1996年4月　　男科被确定为江苏省首批中医重点临床专科建设单位。

1996年12月　男科开设病房，设置床位16张。

2000年8月　男科通过首批省级中医重点临床专科验收。

2001年9月　男科病房扩充至24张床位，迈出省中医重点临床专科Ⅱ期建设的重要一步。

2007年5月　领衔成立南京中医药大学男科学研究所。

2007年5月　南京市中医院（南京中医药大学三附院）金陵名医馆特聘专家。

2. 科研

1986年　主持江苏省医药卫生重点科研项目"保精片治疗慢

性前列腺炎的研究"。

1995 年　主持江苏省中医药管理局"精泰来冲剂治疗男子免疫性不育症的临床及实验研究"。

1995 年　主持江苏省中医药管理局"男科门诊衣原体调查及其中医临床研究"。

1998 年　主持江苏省中医药管理局"不同中医证型男子不育症睾丸组织病理学研究"。

1999 年 12 月 13 日　"保精片治疗慢性前列腺炎的研究"通过省级成果鉴定。

2000 年 12 月 27 日　"精泰来冲剂治疗男子免疫性不育症的临床及实验研究"通过省级成果鉴定。

2006 年 8 月　疾病中医药研究成果：不育症（何映整理）江苏省中医院　南京中医药大学附属医院。

2006 年 8 月　疾病中医药研究成果：慢性前列腺炎（何映整理）　江苏省中医院　南京中医药大学附属医院。

　　3. 著作

1980 年　许履和外科医案医话集（整理），江苏科学技术出版社

1983 年　增评柳选四家医案（整理），江苏科学技术出版社

1983 年　疡科心得集（校注），江苏科学技术出版社

1985 年　外科精义（校注），江苏科学技术出版社

1987 年　实用中医泌尿生殖病学（编著），山东科学技术出版社

1989 年　实用中医泌尿生殖病学（编著），台湾千华出版公司

1989 年　江苏省第一届中医男科学术交流会论文汇编（主编），南京

1991 年　男性病治疗（编著），江苏科学技术出版社

1991 年　中医男科临床治疗学（副主编），人民卫生出版社

1991 年　江苏省首届中医男性病学讲习班讲座资料选编（主

编），徐州

1991 年　江苏省第二届中医男科学术交流会论文汇编（主编），徐州

1991 年　中医男性病学讲义（主编），南京中医学院外科专业班教材

1993 年　泌尿生殖系病症实用方（主审），江苏科学技术出版社

1993 年　亚太地区首届中医男科学术大会论文汇编（副主编），泰国·曼谷

1993 年　江苏省第三届中医男科学术交流会论文汇编（主编），连云港

1993 年　男科纲目（著），南京大学出版社

1995 年　江苏省第四届中医男科学术交流会论文汇编（主编），常熟

1995 年　中医男科研究与临床进展（副主编），上海科技文献出版社

1996 年　中医男科基础与临床（主编），中国科学技术出版社

1997 年　亚太地区第二届中医男科学术大会论文汇编（副主编），马来西亚·槟城

1997 年　江苏省第五届中医男科学术交流会论文汇编（主编），海安

1998 年　中医男科现代研究（副主编），四川科学技术出版社

1999 年　名医门诊——前列腺肥大（编著），江西科学技术出版社　北京科学技术出版社

1999 年　国际中医男科学会成立暨首届学术交流大会论文汇编（副主编），中国·香港

1999 年　江苏省第六届中医男科学术交流会论文汇编（主编），泰州

2000 年　江苏省第七届中医男科学术交流会论文汇编（主编），苏州

2002 年　中医男科论坛（创刊号，中华男科分会会刊，主编），南京

2002 年　男科研究新编（主编），

2002 年　全国中医男科学术大会论文汇编，洛阳

2002 年　江苏省第八届中医男科学术交流会论文汇编（主编），淮安

2004 年　中医男科论坛（中华中医药学会第六届中医男科学术大会暨男科高级讲习班专刊，主编），南京

2005 年　中医男科基础学（编审），云南中医学院中医学专业男科方向试用教材

2005 年　中医男科方药学（编审），云南中医学院中医学专业男科方向试用教材

2005 年　中西医结合男科临床学（编审），云南中医学院中医学专业男科方向试用教材

2005 年　泌尿外科学（编审），云南中医学院中医学专业男科方向试用教材

2005 年　中医男科保健学（编审），云南中医学院中医学专业男科方向试用教材

2006 年　不孕不育症诊治（主编），上海科学技术出版社

2006 年　新编男科理论与临床（编审），中华中医药学会第七届中医男科学术大会暨全国中医男科临床与科研方法高级研修班/2006 年云南省中医男科诊疗技术培训班讲义与论文集，昆明

2007 年　全国名老中医论文集·徐福松教授，江苏省中医院

2007 年　男科病特色专科实用手册（主审），中国中医药出版社

4. 论文

子痈、子痰、囊痈、脱囊的证治经验．江苏中医，1966：(5)：18.

六味地黄汤运用于外科临床的经验体会．江苏中医，1966：

（7）：35.

在国内外公开发表论文百余篇，从略。

5. 培养人才

作为一代名师，徐先生自 1981 年以来，一直活跃国内外讲坛，从对本科生、硕士、研究生至博士研究生不同层次学生的授课和指导，无不亲炙，培育无数学子，可谓桃李满天下。

6. 学会兼职

1989 年　中国中医学会外科分会男性学专业委员会委员、江苏省中医学会男科专业委员会主任委员

1990 年　华东地区中医男性学分会副主任委员

1991 年　南京医学会男科学会委员

1992 年　华夏医学会男性学会委员

1994 年　江苏省中医学会性医学专业委员会顾问、中国性学会理事、中国性学会传统性医学专业委员会副主任委员、中国中医药学会男科分会副理事长

1995 年　首届亚太地区中医男科学会副理事长、中国中医前列腺疾病专业委员会主任委员、首届中国传统性医学专业委员会副主任委员、江苏省第二届中医男科专业委员会主任委员

1996 年　江苏医学会男科学会理事

1997 年　第二届亚太地区中医男科学会副理事长

1999 年　江苏省第三届中医男科专业委员会主任委员、首届国际中医男科学会副主席、中国性学会第二届理事会理事

2001 年　中华中医药学会第二届男科分会主任委员

2004 年　中华中医药学会科学技术评审委员会委员

2005 年　江苏省中医药学会第四届男科专业委员会名誉主任委员、中国性学会中医性医学专业委员会副主任委员

2005 年　江苏省抗衰老学会副理事长

2006 年　中华中医药学会第三届男科分会名誉主任委员

7. 杂志兼职

1988 年　《中医杂志》特约审稿
1992 年　《华夏男科杂志》编委
1995 年　《实用男科杂志》编委
1996 年　《南京日报·祝您健康副刊》顾问、医学信息编委
1999 年　《男科学报》副主编
2000 年　《中医药研究》编委、《中华男科学杂志》副主编、中医男科研究副主编
2002 年　《辽宁中医杂志》特邀编委
2004 年　《中华新医药杂志》副主编
2005 年　《中华男科学杂志》顾问
2007 年　《大众医学》专家顾问团成员

8. 获奖

1979 年　男性生殖系统炎症的中医治疗．南京市优秀学术论文．南京市科协

男子乳房发育症的中医治疗．南京市优秀学术论文．南京市科协

1980 年 5 月 23 日　受到江苏省卫生厅主持召开的"江苏省名老中医继承讲习会"大会表彰（全省三名，徐福松名列第一）

1983 年 4 月　中医对血精的认识和治疗．院级优秀学术论文一等奖，江苏省中医院学术委员

治疗前列腺炎所致不育症 18 例．院级优秀学术论文二等奖，江苏省中医院学术委员会

中医治疗 80 例慢性前列腺炎的初步体会．院级优秀学术论文二等奖，江苏省中医院学术委员会

1984 年 7 月　南京市一九八四年度职工自学成才特等奖获得者（全市中医 1 名）．南京市总工会

1985 年 6 月　江苏省职工读书自学活动积极分子．江苏省总

工会；9 月全国职工读书自学活动积极分子．全国总工会

1987 年 2 月　南京图书馆"优秀读者"

1988 年 7 月　实用中医泌尿生殖病学（编著）．北方十省市
（区）1988 年度优秀科技图书二等奖

男子不育症初探（主讲）．1988 年度江苏省优秀电视专题节目
一等奖，江苏省广播电视厅江苏省广播电视学会

1989 年 11 月　男子不育症初探（主讲）．1989 年度全国优秀
电视科技节目三等奖，中国科教电视学会

1989 年 12 月　江苏省优秀中青年科技工作者（全省中医一
名）．江苏省科协

1990 年 2 月　实用中医泌尿生殖病学（编著）．被台湾"海
峡书选"评为大陆出版名著

1990 年 4 月 1 日　江苏省首届中青年科技奖．省科协

1990 年 8 月 11 日　全国职工读书自学活动积极分子．全国总
工会

1991 年 3 月 18 日　江苏省中医学会第六届会员代表大会大会
表彰

1991 年 11 月　辩证治疗 33 例男子免疫性不育症临床报道．南
京医药卫生优秀论文，南京医学会

性腺炎症所致不育症的中医治疗．江苏省中医学会优秀论文二
等奖，江苏省中医学会

1994 年 10 月　江苏省名中医．江苏省卫生厅、江苏省中医管
理局

1994 年 12 月　泌尿生殖系病症实用方（主审）．获华东地区
1993 年度优秀图书一等奖

1999 年 4 月 6 日　享受国务院特殊津贴专家

1999 年 11 月　南京中医药大学优秀研究生导师

2000 年 8 月 11 日　保精片治疗慢性前列腺炎的研究．江苏省
中医药科技成果进步二等奖（第一完成人）

2000 年 9 月 6 日　精泰来冲剂治疗男子免疫性不育症的治疗

及实验研究. 获江苏省中医院 1999 年度医疗成果鼓励奖（徐福松为项目负责人），江苏省中医院

2001 年 6 月 18 日　门诊患者衣原体感染及中医临床研究. 获江苏省中医药科技进步三等奖（徐福松为第二完成人），江苏省中医药管理局

2001 年 12 月 28 日　男科纲目（著）. 康莱特杯全国中医药优秀学术著作三等奖. 中华中医药学会

三、王琦

王琦，男，国家级重点学科中医基础理论学科带头人，现任北京中医药大学博士生导师、北京中医药大学学术委员会委员、中医体质与生殖医学研究中心主任，享受国务院特殊津贴，国家人事部、卫生部、中医药管理局遴选的全国第二、三批五百名著名老中医之一。还担任全国科学技术名词审定委员会中医药名词审定委员会委员，国家自然科学基金会委员评审专家，中华医学会医疗事故技术鉴定专家库成员，中国医师协会理事，中华中医药学会常务理事，中华中医药学会体质分会主任委员，国际体质研究会主席，中华中医药学会临床药物评价专家委员会副主任委员，国家中医药管理局优秀中医临床人才研修项目专家指导委员会委员，中国性学会常务理事，《中国性科学》杂志副主编等职。

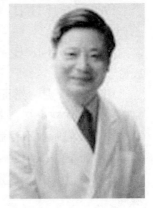

作为男科学的创始人、学科带头人，主编出版了我国第一部男科系统专著《中医男科学》，将男科分化成一门独立的临床学科。此后又主编出版了在男科发展史上具有重要意义的《中华中医男性学丛书》《王琦男科学》等多部专著。由他创立的"阳痿从肝论治"等理论，带来了男科疾病诊治的重大变革。王琦教授是一位饮誉中外的名医，对男性性功能障碍、男性不育、前列腺疾病等具

有丰富的临床经验，研制了我国治疗勃起功能障碍的国家新药"疏肝益阳胶囊"和治疗男性不育新药"黄精赞育胶囊"，获得两项发明专利。

创建了中医体质学，主编出版了第一部中医体质学专著《中医体质学说》，对过敏体质与肥胖体质的研究达到了国内外先进水平。由王琦教授主持的研究中医腹诊的卫生部课题，挽救了我国濒临失传的宝贵诊疗方法——腹诊，在中日医学界产生巨大影响。其有关男科、体质、腹诊的研究成果均被载入新中国40年及50年中医药科技成就。还确立了中医藏象学这一中医基础理论的重要学术地位。

先后获各种奖项16项，主编《中医男科学》《王琦男科学》《中医体质学》《中国腹诊》《中医藏象学》等医学专著40余部，发表论文500余篇，培养博士后、博士生、硕士生、学术经验继承人共23名。多次应邀赴亚、欧、美洲等国家和地区讲学。中央电视台"东方之子"、《人民日报》《新华社》等海内外50多家新闻媒体对其作了报道。

四、李曰庆

李曰庆，男，1946年10月1日生，山东人，毕业于北京中医药大学，主任医师，教授，北京中医药大学博士生导师。曾任北京中医药大学第一临床医学院东直门医院院长，北京中医药大学临床学位分会主席，北京市重点学科——中医外科学学科带头人。享受国务院特殊津贴。中国行——中医健康管理工程专家委员会委员，全国中医药高等教育学会临床教育研究会理事长，卫生部高级专业技术资格评审委员会副主任委员，卫生部突出贡献专家评审委员会委员，国家食品药品监督管理局药品审评专家，中央保健委员会会诊专家，中国性学会常务理事，中国性学会、中医性学专业委员会主任委员，中华中医药学会中医外科学会副主任委员兼秘书长，中华中医药学会男科分会副主任委员，北京中医药研究开发协会副理事长，北京中医药学会男科分会主任委员，北京中西医结合男科分会副主任委员，《北京中医药大学学报（临床版）》副主编，《中国临床医生》杂志编委会副主任委员等。

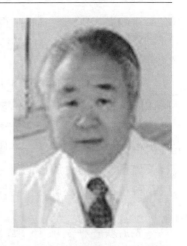

长期从事泌尿外科和男科的临床、教学和科研工作，熟练运用中西医结合方法治疗前列腺疾病、男性不育症、性功能障碍、性传播疾病、泌尿系肿瘤、泌尿系结石等，积累了丰富的经验。曾赴日本、法国、韩国、香港等国家和地区讲学，受到欢迎。多次组织和主持全国性学术会议，推动和促进了学术的发展，受到学术界好评。培养博士研究生 12 名，硕士研究生 5 名，指导博士后 1 名。曾获北京市高等院校优秀教学成果一等奖和二等奖各 1 项，国家级优秀教学成果二等奖 1 项，中国人民解放军科学技术进步三等奖 2 项，北京中医药大学科学技术进步奖 2 项。1994 年被评为国家有突出贡献的青年专家。

主编新世纪全国高等中医药院校规划教材《中医外科学》《实用中西医结合泌尿男科学》《男性不育》《中西医结合不育与不孕研究新进展》《前列腺疾病临床荟萃》《性功能障碍研究新展》《女性性功能障碍诊疗学》《中医外科学题解》《中医外科治疗大成》等，发表论文 40 余篇。

李曰庆教授多年来致力于男科病研究，尤其对慢性前列腺炎有独特的诊治思路，经验丰富，临床疗效显著。慢性前列腺炎是青壮年男性的常见病、多发病，是以排尿刺激症状和膀胱生殖区疼痛为主要表现的临床综合征，其致病因素和发病机制较为复杂，目前研究认为与病原微生物感染、尿液反流、神经及免疫系统功能异常等有关。由于前列腺胞膜的屏障作用，药物不易渗透至前列腺上皮的脂质膜，使得药物到达前列腺组织中的浓度较低，难以达到治疗目的。故本病病情复杂，反复迁延，缠绵难愈。慢性前列腺炎属中医劳淋、白浊、白淫、精浊等范畴，李曰庆教授认为，其病机特点是邪实者多，本虚者少。邪实多为湿热、气滞、血瘀、寒凝，本虚多为肝、脾、肾不足。初病多为湿热下注、寒凝肝脉、肝气郁滞。不治或误治，湿阻、寒凝、气滞均可致经脉受阻，气血瘀滞；久病又可耗伤正气，致肝、脾、肾亏虚。李曰庆教授临证强调辨证与辨病相结合，宏观辨证与微观辨证相结合，辨别虚实，因证施治，综合治疗。

五、陈文伯

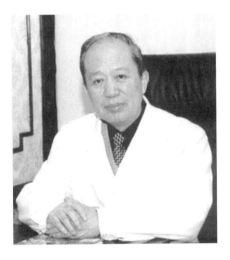

陈文伯，男，中共党员，河北永清人，1936年出生。教授、主任医师。历任京城名医馆馆长、炎黄国医馆馆长、北京东方传统医学门诊部教授、中国中医药学会男性学专业委员会主任委员、中国保健协会委员。1990年被确认为北京市老中医药专家经验师承制导师，评为北京市有突出贡献的中医专家、全国卫生系统先进工作者。1997年被确定为全国老中医药专家经验师承制导师。享受国务院颁发的政府特殊津帖。

陈老出身于中医世家，师从北京著名中医专家陈世安，在理论、实践两方面功底丰厚，尤在男科和内科方面颇有建树，精于男性不育症、男性性功能障碍、前列腺疾病等男科疾患及哮喘、糖尿病、肾病、肝病和老年疾病的研究诊治，研制出了以生精赞育丸、哮喘擦剂等为代表的系列中药配方30余种，制成的各种剂型临床疗效显著，患者遍及世界各地。多次应邀国内外讲学、巡诊，在美国和日本讲学期间受到国外专家的高度赞扬。

数十年来发表具有较高水平的科研论文百余篇，著有《男性不育证治纲要》《实用中国男性学》《男科新论》《男性性功能障碍》等学术专著 10 余部，多项研究成果分获国家发明专利和北京市科技进步奖等奖项，其中一项还入选了《中国八五"科技成果选》。为使中医事业后继有人，他言传身教，先后带了 5 名正式弟子，现均已成为中医男科学术方面的年轻骨干力量。

由于陈老的精湛医术、高尚的医德和高深的学术造诣，近 20 年来多次连任全国中医男科学术团体的主要领导人，是全国公认的著名中医男科学术带头人，在国内外均享有极高的威望和声誉，为中医男科事业的发展做出了杰出的贡献。

六、金之刚

金之刚，男，1928 年 12 月生，浙江东阳人。1954 年毕业于第六军医大学。江西中医学院附属医院外科主任、大外科教研室主任，教授，主任医师。先后任九三学社江西中医学院九三支社主委、江西省委委员及医药卫生委员会副主任，中国医药学会男性学专业委员会任主任委员、名誉主委，华东地区及江西省中医男性学专业委员会主任委员，全国高等中医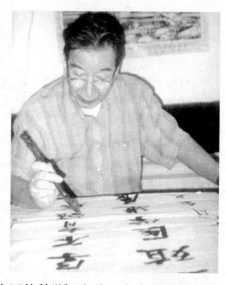院校函授教材编审组成员、《中医外科学》主编。在中西医结合外科、针麻临床及原理、男性学研究方面有较高成就。主要著作有《男性不育与性功能障碍》、《实用中国男性学》（主编），任《中医男性丛书》编委会主任并主编了《男性不育》，任《男科临证新探》《男科新论》主编及《中西医治疗男性病》顾问等。主要科研论文《是扬长避短，还是扬长补短——发展中医药战略探讨》《中医男性学研究方法与思路》《继承和发展中医药初步探讨》先后被省科委评为优秀论文二、三等奖。《专家论治阳萎》《男性不育论治》《外科手术的战略战术》《肠折叠术治疗粘连性肠梗阻》《头针针麻醉手术的探讨》《针刺镇痛与脑组织碳酸酐酶的关系》被收入英文选集在国外发行（其中2项科研成果为国内外首次报告）。现主要研究方向为中医男性学、中西医结合的研究。

七、秦国政

秦国政，男，汉族，中共党员，临床医学博士、出站医学博士后，主任医师、教授，研究生导师，云南省名中医。现任云南省中医医院（云南中医学院第一附属医院）院长兼男科主任、国家药物（中药）临床试验机构主任、国家中医药国际合作基地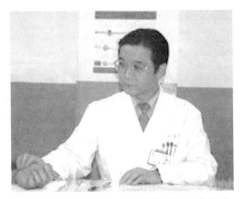主任、云南省中医医疗集团董事长、国家高等学校特色专业建设点中医学专业负责人、国家中医药管理局慢性前列腺炎重点研究室主任、国家中医药管理局重点学科中医男科学学术学科带头人、云南省中西医结合男科临床研究中心主任、云南省中医临床教学团队负责人等。兼任国际中医男科学会副主席、中华中医药学会常务理事暨男科分会和外科分会副主任委员、中国性学会理事暨中医性学专业委员会副主任委员、国家新药审评专家、国家自然科学基金项目评审专家、全国学位与研究生教育评估专家、云南省中医药学会副会长暨男科分会主任委员、云南省性学会副会长、云南省学位委员会学科评议组成员、云南省高校学术委员会委员、云南省重点学科中医内科学术带头人等职。系全国中医男科学科带头人之一。

曾先后被授予"云南省卫生系统模范工作者"、"中国首届百名杰出青年中医"、"全国卫生系统先进工作者"、"云南省名中医"、"全国中医药继续教育管理工作先进个人"、"全国中医医院优秀院长"、"云南省医院优秀院长"等荣誉称号，享受云南省人民政府特殊津贴。

长期从事中医临床、科研、教学、教育教学管理及医院管理工作，在医、教、研、著、管等方面取得了显著成绩。

一、临床经验丰富

临床工作26年，主要从事男科疾病的诊疗工作，精于诊治性功能障碍、不育、前列腺疾病、肾结石、难治性尿路感染等男科、泌尿系统疾病，如用疏肝化瘀补肾法治疗男性性功能障碍，用益气化瘀、软坚散结法治疗前列腺增生，从疮疡论治慢性前列腺炎等。除诊治男科、泌尿科疾病外，还擅长诊治其他各科疾病，初步形成了自我诊治疾病的思维方式和处理方法，并积累了丰富的经验，如在辨病与辨证论治的前提下，妇科病重调冲理血、儿科病重调脾理肺、老年病重调理肾脾、肿瘤病重扶正抑毒、周围血管病重化瘀通络、疑难病重疏调气血、危急重症重通达腑气等，对血拴性静脉炎、淋巴结炎、带状疱疹、乙型脑炎、过敏性紫癜、急慢性肾炎、急慢性肾盂肾炎、内耳眩晕症、急性黄疸性肝炎、产后感染、月经不调、小儿结核等内、外、妇、皮、儿等科疑难病症的治疗有独到见解和经验。因其诊疗效果显著、医德医风良好，深受患者好评，诊治的患者除来自云南外，还来自临近的川、渝、黔、湘等省、市，甚至来自东北、西北和东南亚等地区和国家，近9年来门诊年均4000人次左右。

二、教学内容创新

2001年回到云南后，除参加编写了《中医外科临床研究》（中医药研究生规划教材）、新世纪中医药高等院校规划教材（新1版和新2版）《中医外科学》、新世纪全国高等医药院校中西医结合临床医学专业规划教材（第一版）《中西医结合外科学》、中医药高等院校精编教材《中医外科学》等高校教材外，还自编教材《中医临床科研方法概论》为云南中医学院硕士生及其课程班新开

"中医临床科研方法"课程，已完成7个年级（2000~2008）15个班教学工作，提高了学生的临床科研能力和水平。2002年领衔在全国率先开办中医学专业男科方向全日制本科学历教育，主编《中医男科基础学》《中医男科方药学》《中医男科保健学》《中西医结合男科临床学》《泌尿外科学》等190余万字的试用教材5部供教学使用，并主讲各门专业课。担任负责人的中医学专业和中医临床教学团队分别被确定为国家高等学校特色专业建设点和云南省教学团队。

三、科研效益凸显

2001年前，曾先后主持和参与"中医男科学理论体系的整理研究"、"中医老年医学文献整理"、"中医诊治阳痿病的研究"、"阳痿中医发病学与证候学及其相关因素的流行病学研究"、"前列栓治疗慢性前列腺炎的研究"、"肾石消治疗尿石症二期临床研究"、"癃闭通治疗前列腺肥大二期临床研究"、"乾元扶康丸治疗阳痿二期临床研究"等科研课题和中药新药的临床研究工作。2001后，主持"中药现代化科技产业基地（云南）中药GCP中心建设"、"勃起功能障碍（阳痿）的中医发病学和证候学研究"、"三类新药'振雄展势丹'研究开发"3项部省级科研项目，主持国家"十一五"科技支撑项目1项，参与主持国家"十五"科技攻关项目、"十五"国家重大科技专项基金项目（"863"项目）、国家"十一五"科技支撑项目、国家自然科学基金项目各1项。所带领的学科因科研成效明显，已成为国家中医药管理局慢性前列腺炎重点研究室和云南省中西医结合男科临床研究中心主任。

四、学术成就显著

积极从事学术探讨和著述，为中医药学的继承与发扬做出了显著成绩。自20世纪80年代初以来，学术研究以男科为主攻方向，最早提出了"中医男科学"的学科概念（1986年），首次提出建立"中医男科学学科体系"，为现代中医男科学的建立、完善、提高等做了大量开拓性的工作，对中医男科学的学术发展多有建树，为推动现代中医男科学的发展做出了卓越贡献，系现代中医男科学

的创始人和奠基人之一，在国内外中
医男科学界享有较高声誉。以其为主
创建的云南省中医医院男科已成为云
南省的重点中医专科、中医名科和国
家中医药管理局重点学科。已发表学
术论文 100 余篇，参加国内外学术交
流和演讲 20 余次，代表作有《试论建
立中医男科学体系》《论男科瘀证》
《论中医男科学的学科地位、范畴与
学科发展的关系》《试论在中医药院
校增设 < 中医男科学 > 教学课程》
《勃起功能障碍（阳痿）中医发病学
规律研究》《勃起功能障碍（阳痿）
中医证候学规律研究》等；编著、参

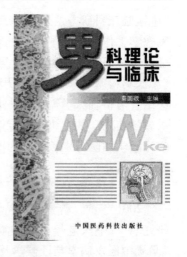

《男科理论与临床》书影

编、主编并出版著作、教材和讲义 31 部，如《现代中医男科荟
萃》（编著）、《实用中医男科学》（编著）、《男科理论与临床》
（主编）、《中西医结合男科学》（主编）、《男科病特色专科实用手
册》（主编）、《王琦男科学》（第 1 版和第 2 版，副主编）、《徐福
松实用中医男科学》等。

五、管理成绩突出

　　1985 年 10 月 ~ 12 月任云南省镇雄县中医院筹备组组长负责筹
建镇雄县中医院，1986 年 1 月 ~ 1993 年 8 月任云南省镇雄县中医
院院长，使该院深受患者欢迎，得到社会好评。

　　2001 年 8 月任云南省中医医院副院长，所分管的教学、科研、
药剂、继续教育、医保、预防、学生等工作扎实有效。2002 年 9
月起任医院院长，全面主持医院行政工作，廉洁勤政、兢兢业业、
真抓实干，认真贯彻和执行党的中医药工作方针和政策，坚持正确
的办院方向，坚持中医药特色，强化重点专科专病建设，狠抓医疗
质量管理，推行科技、人才兴院、强院，注重人文精神治院，办院
实力整体提升，使医院社会效益、经济效益和技术效益明显提升，

医院被评为云南省高等医药院校优秀临床教学基地、云南省中药临床试验中心、云南省中医名院、国家药物（中药）临床试验机构、国家中医药国际合作基地等。

2003 年创意以云南省中医医院为龙头组建的云南省中医医疗集团，成员现已增加到 90 家，通过管理培训、共享资源、帮建专科、培养人才、技术扶持等形式开展工作，已初步搭建成集团的技术支持、经济发展和跟踪服务三个平台，整体效益初步凸显，推动和促进了云南中医事业的整体发展。

八、石志超

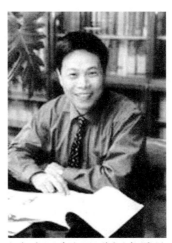

石志超，男，1954 年 1 月生，汉族，吉林人，民盟盟员，医学硕士，大连市中医医院副院长，主任医师，中国中医老年病学会常务理事，辽宁省中医肾病学会副主任委员，辽宁省中医风湿病学会副主任委员，大连市中医学会常务副理事长，大连市中医内科学会会长，大连市中医肾病学会主任委员，大连市中医风湿病学会主任委员；兼大连大学医学院、辽宁中医药大学、长春中医药大学、黑龙江中医药大学教授，硕士研究生导师；大连市中医高级职称评审委员会主任委员，大连市科技进步奖评审委员会委员，第九届、十届辽宁省人大代表，第十一届大连市政协委员。

从事中医临床工作三十多年，对糖尿病并发症、肾病、肾衰、冠心病、心肌炎、心衰、脂肪肝、结缔组织病、肿瘤等重患有成熟治疗经验。临床上有水蛭胶囊、前列安丸、糖脂消胶囊、乌蛇解毒丸、胆石片、祛脂化瘀片等 19 首个人验方获辽宁省卫生厅生产文号，广泛应用，获得满意疗效及较佳效益。主持及参加"前列安丸治疗慢性前列腺炎临床实验研究"、"祛脂化瘀丸治疗脂肪肝及高脂血症临床与实验研究"、"祛瘀固本法治疗慢性肾炎血尿临床与实验研究"等科研课题22项，获省、市级科技进步奖。主编《虫类药证治拾遗》《中医性医学》《伤寒论方证治准绳》《中国药膳大辞典》《全科医生试用教材·中医学概论》等医学著作25部。曾发表"前列安丸治疗慢性前列腺炎临床研究"、"论心衰及其证治规律的研究"、"肾炎蛋白尿辨治经验撷萃"等学术论文100余篇。

1993年享受国务院特殊津贴；1994年获大连市卫生系统十大科技标兵，大连市中医新秀榜首；1995年荣获中国首届百名杰出青年中医十大金奖，大连市先进科技工作者；1996年获辽宁省专业技术拔尖人才，大连市名医；1997年获大连市优秀专家；2004年获第一批辽宁省名中医称号；2008年获第四批国家级名老中医师承导师等荣誉称号。

九、曾庆琪

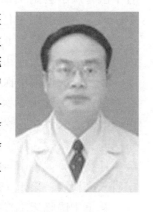

曾庆琪，男，江苏句容人。知名中医药专家，泌尿、生殖、男科专家，研究生导师。江苏健康职业学院、江苏省中医院教授。江苏省中医药学会副会长，国际中医男科学会副主席，中华中医药学会男科分会副主任委员，世界中医药学会联系会男科分会常务副主席，江苏省中医药学会男科分会主任委员。为我国第一代泌尿生殖男科研究生，获医学硕士、博士学位，中药学博士后。

医术尽得其祖岳父扬州仪征名老中医张朝盈公之薪传，家传与师承相结合。为中华中医药学会男科科技专家、成果评审专家；荣获江苏省优秀青年中医工作者。全国首届百名中医药科普专家。主持省、部级课题二项，多次主持国家级、省级继续教育项目。作为主要研究者，"外科临床基本技能训练与考核方法的研究和实践"

获国家级教学成果二等奖、省教学成果一等奖。"精室理论及其病症施治之临床与实验研究"项目获江苏中医药科学技术奖三等奖。主编、参编专著40余部，如《不孕不育症中医治疗》《常见病内治小方》《求子助孕万事通》《奇效偏方治顽疾》等。公开发表论文百余篇，如《慢性前列腺炎分期论治》《康乐胶囊治疗阳痿临床研究》《辨治男子免疫性不育症四法》等。擅长应用中西医结合方法诊治疑难杂症，对中医药调治亚健康、老年病、肿瘤、皮肤病等较有心得，尤其对泌尿、生殖、男科（前列腺病、不育症、性功能障碍）有精深研究。德术并举，使数万患者恢复健康，被誉为"精诚大医"。

十、王润和

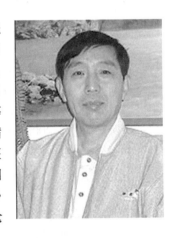

曾从师于天津著名中医王季儒先生。从事医疗工作四十余年，同著名男科专家曹开镛教授一起创建男科医院，并从事中医男科临床教学工作。治疗男女不育不孕症、性功能障碍、前列腺等疾病有很好的疗效。同时擅长内科疾病的治疗。曾参加《中医男科学》《中医男科丛书》等著作的编写工作。有《阳痿治疗十法》《也谈阳痿从肝论治》《谈谈如何提高中医疗效》等十几篇论文发表。

现任世界中医药学会联合会男科专业委员会秘书长，国际中医男科学副主席兼秘书长，中华中医药学会男科学会副秘书长，《男科医学》杂志副主编，北京曹开镛中医医院副院长。

十一、王久源

王久源，男，1941年生，四川省阆中市人。1968年毕业于成都中医学院医疗学系，分配到甘孜州人民医院从事中医临床和护校教学工作。1971 年参加卫生部在京举办的中西医结合班学习。1978 年考入成都中医学院攻读中医内科学硕士研究生，师承付灿冰、彭宪章、蒋慧君老师。1980 年毕业留校从事教学、临床、科研及管理工作。1996 年晋升为教授。2003 年应邀赴德国讲学和临床指导。先后担任校研究生科科长、医学系系主任、临床医学研究所所长、科研处处长等职务，并任校学术委员会委员、校科协委员、校专业技术职务评

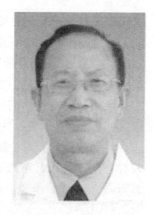

审委员等。现任世界中医联合会中医男科学分会副主席、国际中医男科学会副主席、中华中医药学会男科专委会副主任委员、中华中西医结合男科专委会委员、四川省中医男科专委会主任委员。

先后担任专科、本科、研究生、进修生及留学生的《中医内科学》《男科学》的课堂教学和临床指导及带教工作。主编《金匮要略手册》（四川科学技术出版社重庆分社，1988 年）、《中医实用进修医师手册》（四川科学技术出版社，1996 年）、《男科学》（成都中医药大学，2002 年）。主持的"后期临床实用教学改革研究"和"外科实验中心建设与管理改革"于 1997 年获学校优秀教学成果三等奖，"中医外科教学方法、内容的改革与实践"2005 年分别获得学校教学成果二等奖和四川省教学成果三等奖。

积极从事科研工作，先后承担科研课题 10 余项，其中"补肾法对肾虚证双向调节作用研究"于 1992 年获四川省科技进步二等奖、四川省中医药科技进步一等奖；"通关胶囊治疗前列腺增生的机理研究"2001 年获四川省科技进步三等奖、成都市科技进步三等奖；"中医药科研成果转化与产业化研究"系列论文于 2001 年获四川省社会科学研究优秀成果三等奖、四川省教委社会科学研究优秀成果一等奖；"恒远牌银杏茶开发研究"于 2000 年获四川省优秀新产品二等奖。发表学术论文 20 余篇，其中《阴茎勃起的中西医生理调节机制探讨》被四川省中医药学会评为 1998 年度一等

优秀论文。

在临床诊治中，始终坚持中医特色，尤其善于应用经方、古方，并创制新方治疗男科疾病。如应用麻黄附子细辛汤加味等治疗阴茎勃起功能障碍；桂枝龙骨牡蛎汤、酸枣仁汤等加味治疗早泄；小柴胡汤、四妙散加味等治疗慢性前列腺炎；金匮肾气丸加味等治疗前列腺增生症。提出慢性前列腺炎的病机为"湿热、血瘀、脾肾虚"，前列腺增生症为"肾虚、血瘀，兼湿热"的观点，并据此理论研制治疗慢性前列腺炎新药"前列消炎止痛片"、前列腺增生症新药"克癃胶囊"等运用于临床。

1993年开始在国内以"男科泌尿生殖基础与临床研究"为研究方向招收培养男科学硕士研究生36名，在国内公立医院开设男科专科，并在本科、研究生中开设男科学讲座和课程。主编、参编男科学专著《中医男科现代研究》（四川科学技术出版社，1998年）、《中国中西医结合男科学》（中国医药科技出版社，2005年）。

十二、安崇辰

安崇辰，1934年10月生，河北省行唐县人。广东省中山市岐江医院主任医师。1962毕业于上海第二医科大学医疗系本科（五年制），1992年受聘于广东省中山市岐江医院男性治疗中心主任、特色门诊专家。从事男性病防治工作至今。

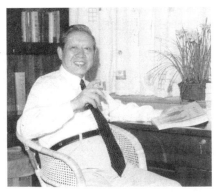

1987年以来，担任重庆市中医学会理事、男性病专委会主任委员，中国中医药学会男科学专委会委员、主任委员，中国中医药外科学会西南地区男性学会主任委员。1996年被聘为《中草药》杂志编委会编委。

1997 年被香港《世界医药研究中心》及《中国国际交流出版社》聘为研究员暨特约顾问编委。

1997 年 11 月被亚太地区中医男科学会聘为常务理事。

1998 年 4 月被香港国际传统医学研究会聘为客座教授，同年被《香港中华医药报》聘为特约撰稿记者。

学术造诣较深，擅长临床理论总结，四十年来撰写医学论文 60 余篇，获奖 15 篇其中获中国中医药学会优秀论文奖 1 篇，中国中医药学会男性学专委会论文奖 1 篇，四川省科协、四川省卫生厅、四川省中医学会论文奖 13 篇。《中西医结合非淋菌尿道炎诊治概述》，获 1998 年马来西亚槟城召开的"98 世界医药成果博览暨现代医学论坛大会"优秀论文奖（奖杯）。

主编《中医男性病荟萃》《男科医论》《中国男科证治备要》《中国男科学》等 6 部专著。对促进男性学发展，为中西结合方式诊断和治疗男性疾病作出贡献。学术上在国内有较高知名度，曾被《中山日报》多次专题采访报导；中山电视台专题采访录像《性病防治专题讲座》公开播放。其名字被载入《中国当代中医名人志》。

十三、沈留成

沈留成，主任医师，国内知名男科专家，世界中医药学会联合会男科专业委员会副会长，国际中医男科学会副主席，中华中医药学会男科专业委员会副主任委员，中国性学会性医学专业委员会委员，中国人民解放军第二、三届中医学会理事兼秘书，北京中医药学会男科专业委员会委员，北京医院协会民营医院委员会副主任委员，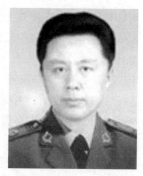北京市海淀区联医协会理事长，香港中医药学会常务理事，美国男科协会会员。

先后毕业于第四军医大学医疗系和第一军医大学中医系，曾跟随我国著名泌尿男科专家刘国振、臧美孚教授和全军著名中医专家高辉远、李炳文教授学习。1983 年开始潜心研究男性不育和阳痿。1993 年提出"从心诊治""活血化瘀"治疗阳痿的理论，自研中药"强心益肾"颗粒剂治疗不育证、功能性阳痿效果显著；自研中药"前列通"颗粒剂治疗慢性前列腺疾病，疗效持久，不易复发。

从 1988 年开始采用硅橡胶——银阴茎假体植入治疗器质性阳痿 500 余例，成功率 99%。采用精索静脉高位结扎术配合中药等方法治疗男性不育症，怀孕率达 70% 以上。先后在军内外杂志发表论文十余篇。

十四、戚广崇

戚广崇，主任医师，从事中医、中西医结合男科临床与研究三十余年，为我国中医男科学的开拓者之一和中医男科学会创始人之一。由于在中医男科方面做出的重大贡献，被国务院授予享受政府特殊津贴专家。现任中华中医药学会男科学会主任委员、世界中医药学会联合会男科分会副主任委员、国际中医男科学会副主席、亚太地区中医男科

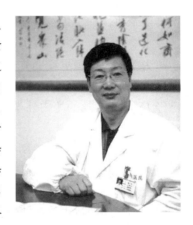

学会副理事长、上海市中医药学会性医学分会主任委员。历任中华中医药学会首届中医男科学术大会执行主席、中华中医药学会第十届男科学术大会主席、中国首届和第二届中医不育症学术大会主席、全国首届青年中医性医学研讨会大会主席、中华中医药学会男科学会不育症专业委员会主任委员、上海市医学领先专业中西医结合不育症特色专科主任、上海市中医不育症医疗协作中心主任、上海市中医不育症特色专科主任、上海市医学会男科分会委员、安徽省中医跨世纪学科带头人培养对象首批指导老师、新加坡中华医院技术顾问等。兼任《中国男科学杂志》《生殖与避孕》《家庭用

药》杂志编委。曾获中国首届百名杰出青年中医称号、颜德馨医学人才奖、上海市"三学"状元、上海市职工技术创新成果奖、上海市新长征突击手标兵、上海市优秀青年医师等荣誉称号。

先后完成上海市医学领先专业中西医结合不育症特色专科课题5项；编著或主编出版《实用中医男科手册》《中医不育症现代研究》《中医性医学研究与临床》《中医男科研究与临床进展》《袖珍中医男科处方手册》《男性性功能障碍的自测与防治》等专业著作9部。在海内外发表论文近百篇。

1991年以来，先后承办了中华中医药学会首届中医男科学术大会、中华中医药学会第十届中医男科学术大会、中国首届中医不育症学术大会、中国第二届中医不育症学术大会、全国首届青年中医性医学研讨会、华东地区首届中医男科学会大会等7次全国相关的学术会议。

为了普及中医男科的知识，从1978年起，在国内率先举办了全国中医（中西医结合）男科（不育症）学习（提高）班，至今已经15期，参加的海内外学员达1500余名，被同行誉为中医男科的"黄埔军校校长"。

自上世纪七十年代中期以来，戚广崇就从事中医男科的临床与研究，不断总结经验，提高疗效。患者来自海外五十多个国家和地区，至今诊治了40余万人次，被誉为"送子观音"。出于信任，海内外的很多同行也纷纷将部分患者介绍到戚广崇处就诊。戚广崇以其精湛的医术和高尚的医德被《人民日报》、中央电视台、凤凰卫视、东方卫视、《健康报》、《中国中医药报》、《解放日报》、《文汇报》、《新民晚报》等媒体多次报道。

戚广崇在男科病的诊断上强调辨病、辨因、辨证，在治疗上力求中西医结合，以疗效为取舍。擅长男性不育症（感染性、免疫性、精索静脉曲张、内分泌、不明原因等引起的少精、弱精、死精、无精、脓精、精液不液化）、性功能障碍（勃起功能障碍、早泄、性欲低下、性欲亢进、不射精、逆行射精等）、更年期综合症、前列腺增生、前列腺炎等疾病的诊治及亚健康的调理。

十五、黄海波

黄海波，男，1949 年出生，呼和浩特市中蒙医院主任医师。当代中医男科专家，现任中国中医药学会男科专业委员会副主任委员，世界中医药学会联合会男科专业委员会副会长，国际中医男科学会副主席，是中医男科学创始人和奠基人之一。在国内外发表论文 40 余篇，1990 年主编出版了《男性不育的诊断与治疗》，以副主编、参编出版了中医男科专著十五部。"黄氏嗣育丸治疗男性不育症的研究和黄氏毓汤治疗输卵管性不孕症的研究"为市科技局立项科研课题。

十六、周安方

周安方，男，主任医师，教授，博士生导师，国家级名中医，历代中华中医药学会男科会分副主任委员，湖北省医学会男科分会副主任委员，湖北省中医药学会男科分会主任委员。

1974 年 5 月至 1978 年 9 月，湖北中医学院附属医院工作；1978 年 9 月 ~ 1981 年 7 月，中国中医研究院硕士研究生；1981 年至今，为湖北中医学院附属医院男科主任，主任医师。迄今临床工作已近 40 年，具有丰富的男科临床、教学、科研经验，出版学术著作 10 倍，影响较大者，如《中医经典选读》（2009 年，中国中医药出版社）、《周安方医论选集》（2013 年，中国中医药出版社）、《性功能障碍》（2010 年，中国医药科技出版社）等。发表论文 50 余篇，完成科研 6 项，获得省、部级一至三等奖。

十七、华良才

华良才 1939 年 1 月生。汉族。大学本科，教授，主任医师，中国中医药学会理事等。擅长中医男科。早年专攻中医耳鼻喉科，是中国第一代中医耳鼻喉科学的创建者之一。

华良才是中国最早涉足于中医男科学的专家之一，是我国中医男科的奠基者之一。首倡"精淤学说"，填补了中医理论上的空白，对丰富与发展祖国医学，推动我国男性学科的发展起着很大的作用，具有国内领先水平。擅长各种疑难杂症的治疗，积累了丰富的临床经验。1992年被评选为海南省有突出贡献的优秀专家和享受国务院颁发政府特殊津贴（一档）专家。

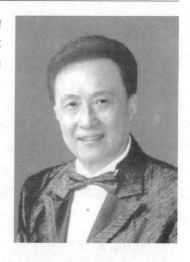

1962年毕业于北京中医学院医疗系。1987年1月破格晋升教授、主任中医师，1992年评为海南省突出贡献优秀专家、享受国务院特殊津贴一档专家。

1980年7月到1990年6月任甘肃中医学院附属医院院长、党委书记；1990年7月至1999年1月任海南省中医院院长、党委书记。主要社会兼职有：中华全国中医药学会委员、国家卫生部药品评审委员会委员、国家中医药管理局科技进步奖评审委员会委员、国际及全国中医男科学会副会长、海南省中医药学会副会长。

合编《中医男科临床治疗学》等学术专著6部，发表学术论文近百篇，《拾精十二法》《精淤血亦瘀，血活精自通》《抑阳扶阴法治疗精密度高所致不育》《耳鼻喉科恶性肿瘤治疗四法》等论文被收入《当代名医临证精华》及《古今名医临床证金鉴》。

主要专业特长：中医男科、内科、妇科、儿科常见病及疑难杂症。目前为海南中西医结合医院特邀专家。

十八、王传航

王传航，男，1963年3月出生。主任医师，教授，硕士研究生导师。1985年获山东中医药大学（原山东中医学院）医学学士学位，1992年获中国中医科学院（原中国中医研究院）医学硕士学位。

现任卫生部中日友好医院中医男科主任，兼任北京中医药大学教授。主要学术兼职有：中国中医药研究促进会中医生殖医学专业委员会常务副主任委员、国家食品药品监督管理局药物审评中心专家库成员、北京医学会男科专业委员会委员、北京中医药学会男科专业委员会委员、北京中西医结合学会男科专业委员会委员。

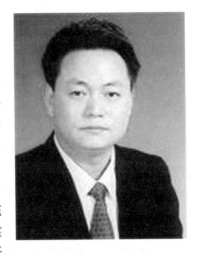

长期从事中医和中西医结合男科临床研究，主持了中日友好医院中医男科作为一个独立学科的建立，并使男科诊疗体系在中日友好医院不断发展和完善，是中日友好医院男科的创始人和奠基人。

近年来，在常见男科疾病尤其是男性不育症的研究方面，取得了一些临床研究成果，发表论文10余篇。2004年，主持完成2项院级课题（益肾活络丸治疗慢性前列腺炎的临床研究等）。2005年，获得1项国家发明专利（一种治疗疣病的药物组合物，专利号：ZL02146812.5）。2007年，主持完成2项院级课题（黄精衍生丸治疗肾精亏虚证的临床前开发研究）。2006年以来，与科室团队一道，在精子形态学、精液细胞学的实验室诊断方面，积累了近万例患者的一般资料、精液标本数据和图片，并发表了一系列论文。2010年，主持首都科学发展基金项目"复方仙灵脾汤合用伐地那非治疗勃起功能障碍的随机对照临床试验研究"。

跋

甲申仲秋，余率同道共襄国务院古籍整理规划专项课题《中华泌尿男科学古典集成》，得窥传统男科理论宝库，其弘博广淼，蔚为大观；其理趣幽深，徽音累属，乃作序以记之，曰："华夏文明，肇始炎黄；中国医学，发端岐轩。昔先民渔猎，知万物之能，乃通乾坤之气象；神农百尝，达草木之性，遂发神明之灵化。阴阳剖判，由兹皇皇文化；五行肇基，而后巍巍医学。先贤乃探赜索隐，格致钩沉，神而明之，化而裁之。于是，万民仰之，黎庶赖之，厥功善莫大焉！"爰萌撰《中医男科学史》之志，集约中国中医科学院朱君佳卿教授暨诸有志于此者十余人，广搜博征，采撷诸家，虽未"批阅十载"，然亦"增删五次"，方始告竣。然余等汲深绠短，每悬于心；且扬子之讥，当所难免！

弗里德里希·恩格斯指出："不管自然科学家采取什么样的态度，他们还是得受哲学的支配。问题只在于：他们是愿意受某种坏的时髦哲学的支配，还是愿意受一种建立在通晓思维的历史和成就的基础上的理论思维的支配"（《马克思恩格斯选集》第3卷）。数千年的传统中医学，是在中国灿烂的历史文化、科学技术、哲学思想的指导下、影响下逐步形成并臻于完善的。因此，恩格斯所倡导的科学家应接受"建立在通晓思维的历史和成就的基础上的理论思维的支配"，正是我们编写本册子所尊崇的态度。

基于历史的事实，吾侪尚须在中医基础理论、临床各科尤其是内科、外科，乃至妇科、房事养生学之宝藏中发掘男科理论，吹尽狂沙，流金始见！且如妇科学"求嗣门"、"种子门"，内科学"肾脏病"、"膀胱病"，男科学蕴秘何止万千，理法方药，靡不赅备；张仲景、巢元方、孙思邈、万密斋、丹波康赖、岳甫嘉、徐春甫、洪九有等先贤，言之谆谆，无不催我等奋进作为！而于古代房术，如《天下至道谈》《十问》《合阴阳》《素女经》《玄女经》《洞玄子》《玉房秘诀》诸典籍，即今日所言中医性医学者，与男科学同源而异流，无不召唤我等格物致理，潜心探究！

毛泽东同志指出："就人类认识运动的秩序说来，总是由认识个别的和特殊的事物，逐步地扩大到认识一般的事物。人们总是首先认识了许多不同事物的特殊的本质，然后才有可能更进一步地进行概括工作，认识诸种事物的共同的本质。当人们已经认识了这种共同的本质以后，就以这种共同的认识为指导，继续地向着尚未研究过的或者尚未深入地研究过的各种具体的事物进行研究，找出其特殊的本质，这样才可以补充、丰富和发展这种共同的本质的认识，而使这种共同的本质的认识不致变成枯槁的和僵死的东西。这是两个认识的过程：一个是由特殊到一般，一个是由一般到特殊。人类的认识总是这样循环往复地进行的，而每一次的循环（只要是严格地按照科学的方法）都可能使人类的认识提高一步，使人类的认识不断地深化"。（《毛泽东选集》第1卷）所以，认识传统男科学思想，发掘传统男科学宝藏，必然是一个逐步认识、逐步提高的过程。我辈将继续努力，不断获取进步，以不负先贤之功，后学之望。

至于本册所录现代男科诸家，乃笔者据网络之载，悉以搜索所得，未加增删，或前或后，或详或略，而非我等自专；更有名家耆宿，不载于网络，惜未载录者，当于修订之际，一并补正，以增蓬荜之辉！

岁在癸巳孟冬，国际中医男科学会副主席、吉林省中医药学会男科专业委员会主任委员、中国中医药学会科技评审委员、吉林省中医药科学院樊友平博士并《中医男科学史》编委会共撰于公主岭市怀德中医医院"温知堂"。